U0283058

本书编委会成员

主编：蒋健敏　陈民利

编委：（按姓氏笔画排序）

朱　炜　刘迪文　应华忠　陈锡文

陈民利　施张奎　萨晓婴　蒋健敏

浙江省医学实验动物管理委员会办公室 编

LABORATORY
ANIMAL
SCIENCE

实用医学
实验动物学

蒋健敏　陈民利　主编

SHIYONG YIXUE SHIYAN DONGWU XUE

浙江人民出版社

序

实验动物被称为“活的试剂”、“活的仪器”，医学科学发展离不开实验动物，它们是生物医学研究中不可缺少的材料。随着生命科学的发展，以人类疾病动物模型为基础的动物实验在人类疾病的发病机理、临床诊断、疾病治疗、药物研究和食品安全评价等研究中的作用越来越明显，以实验动物和动物实验为基础的实验动物学科发展水平已经成为衡量现代生物医学科研水平的重要标志。

实验动物学是一门系统学科，与医学、药学、生物学、环境学、社会学、法学和伦理学等学科密切相关。如何合理地选择和使用实验动物，控制动物实验过程中的一些干扰因素，建立合适的动物疾病模型，开展有针对性的医学科学研究，推动医学科技进步，促进我国医学研究工作与国际接轨，是当前迫切需要解决的问题。同时，随着社会的进步，实验动物的福利、动物实验中的伦理学问题和实验动物生物安全防护问题也越来越多地受到国内外的广泛关注，成为广大医学科研工作者共同关注的问题。

为适应现代生命科学技术的发展，满足浙江省广大医学科研工作者在科研、临床和公共卫生实践中的需要，把握实验动物学在现代生命科学领域中的发展趋势，促进医学实验动物的规范应用和可持续发展，我们组织编写了《实用医学实验动物学》一书，为大家提供一本实用性较强的医学实验动物使用手册。本书既为广大医疗卫生人员了解有关实验动物的政策法规、基本知识和动物实验的应用技术提供了方便，也比较详细地介绍了国内外多种重要的动物疾病模型，帮助科研人员更好地利用实验动物开展生命科学研究，同时，也有助于科研管理人员规范开展实验动物管理。我们期望，本书的出版，能对推动浙江省医学科技进步起到积极作用。

浙江省医学实验动物管理委员会办公室

2009年2月

目　录

前　言

本书针对当前医学实验动物使用中产生的热点问题和共性需求，主要围绕医学实验动物的管理、法规及标准化要求，常用医学实验动物的特点和选择应用，干扰医学科研动物实验结果的影响因素，动物福利和伦理学问题，医学动物实验的生物安全问题等内容编写而成。在编写过程中，编者依据实验动物有关的法律规范，参阅了大量国内外实验动物学科发展的最新研究成果和已有的实验动物学培训教材，同时又根据医学科技计划管理、研究成果发表和实验动物规范应用的实际需要，融入了国家各级管理部门特别是浙江省实验动物管理的有关要求。本书可以作为生命科学和医学研究人员、科研管理人员的实验动物培训教材和应用指南，实用性和针对性较强，同时也可以作为基础医学、临床医学、预防医学、药学等相关专业的本科生、研究生的教材和参考用书。

由于编者水平有限，一定还存在不少的缺点和不足，恳请同行和读者批评指正。

编　者

2009 年 2 月

第一章　医学实验动物学概论

实验动物和动物实验是生物医学研究不可缺少的材料和手段，在生物医学研究中，不能用人去做实验，必须借助实验动物去探索生命的起源、遗传的奥秘，研究各种疾病和衰老的机理。实验动物作为“人的替身”，去承担药物的安全评价和效果试验。在生物医学研究领域中，实验动物的质量直接影响到医学课题的确立和研究成果的水平。实验动物科学发展的目的是要把对动物生命现象的研究推用到人类，探索人类的生命奥秘，控制人类的疾病和衰老，延长人类的寿命。

第一节　医学实验动物学的基本概念和研究范畴

一、实验动物

1986 年，卫生部发布的《医学实验动物合格证暂行条例》中提出了医学实验动物（laboratory animal of medicine）的概念，1988 年，国家《实验动物管理条例》规定了实验动物（laboratory animal）的定义，1998 年，卫生部《医学实验动物标准》中的医学实验动物定义为：经人工饲育，对其携带微生物实行控制，遗传背景明确或来源清楚的，用于科研、教学、生产、检定以及其他科学实验的动物。2000 年，国家科学技术部组织专家对《实验动物管理条例》进行修订补充，其中将实验动物定义为：经人工培育、遗传背景清楚、对其质量实行控制、用于科学试验及产品生产的动物。实验动物是其先天的遗传性状、后天的繁育条件、微生物和寄生虫携带状况、营养需求以及环境因素等方面受到全面控制的动物。控制的目的是实验应用，保护接触和应用实验动物人员的健康，保证实验结果的可靠性、精确性、均一性、可重复性以及可比较性。

二、动物实验

动物实验是指在已知的和人为控制实验动物的环境条件下，改变其中某种条件，观察并记录动物的变化，以探索或检验生命学科中未知因素的专门活动，是以使用实验动物进行各种科学试验，培育繁殖实验动物为目的，通过科学的动物实验探讨生命科学的课题，包括临床医学、基础医学、预防医学和军事医学等领域的未知和已知的难题，探索新知，从而创造出许许多多用“人的替身”获得的成果，最终为科学的发展、人类的生存和健康服务。

三、实验动物学的研究范畴

实验动物学(laboratory animal science)是以实验动物为主要研究对象,并将培育的实验动物应用于生命科学等研究领域的一门综合性基础学科。概括地讲,医学实验动物学包括了实验动物繁育和实验动物应用两部分内容。前者主要围绕实验动物的种质培育和保存、生物学特性、生活环境、饲养繁殖和管理、质量控制以及野生动物和家畜禽的实验动物化等开展有关研究,使实验动物品种、品系不断增加,质量不断提高,最终达到规范化和标准化的要求。后者主要以各学科的研究目的为目标,研究实验动物的选择、动物实验的设计、试验方法与技术、人类疾病动物模型的复制、影响动物实验结果各因素的控制以及在试验中实验动物反应的观察和结果外延分析等,以保证科研教学活动中动物实验的质量。

作为医学科技基础条件之一的实验动物,其研究内容和研究手段随着科技的发展要求和对实验动物科学自身认识的加深而不断丰富和完善。随着科技活动的不断深入,其研究领域的拓展以及与其他学科的交叉,认识和理论的不断更新,也为实验动物提供了广阔的发展空间,迫切要求实验动物与之相适应。实验动物学的研究领域也处于动态变化和不断扩展之中。实验动物学的研究范畴归纳起来有以下几个方面:

(一) 实验动物生物学

实验动物生物学研究是实验动物学的基本内容,了解和掌握实验动物生物学特性是实验动物应用的前提和基础。不同种类的实验动物其生物学特性各不相同,这也是实验动物应用广泛的重要内在因素。由于生物学特性的差异,不同种类动物或同一种动物不同品系之间对同一实验处理可以产生不同的生物学效应,因此,对生物学的研究至关重要。主要研究内容包括:一般生物学特性、解剖学特点、生理学特点、正常生理生化指标等。

(二) 实验动物环境生态学

环境是实验动物赖以生存的一切外在客观条件,包括生物性和非生物性因素。实验动物生态学是研究在特定的环境条件下,实验动物的生物学特性及其变化规律的科学。由于实验动物是在人工控制的环境中生存的,因此,人们为实验动物营造的各种环境与实验动物自身之间存在着密切关系。实验动物环境生态学主要研究内容包括理化因素(温度、湿度、噪声、换气次数、风速、压力梯度、光照强度、有害气体等),生物因素(微生物、寄生虫、动物密度等),营养因素(饲料、饮水等)。

(三) 实验动物遗传学

利用遗传调控原理,按照人类的意愿和科学研究的需要,控制和改造实验动物的遗传特性,培育新的动物品系和各种动物模型,以此阐明动物的外在表现型与遗传特性之间的关系。根据遗传学原理和相关技术利用,开展实验动物遗传监测和特性确定也属于实验动物遗传学的研究范畴。

(四) 实验动物营养学

营养是满足实验动物正常生长和繁殖的基本需求。实验动物对营养的需求,因动物种类、品系、年龄、性别以及生长发育、妊娠、泌乳等生理状态的不同而有较大差别。因此，根据实验动物的特点，研究其对营养的需求，制定科学的营养标准，从而研制不同饲料配方和各种不同的饲料是实验动物营养学的主要任务。

（五）实验动物微生物学和寄生虫学

研究不同微生物和寄生虫对实验动物健康的危害，制定科学合理的质量标准，采用敏感、特异的检测技术和方法，开展定期的健康检查，对实验动物质量做出评价，作为一项重要措施指导实验动物的生产与管理。

（六）实验动物医学

研究实验动物疾病的发生、发展规律，建立有效的疾病控制和防治体系，利用先进的实验手段，开展疾病诊断和治疗。

（七）比较医学

比较医学是研究动物与人类的生命现象之间的关系，是一门对人类各种疾病进行类比研究的新兴综合性基础科学。它是以实验动物的自发性和诱发性疾病为模式，建立各种实验动物模型来研究人类相应疾病的发生、发展规律和诊断治疗，宿主抗力机制，临床变化，药物、致癌物质、残留毒物的作用等变化规律。

比较医学研究的重要目的就是对不同种系动物与人类之间的生理、病理做出有意义的比较，通过建立各种人类疾病的动物模型，对动物与人类疾病的相互类比研究，了解人类疾病的发生、发展规律，用于人类疾病诊断、预防、治疗及病理、生理、药理、毒理等实验，探索人类生命的奥秘，以控制人类的疾病、衰老，延长人类的寿命，直接为保护和增进人类健康服务。

比较医学包括基础性比较医学，如比较生物学、比较解剖学、比较组织学、比较胚胎学、比较生理学、比较病理学等；也包括专科性比较医学，如比较免疫学、比较流行病学、比较药理学、比较毒理学、比较心理学、比较行为学等；还包括系统性比较医学，如人类各系统疾病的比较医学，它是比较医学的核心内容。

（八）动物实验技术

动物实验技术主要是研究如何利用动物实施各项操作，如何排除一切干扰因素，得到可靠、科学的实验结果。包括实验技术、实验方法、实验设备、各项实验操作规程等。

（九）动物实验伦理学

动物实验伦理学是在保证动物实验结果科学、可靠的前提下，针对人们的活动对动物所产生的影响，从伦理方面提出保护动物的必要性。它是人类对待实验动物所持有的道德观念、道德规范和道德评价的理论体系，它所关注的是人们对与自己的生存和发展密切相关的实验动物持什么态度的问题。因此，它是实验动物学、动物实验科学和伦理学相结合的产物，也是我们所常说的传统伦理学体系的一个组成部分，是传统伦理学在动物实验和实验动物繁育中的具体体现。

（十）动物实验替代方法学

在满足人类科技活动最终目的的基础上，应用无知觉材料替代有知觉的脊椎动物进行实验;通过科学的设计,减少实验中的动物数量;在必须使用动物时,如何优化实验程序,以降低对实验动物造成的不良影响,这是动物实验替代方法学研究的主要内容。

替代、减少和优化彼此独立而又相互联系,实验技术的优化、替代方法的采用,客观上都减少了动物使用量,达到了减少的目的。而减少动物使用量的要求又促进了实验技术的改良,促进了替代方法的研究进程。

(十一) 实验动物福利

实验动物的福利问题,即在生产和使用中对实验动物的一种保护,强调的是对各种不良因素的有效控制和条件的改善,而不是那种不宰不杀的极端“动物保护”。

从兼顾科学问题探索和在可能的基础上最大限度地满足动物维持生命、维持健康、提高舒适程度的需求这两个方面,研究动物生活环境条件、动物“内心感受”、人道的实验技术等是科学的实验动物福利的主要内容。

为动物提供维持生命延续的营养和生存条件,利用现代医学手段和其他措施保证动物健康,是实验动物学一直关注和研究的重点,而如何改善和提高动物生活的舒适程度,则易受到忽视。实验动物福利就是要最大限度地强调后者的作用,其视野是全方位的。

第二节　医学发展与动物实验的关系

回顾生物医学发展的历史,不难发现,许多具有里程碑式的划时代研究成果,往往与实验动物及动物实验密切相关,实验动物以及较早的普通动物对生命科学特别是医学的发展做出了巨大的贡献。统计数据发现,从 1901 年诺贝尔生理学或医学奖设立至 2006 年,共 106 年的生理学或医学奖中,有 70 年的获奖直接涉及 25 种动物,使用 118 次,其中常规实验动物如小鼠、大鼠、兔、犬、豚鼠、地鼠、猫、猪、猴、鸡、蛙的被使用频率是 91 次,非常规实验动物如鸟类、马、鱼、蛇、果蝇、蜜蜂、线虫等是 27 次。

中国传统医学的发展史说明,中华民族的祖先,早在尧舜之前,便有“神农尝百草"之说,明代李时珍之《本草纲目》,实际上已开始运用动物进行传统医药学动物实验,这些可谓是人类医学文明史上最早、最原始、朴素的实验动物和动物实验的记载史料之一。

国际上动物实验的最早记载可追溯到公元前 4～前 3 世纪。亚里士多德(Aristotle,前 384～前 322)最早进行解剖学和胚胎学实验,观察各种动物脏器的差异,创立了以描述为特征的生物学。埃拉吉斯塔特(Erasistratus,前 304～前 258)被认为是最早进行活体动物实验的人,确定了猪的气管是呼吸通道,肺是呼吸空气的器官。后来,盖伦(Galen,130～200)进行猪、猴及各种其他动物的解剖学实验。此后由于教会的阻止,科学实验受到阻碍。直到 16 世纪初,现代解剖学奠基人——韦塞留斯(Vesalius,1514～l556)利用猪、犬进行解剖学实验研究,从而阐明了解剖学与生理学的关系。

1628 年,英国科学家哈维(Willim Htarvey)通过对蛙、犬、蛇、鱼、蟹等动物的解剖和生理研究,发现了血液循环(blood circulation)是一个闭锁的系统,阐明了心脏在动物体内血液循环中的作用,证明动物实验是研究人体生理不可缺少的工具,并发表了关于动物与血液循环运动的巨著。恩格斯对哈维的发现给予了高度的评价:“由于哈维发现血液循环,而把生理学确定为一门科学。”18 世纪,黑尔斯(Hales)报道了动物血压的研究结果。1665 年,Wren 用羽管对犬施行静脉注射。同年,拉沃(Lower)用犬给犬输血。

1813 年,伯拉德(Bemard)用动物研究疾病,创立了“实验医学”一词。1846 年,莫顿(Morton)利用鸟类做实验,发现乙醚麻醉术。1792 年,捷纳尔(Jenner)发现牛痘可保护人不生天花,第一次科学地论证了疫苗的效能。1878 年,德国科学家科赫(Koch)提出疾病外因论,通过研究牛、羊的疾病证实了细菌与疾病的关系,发现了结核杆菌,指出了细菌与疾病的关系。1887 年,赫兹(Harz)先在牛体发现了放射菌病,第二年在人体分离到这种病原。1880 年,法国微生物学家巴斯德(Louis Pasteur)首先在家禽霍乱病的研究中用人工致弱的巴氏杆菌,制造出禽霍乱疫苗,1885 年,他又成功地研制出狂犬病弱毒疫苗,对狂犬病免疫作出了很大贡献,开辟了传染与免疫的新领域。犬的狂犬病是最早发现的人和动物的病毒病。

比较解剖学是 19 世纪刚刚启动的学科。首先是法国的曲维尔(Curier,G. 1779～1832)的比较解剖学研究,不但影响到法国,而且波及英、德、美等国,先后出了一些比较解剖学家。如英国的奥文(Owen,R. 1804～1897),他阐明异体同功是功能上的相似,如蝴蝶的翅膀与蝙蝠的翼;异体同原是构造上和发育上的相似,如蝙蝠的翼和犬的前肢,这种区别在比较各种动物的时候是非常重要的。自 1801 年起,他连续发表了关于脊椎动物与无脊椎动物比较解剖的论述。比较胚胎学在 17 世纪已有研究,到 19 世纪才成为一门明确的学科。贝尔(Baer,K. 1792～1876)为该学科的发展作出很大贡献,他发表的《动物的发育》著作中提出“胚层说”,除了极低等的动物以外,一切动物的发育初期都产生叶体的胚层,而后由胚层发育成动物的器官,胚叶共 4 层,最先发育的是内叶和外叶,其次发育由 2 层合成中叶。1866 年,德国学者海克尔(Haeckel)据动物胚胎发育的相似性特点,提出了生物发生律(law of biogenesis),他认为生物的发展史可分为两个联系密切的部分,即个体发育(ontogeny)与系统发育(phylogeny)。

1889 年,年轻的德国医生冯梅林(Baron Joseph Von Mering)和俄国医生闵可夫斯基(Oscaur Minkowsk)在对已切除胰腺的犬进行胰腺消化功能的研究时,偶然发现犬的尿招来成群的苍蝇,证明了切除胰腺的犬尿糖增加,从而认识了糖尿病的本质,并从犬胰腺中分离出胰岛素,有效地用于糖尿病的治疗。19 世纪末 20 世纪初,俄国的生理学家巴甫洛夫致力于用犬研究消化生理和高级神经活动,提出了神经反射的概念,开创了高级神经活动生理的研究。19 世纪末,德国细菌学家莱夫勒(Friendrich Loffer)等以豚鼠等动物研究白喉杆菌,发现造成动物死亡的原因不是细菌本身,而是细菌的毒素。这一发现造就了预防白喉的免疫疗法,从而开始了抗毒素治疗的新时代。1898 年,史密斯(Smith)利用牛进行实验,发现虫媒传播原虫病。

1910 年,罗斯(Ross Ronald)用鸟类进行实验,发现蚊传播疟疾。1912 年,卡雷耳(Carrel)通过动物实验,开创了血管与器官移植的实验研究,并因此获得了诺贝尔科学奖。1914 年,日本人山极和市川用沥青长期涂抹家兔耳朵,成功地诱发出皮肤癌,并进一步研究发现沥青中 3,4 -苯并芘是化学诱癌物,从而证实了化学物质的诱癌作用。从此，许多化学物质都相继被证实可以诱发动物的肿瘤，为肿瘤病因的化学因素提供了更多的证据，使人们充分认识到化学致癌因素在人类恶性肿瘤的病因中占有极重要的地位。法国生理学家里基特(Charles Ricet)通过动物实验发现了过敏的本质是抗原抗体反应，从而推动了变态反应性疾病的研究。1921年，洛尹(Otto Loewi，格拉茨大学药物学教授)以创造性的思维，仅采用简单的离体蛙心做动物实验，发现了副交感神经的神经介质(neurotransmitters)为乙酰胆碱。同年，班廷(Banting Frederick Grant)用犬做实验发现胰岛素。1927年，博莱罗克以犬实验，发现休克治疗方法。1935年，多马克用小鼠进行实验，发现抗细菌药物百浪多息。1936年开始，Selye实验室通过一系列动物实验创立了"应激学说"，对临床医学广泛应用激素治疗起了重要的指导作用。1953年，葛明利用猫进行实验，发明心肺旁道器。1954年，索尔克用恒河猴进行实验，研制出脊髓灰质类(小儿麻痹症)疫苗。1965年，格但斯克用猩猩做实验，发现变性脑病的病毒病原。1967年，伯纳德用犬做实验，进行心脏移植手术。20世纪70年代后，科学家利用动物实验，在医学各个领域中作出了大量的具有创造性、里程碑性的科研成果。

由此可见，从古至今动物实验在医学科研和教学上始终是科学研究的基本方法之一。许多具有里程碑意义的划时代研究成果，往往与实验医学、比较医学紧密相关，也和实验动物及动物实验密切相关。生理学家巴甫洛夫(Pavlov，I. P.)指出："没有对活动物进行实验和观察，人们就无法认识有机界的各种规律，这是无可争辩的。""整个医学，只有经过实验的火焰，才能成为它所应当成为的东西。只有通过实验，医学才能获得最后的胜利。"这些论点，已经并且正在被医学发展的历程所证实。英国医学研究委员会的Himsivorth写道："过去半个世纪医学和兽医学的进步大于人类历史上任何时期，没有什么时候疾病的发生情况会如此显著减少，任何有思想的人都清楚地知道，假如没有对动物所进行的实验工作，这种进步是不可能的。"

第三节 国内外医学实验动物科学发展概况

一、医学实验动物科学发展简史

医学实验动物学科的形成与发展主要始于生物医学的发展。生物医学等领域取得的成就，奠定了实验动物科学发展的基础。1909年，美国Jackson实验室第一任所长Little教授在研究小鼠毛色基因时首次采用近交方法，培育出DBA纯系小鼠。1943年，美国圣母大学Lobund实验室J. A. Reynier博士培育出无菌大鼠。1962～1969年，英国Grist医师发现并培育出裸鼠，其后科学家进一步确定裸鼠无胸腺，是属于缺乏T细胞免疫的动物。近年来，利用生物工程技术不断培育出新的动物模型。1982年，Palmiter等报道，将大鼠生长激素基因导入小鼠受精卵中，成功创造出的"超级小鼠"，即第一例转基因小鼠的问世，开辟了实验动物新纪元。至今，国际上公认的近交系小鼠已有300多个品系，大鼠100多个品系。20世纪50年代，世界发达国家先后成立实验动物学会、协会及实验动物管理机构，并制定法律、法规，大大推动了实验动物学科的发展。

我国医学实验动物工作始于20世纪初。1918年北平中央防疫处开始饲养繁殖小鼠，其后，陆续有学者从国外引进一些品种、品系动物，但仅限于几个大城市的少数科研单位。20世纪50年代，为控制和消灭传染病的流行，北京、上海、长春、武汉、成都和兰州建立了生物制品研究所，并建立了规模较大的实验动物生产繁殖室。1956年，天津医学院李漪教授培育出津白1低癌系白化小鼠，这是国内第一例近交系小鼠。随后，津白2高癌系小鼠、615小鼠相继问世。从20世纪80年代开始，我国实验动物工作有了飞速的发展。1987年，成立了"中国实验动物学会"，编辑出版实验动物学专业杂志，不断加强与国外的技术合作与学术交流。1988年，经国务院批准，原国家科委发布了《实验动物管理条例》。1996年10月，《北京市实验动物管理条例》经北京市人大常委会审议批准，成为我国第一部有关实验动物管理工作的地方性法规。1998年，科技部建立了"国家啮齿类实验动物种子中心"，向全国供应实验动物种子。2001年拨款筹建国家遗传工程小鼠资源库，为我国医药研究领域提供重要的实验动物模型。与此同时，我国老一代科学家钟品仁教授、孙靖教授，由国外引进裸鼠，繁育成功，并建立国内第一个实验动物屏障设施。目前，仅北京地区的实验动物屏障设施就有50余个。

虽然我国实验动物工作起步较晚，但由于国家的重视和实验动物科技人员的努力，其发展速度很快，在某些方面已赶上国际先进水平。我国实验动物科学发展方兴未艾，前途光明。

二、21世纪医学实验动物科学的发展趋势

随着科学技术的蓬勃发展，新思维、新理念、新发现推动着新兴学科和交叉学科不断涌现，使得科学技术以前所未有的速度飞速发展。

（一）实验动物科学与分子生物学技术

现代生命科学技术，包括克隆技术、转基因技术等为开发实验动物新品种、品系创造了条件。国外在这方面已经取得令人惊喜的成果。美国Jackson研究所保存的利用转基因技术建立的人类疾病动物模型就有610种之多，这些动物模型在生物医学研究领域得到日益广泛的应用。目前，国外一些生物技术公司转基因小鼠的研制已经形成专业化和商品化。

利用转基因动物来生产珍贵药物蛋白，不仅为生物技术药物的生产开辟了一条崭新的途径，而且也形成了一项医药产业。转基因动物生物反应器，具有非常广阔的应用前景。1987年，Gordon利用组织纤溶酶原激活因子（TPA）与小鼠乳清蛋白（WAP）启动子重组基因，培育出37只转基因小鼠，TPA均能够表达，其中一只小鼠的乳清蛋白达50μg/ml。在此之后，动物生物反应器的研究有了飞速发展，并取得惊人的成绩。

利用转基因动物不仅可以生产医药产品，还可以生产其他有价值的产品。如加拿大蒙特尔公司将蜘蛛丝蛋白基因构建的转基因山羊可用来生产生物钢（Biosteel），它比任何人造材料都要强，重量轻、可生物降解；可用它制作防弹衣、人造韧带和肌腱以及美容术手术胶、航天缆索等。有理由相信，转基因动物－乳腺生物反应器将成为21世纪最具高额利润的生物医药新的生产模式和新型产业。

器官移植是当今世界医学领域所关注的重要课题。通过基因工程技术，构建携带人类基因的转基因猪，有可能克服器官移植的排异问题，为人类的器官移植提供新的材料来源。我国是养猪大国，从20世纪60年代初开始，一些学者就开始了对小型猪资源的调查和实验动物化的研究。其主要品系和资源有西双版纳小耳猪近交系、五指山小型猪近交系、广西巴马小型猪、贵州小型香猪、甘肃蕨麻小型猪、藏猪等。有些品系的近交系数已达到98.3%，而且建立了分子生物学的检测技术。小型转基因猪将成为比较医学和人类异种器官移植研究的热点。

历经10年的艰辛，人类基因组“工作草图”于2000年6月26日面世。该草图破译了人体97%的遗传基因密码，完成了85%基因的碱基对测序，标志着人类彻底解读自身“生命天书”走完了第一步。科学家指出，很少人类疾病是由一种单一基因作用引起的，而是多基因的协同表达、功能上相互作用的结果。要从基因组的破译转向功能基因组的分析，就是要将目前采用分子生物学技术从基因分子水平的分析转向对整体模型动物的分析，了解不同基因组在整体动物中相互作用下所产生的表现型或疾病。因此，功能基因组实验动物模型将成为21世纪实验动物科学的“核心模型”。这些模型将为实验研究，特别是那些无法在人体上完成的实验提供强有力的替代物。

（二）实验动物资源开发与利用

动物种质资源的综合开发和实验动物化一直是实验动物学科发展的重点内容之一。通过我国科学家的不懈努力，一些动物资源的实验动物化已为医学生物学的发展作出了重要贡献。如对我国特有的动物资源鼠兔、黑线仓鼠、东方田鼠、小型猪、水生动物等的开发利用，为肝炎、心血管病、血吸虫病、异种器官移植等研究提供了广泛而又丰富的实验材料和研究手段，引起国外相关领域的关注。充分利用我国动物资源丰富的优势，积极开展动物资源的开发及其实验动物化，不仅有利于提高我国实验动物学科在国际上的地位，同时也可有效地推动我国实验动物科学的发展，为医学生物学研究提供基础和支撑条件。

（三）3R研究

3R，即动物实验的减少(Reduction)、替代(Replacement)和优化(Refinement)。3R研究在国外已有40多年的发展历史，作为实验科学研究领域中的一个前沿学科已成为生命科学研究中一个很重要的组成部分，其研究成果已达到较高的水平，并在产品质量法定检验和其他众多领域中广泛应用。

通过3R研究，不仅进一步丰富了科学研究手段，而且开拓了人们的科研思路，解决了采用常规方法难以解决的问题。对我国生命科学研究来讲，3R还是一个较新的课题，在理论和实践上都与国外存在差距。我国在此方面如再不开展相关研究的话，不仅在实验动物学科上会更落后，而且在政治上，在动物保护、实验动物福利和动物实验伦理等方面会造成被动，尤其是在国家经济发展上会造成巨大的损失。因此，了解和掌握3R的理论和知识，并在具有一定基础和需求的研究领域内，针对那些因各方面因素导致动物试验结果不稳定而在国外已有成熟替代方法的研究领域，尽快启动并广泛开展3R研究势在必行。

（四）实验动物工作管理体系的完善

实验动物管理的核心是质量管理，应把加强实验动物质量管理作为整个实验动物管理的切入点。加强实验动物质量管理，应做好三方面的工作：制定与国际接轨、符合国情的实验动物质量国家标准，并在管理工作中严格执行；建立实验动物质量监测体系；实行实验动物生产和使用许可证制度。国家标准是我们对实验动物进行依法科学管理的依据，许可证制度是进行实验动物依法管理的主要措施，而质量监测体系则是国家标准能够得以落实，许可证制度得以实施的条件保证和关键环节。

另外，实验动物的标准化工作也是一个系统工程，包括国家相关标准的制定、生产条件和生产规范的标准化、动物质量监测体系的规范化和标准化、相关条件（饲料、垫料、笼器具等）的标准化。根据我国具体国情，借鉴国外的成功经验，努力提高我国实验动物标准化工作的整体水平。

（五）培养中国实验动物市场

实验动物科学既有学科本身的发展规律，又因其服务于其他学科，因而决定了其具有商品化、社会化、产业化的前景。

在一些市场经济比较发达的国家，实验动物是作为科技含量较高的生物技术产品进入市场并形成实验动物产业，同时还包括相关产品如饲料、垫料、笼器具、仪器设备及工程设施的商品化、社会化和产业化。

我国的实验动物学科是在计划经济条件下产生的，存在着“小而全”、“大而全”、“利用效率低”等弊端。为此，中国应大力发展实验动物产业，培育规范我国实验动物市场，推动我国实验动物的商品化和社会化。同时，实现实验动物产供销的网络化、商品化、社会化和产业化也是增强实验动物学科自我发展能力的必由之路。

第四节　国内外医学实验动物的管理和法规

一、国外实验动物管理和法规

法律是带有强制性的管理措施，同时也是行之有效的管理手段。目前，世界各国均颁布不同形式的法律条文约束、保护、管理实验动物的繁育、生产与使用。

（一）主要管理机构

1. 国际实验动物科学理事会（ICLAS）。

1956年，联合国教科文组织（UNESCO）、国际医学组织委员会（CIOMS）、国际生物学协会（IUBS）共同发起成立了实验动物国际委员会（ICLA）。1961年，ICLA的活动得到世界卫生组织（WHO）的支持，并于1979年更名为国际实验动物科学协会（ICLAS）。

ICLAS的组成包括国家会员、团体会员、科学家会员、学会会员和荣誉会员。ICLAS的决议由常务理事会和管理委员会做出。常务理事会每四年一届，管理委员会由常务理事会从国家会员、团体会员和科学家会员中选出并对其负责，每年召开一次工作会议。

在国际上，ICLAS提出了微生物学、寄生虫学、遗传质量控制的参考标准，并先后在日本、韩国、泰国、西班牙和巴西等国家设立了遗传、微生物检测中心，并依据有关标准开展检测工作。

1988年，我国加入ICLAS，现有国家会员和科学家会员各1名，并在第十二届理事会担任常务理事。

2. 美国。

国际实验动物管理评估及认证协会(AAALAC)成立于1965年，是一个非营利性的国际认证组织，主要职责是促进高品质的动物管理及应用，以推动生命科学的研究和教育。与其他动物福利组织一样，关注在实验动物饲养和动物实验中的动物福利标准和存在的问题。AAALAC不仅接受美国本土研究机构的申请，而且还接受其他国家有关机构的申请，并按照认证规则，结合当地法规及惯例来制定标准，开展认证工作。根据认证程序的规则，其认证结果分为七种：完全认证、临时认证、保留认证、继续完全认证、延后继续认证、缓限认证和取消认证。

研究风险警戒办事处(OPRR)的"动物福利部"按照《公共卫生服务条例》(PHS)，对有关研究项目中使用动物的教育和培训计划的制订和实施进行指导，对有关实验动物的人道管理和使用PHS各项政策和计划的效果进行评定。

按照美国国家学术研究委员会、生命科学专业委员会和实验动物资源研究所制定的《实验动物饲养管理与使用手册》(以下简称《手册》)，要求每所研究机构都要成立一个"研究机构的动物管理和使用委员会"(IACUC)，成员包括具有动物研究经验的科技人员、兽医、代表有关动物福利方面的公众利益和生物伦理的非科技人员。由其监督和评定研究机构有关动物的计划、操作程序和设施条件，以保证其符合《手册》以及其他法律法规的要求。

在美国，还有一些其他组织机构直接和间接参与实验动物和动物实验的管理，为实施全方位的系统管理提供了组织保障。

3. 日本。

1985年成立了实验动物协会(ISLA)，主要会员是与实验动物有关的商业团体和个人。该协会开展的实验动物技术人员资格认可分为一级和二级两个层次，一级技师相当于中级职称，二级技师相当于初级职称。资格认可非常严格，合格率分别在60%～70%和30%～50%之间。一般ISLA每隔三年进行一次全国范围的实验动物使用情况调查，调查数据提供给所有会员单位和其他需要者。

4. 英国。

在英国，最高管理机构为内务部。由内务部大臣任命监察员小组，负责全国大多数通过认可的科研、生产和供应单位的巡视，并对内务大臣提出建议和报告，具体管理工作则由行业性组织、学术团体或民间协会分别执行。参与管理工作的机构和团体包括：内务部监察小组、动物程序委员会、欧盟实验动物科学联合会(FELASA)、皇家防止虐待动物协会(RSPCA)、动物福利大学联合会(UFAW)等。

5. 加拿大。

1968 年成立加拿大实验动物管理委员会(CCAC)，在 1982 年改组为独立社团组织，是加拿大有关动物使用的主要咨询和评审机构。CCAC 由"加拿大自然科学和工程委员会"、"加拿大医学研究委员会"和联邦各部门资助。它所制定的《实验动物管理与使用指南》(*Guide to the Care and Use of Experimental Animals*)一直作为管理和使用实验动物的基本准则。《实验动物管理与使用指南》共 22 章，除包括常用于实验研究的动物外，还包括许多具有研究价值的野生动物。

6. 澳大利亚和新西兰。

澳大利亚和新西兰研究和教育用动物管理委员会(ANZCCART)(1987 年)是一个由 19 个机构成员组成的独立团体，通过各成员组织支持和宣传《澳大利亚动物饲养管理和为科学目的应用动物条例》，为动物实验伦理委员会、制定规章的机构、授权机构、政府部门、动物福利组织等提供指导和有关资料信息。

（二）国外有关法规

国外法规大致可以分为国际法和国家法两类。国际法(包括国际条约和公约)是各个国家和组织之间的协议，主体可以是国家，也可以是国际组织。制定条约的目的是确立一定的国际权利、义务和关系，缔约国家和组织要受到条约的约束。如欧共体各成员国共同签署的《欧洲实验和科研用脊椎动物保护公约》(1986 年)。而国家法是指由各国政府制定的，旨在保护和合理利用本国动物，并具有法律效力的规则和制度的总称。目前，国际实验动物界的立法主要是围绕着保障动物福利和满足科学研究对高质量实验动物的需求这两个方面进行的。

1. 侧重于动物保护和福利内容的实验动物管理法规。

英国早在 1876 年就通过国会立法禁止虐待动物。美国在 1966 年由农业部制定了动物福利法，旨在要求善待、保护动物，防止偷盗动物，搞好动物的管理、运输和销售，改善动物的生存条件，其中包括有关实验动物或动物实验的条款。20 世纪 80 年代颁布了《实验动物保护与管理法规》，加拿大、日本也分别于 1966 和 1973 年先后颁布了有关法律规定，要求在实验过程中不准虐待动物，要正确地使用麻醉、安死术以减少动物的痛苦。在《欧洲实验和科研用脊椎动物保护公约》的基础上，欧洲各国还相继颁布了各自的一系列有关法律法令。如芬兰在 20 世纪 80 年代中期先后颁布了《动物福利法》和《科学研究中动物使用法规》等。

2. 针对实验动物饲养和使用的管理法规。

许多发达国家如美国、日本、加拿大、德国、英国等都对实验动物的使用和管理进行立法。1963 年，美国国家学术研究委员会、生命科学专业委员会和实验动物资源研究所制定的《实验动物设施和饲养管理手册》，后更名为《实验动物饲养管理与使用手册》(以下简称《手册》)，在 1965、1968、1972、1978、1985 和 1996 年先后进行六次修订。《手册》主要包括研究机构的政策与职责，动物的生存环境、饲养和管理，兽医护理及总体布局四个部分。

1985 年，美国卫生部颁布了《人道主义饲养和使用实验动物的公共卫生服务方针》。该方针对政府制定的《测试、科研和培训中脊椎动物使用和管理原则》和《动物福利法》作了全面的补充和完善，要求各研究单位的动物管理委员会积极参与监督动物使用计划、使用程序和动物设施的运行，对每一个申请应用和饲养动物的部门进行审核，并向卫生部报告检查结果。

1986年，英国议会通过了适用于科学研究的《动物法》。以此法作为母法，英国各级政府部门、各行业分别制定了适用于本部门本的法规、条例、指南、准则、手册、标准等。在《动物法》中，明确提出了许可证制度，即开展与动物有关的科研工作需要具备房屋及设施许可证、研究项目许可证和人员资格许可证。同时要求研究人员在每个研究项目开始前，必须进行费用与效益分析，要考虑试验给动物造成的任何不良影响。英国内务部还颁布了《科研用动物居住和管理操作规程》、《繁育和供应单位动物居住和管理操作规程》、《动物设施中的健康与安全规定》、《废弃物的管理操作规程》等。此后，意大利、法国、芬兰、比利时等国也发布了类似的法令法规。

日本自20世纪70年代开始，从不同层次和侧面先后颁布了多种实验动物管理法规，如《动物保护与管理法》、《狂犬病预防法》、《动物进出口检疫法》等，20世纪80年代颁布了《实验动物饲养及保育基本准则》。

3. 其他法律法规。

1978年，美国FDA颁布的《良好实验室操作规程》(*Good Laboratory Practice*, GLP)规定，凡向FDA申请研究或销售许可证的所有新药的临床前实验研究项目，均要遵守GLP原则。GLP从组织机构、人员、设施和设备、试验机构运行、记录和报告等方面提出了明确的要求和规定，对具体的操作要求制定明确的规程。其中规定了对实验动物的要求以及实验室的特殊要求，对动物品系和实验要求详细记录。此后，荷兰、瑞士、瑞典、加拿大、意大利、德国、英国、日本和欧洲其他国家相继效仿，颁布了各自的GLP。目前GLP已被世界各国所广泛接受，并由此衍生出药品生产质量管理规范(GMP)、临床操作规范(GCP)等一系列操作规范，从而有力地促进和推动了实验动物以及相关学科的发展与进步，为广泛开展国际交流与合作奠定了基础。

二、国内实验动物工作管理体系和管理法规

(一) 管理体系

目前，我国实验动物工作的管理模式是统一规划、条块结合、共同管理。根据1988年国家科委2号令，即《实验动物管理条例》，我国实验动物工作实行政府逐级管理。科学技术部主管全国实验动物的管理工作，统一制定我国实验动物的发展规划，确定发展方向、发展目标和实施方案。省、自治区、直辖市科技厅(委、局)主管本地区的实验动物工作。国务院各有关部门负责管理本部门的实验动物工作，有关部门和地区设立实验动物管理委员会(办公室)，专门负责实验动物管理工作。

(二) 管理法规

为规范实验动物工作的管理，尽快将管理工作纳入法制化管理轨道，推动我国实验动物管理整体水平的提高，国家科学技术部作为实验动物工作主管部门，先后发布了许多针对实验动物工作的管理法规和行政规章。这些对促进实验动物科学整体水平的提高和发展起到了积极的重要的作用。各地区、各行业也根据国家的整体管理，结合自己

的特点，制定了各自的管理办法和实施细则。

1. 国家管理法规。

(1) 实验动物管理条例。1988 年，经国务院批准，由国家科委以 2 号令发布了我国第一部实验动物管理法规《实验动物管理条例》(以下简称《条例》)。该《条例》共 8 章 35 条，从管理模式、实验动物饲育管理、检疫与传染病控制、实验动物的应用、实验动物的进口与出口管理、实验动物工作人员以及奖惩等方面明确了国家管理准则，标志着我国实验动物管理工作开始进入法制化管理轨道。《条例》全方位地推动了我国实验动物科学事业的发展，在国内、外引起极大的反响，使我国实验动物科学、医学、药学以及其他相关学科，乃至整个生命科学有了长足进步，为我国医学生物学及现代生命科学与国际接轨奠定了坚实的基础。

(2) 实验动物质量管理办法。1997 年，由国家科委、国家技术监督局联合发布了《实验动物质量管理办法》(国科发财字〔1997〕593 号)，共 5 章 25 条。其中明确提出了我国实验动物生产和使用将实行许可证制度，对许可证的申请和管理也做出了规定；为进一步加强实验动物质量管理，保证实验动物和动物实验质量，提出建立"国家实验动物种子中心"和"检测机构"，明确地提出两者的组织构成、任务、条件要求、申请和审批程序。该管理办法的发布和实施，极大地推动了我国实验动物管理科学化和规范化的发展进程。

为落实《实验动物质量管理办法》中提出的任务，科技部先后制定和发布了《国家实验动物种子中心管理办法》(国科发财字〔1998〕174 号)、《国家啮齿类实验动物种子中心引种、供种实施细则》(国科发财字〔1998〕048 号)、《关于当前许可证发放过程中有关实验动物种子问题的处理意见》(国科财字〔1999〕044 号)、《省级实验动物质量检测机构技术审查准则》和《省级实验动物质量检测机构技术审查细则》(国科财字〔1998〕059 号)。这些管理办法的出台，有力地促进了实验动物种质的保存利用和资源共享，推动了国家和地方两级检测机构的建设和全国实验动物质量检测体系的形成。

(3) 实验动物许可证管理办法(试行)。2001 年，科学技术部与卫生部等七部(局)联合发布了《实验动物许可证管理办法(试行)》(国科发财字〔2001〕545 号)，共 5 章 23 条。规定了申请许可证的行为主体、条件、标准、审批和发放程序，强调了许可证的管理和监督。通过认证这一法制化管理模式，既能规范科学研究行为，又能促进实验动物事业的发展。

2. 国家管理机构。

《条例》规定，科技部(原国家科学技术委员会)主管全国实验动物工作。目前，科技部通过条财司主管，分两大系统，即(省、区、直辖市)地方科技厅负责对本地区实验动物科学管理，国务院各部门负责本系统的实验动物科学管理。

3. 部门规章和办法。

根据本部门的工作特点和管理需要，政府不同部门也制定了管理办法或实施细则。1986 年卫生部发布了《医学实验动物合格证暂行条例》，1989 年发布了《医学实验动物管理实施细则》(1992 年重新修订)，1992 年成立了卫生部实验动物管理委员会，并制定了《卫生部实验动物管理委员会工作条例》、《医学实验动物标准》、《卫生部实验动物管理委员会合格证管理办法》、《医学实验动物质量监测手册》等，卫生部《医学实验动物管理实施细则》(1998)、《中医药科研实验室分级登记管理办法(试行)》(国家中医药管理局，

1998)、《军队医学实验动物管理实施细则》(总后卫生部)、《关于加强药品研究用实验动物管理的通知》(国家药品监督管理局,2000)、《广东省医药行业实验动物管理试行条例》(1998)等也相继出台。如在国家中医药管理局发布的《中医药科研实验室分级登记管理办法(试行)》中,明确规定中医药科研实验室分为一、二、三级,实行分级登记管理。要求在应用实验动物进行实验研究时,所用的动物应为合格的实验动物;动物实验的环境和设施应和实验动物的级别相匹配。在《关于加强药品研究用实验动物管理的通知》中,要求开展药物研究用的实验动物要具有许可证;动物质量、品种等要达到要求;动物设施要达到国家标准以及药品研究的特殊要求;达不到要求的,研究结果无效,研究资料不予承认。这些规定和管理措施的出台,极大地加强了实验动物工作的管理力度,保证了科研和生产用实验动物的质量。

4. 地方管理法规。

为了更好地贯彻实施《实验动物管理条例》和科技部等七部(局)共同发布的《实验动物许可证管理办法》,使我国实验动物工作步入法制化管理轨道,推动我国实验动物整体水平的提高,使各地方实验动物管理工作更加严格和规范。北京市政府有关部门根据《实验动物管理条例》的要求,结合北京地区实验动物管理工作特点,在先后制定有关地方规章及地方标准的基础上,以立法形式制定了《北京市实验动物管理条例》并在全国率先提交地方人大常委会讨论通过,经审议批准于1997年1月1日开始实施。江苏、福建、山西、山东、河南、河北、四川、上海、广东、安徽、湖南、湖北、重庆、云南等省(市)先后制定颁布了《实验动物管理办法》、《实验动物许可证管理办法》或《实验动物许可证管理办法实施细则》,从而加强本地区的实验动物和动物实验的管理。

5. 浙江省管理法规。

1990年,浙江省卫生厅颁布了《浙江省医学实验动物管理办法》,该办法对浙江省的医学实验动物工作的发展起到了重要推动作用。1992年,浙江省卫生厅成立了浙江省医学实验动物管理委员会,并设立浙江省医学实验动物管理委员会办公室;浙江省科技厅成立了浙江省实验动物管理委员会,并设立浙江省实验动物管理办公室。1993年11月,经浙江省科委、浙江省技监局批准建立浙江省实验动物质量监督检测站,同年12月,我省开始颁发实验动物质量合格证。根据2号令《实验动物管理条例》的要求,结合实际工作,先后制定了《浙江省实验动物管理实施办法》、《浙江省实施国家实验动物质量管理办法细则》、《浙江省实验动物许可证管理实施细则》等文件,这些文件的制定和实施,对促进我省实验动物工作的发展,改善和提高我省科研基础条件,起到了积极作用。然而由于这些文件都是由浙江省科技厅(委)与省级相关部门联合下达(转发),与地方性法规相比较,缺乏权威性和制约力,致使部分规定难以实施,给管理工作造成困难,同时也影响了实验动物工作的健康发展。为此,在各级政府的关心支持和实验动物工作者共同努力下,浙江省的《实验动物管理办法》也即将颁布实施。通过立法,确立实验动物工作在经济建设、社会发展与科技进步中应有的地位,进一步引起全社会对实验动物工作的重视和关注,增强各级科研主管部门及政府相关部门做好实验动物工作的责任感和使命感。进一步加强实验动物工作人员法治意识和质量意识,激发从业人员爱岗敬业精神,为我省实验动物事业的发展创造良好的氛围,以确保实验动物事业健康、有序发展。

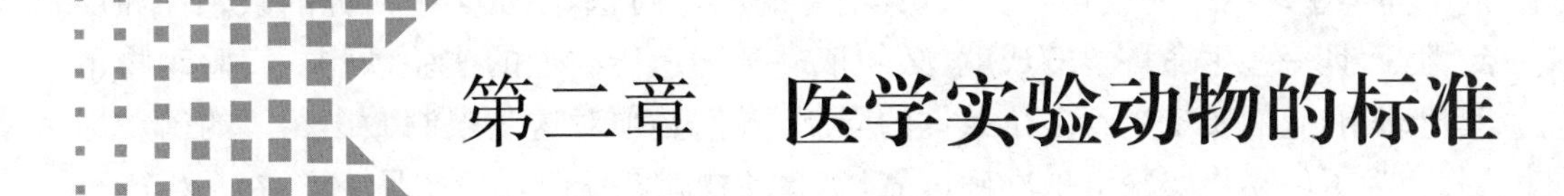

第二章 医学实验动物的标准

医学实验动物标准是指在医学科学研究的动物实验中，对实验动物和实验人员规定的统一技术标准及要求，包括实验动物质量标准、动物实验条件标准和动物实验操作规范。这三方面都是互相配合、缺一不可的，它构成了完整的医学实验动物标准化体系。如果没有高标准的动物实验条件和规范的动物实验操作，实验动物的质量再好也发挥不了其价值；相反，如果没有高质量的实验动物，则再高标准的实验条件和操作规范也起不了作用。

医学实验动物的标准化关系到实验结果的准确性、可靠性及重复性。标准的实验动物在遗传上消除了个体不均一性引起的实验误差，为不同实验研究选择各种遗传类型实验动物提供依据，排除了实验动物所携带的微生物、寄生虫和潜在疾病等对实验结果及人员健康的干扰。标准的动物实验条件提供了良好的实验环境和动物营养条件，减少了对动物实验结果的影响。规范的实验操作可减少人为因素的干扰，保证了动物质量和实验条件的有效性。

国家技术监督局于 1994 年首次颁布了实验动物的若干国家标准，其中包括《实验动物遗传学质量标准》、《实验动物微生物质量标准》及《实验动物环境质量标准》。2004 年开始，为了适应新的情况，国家有关部门对这些标准进行修改，即将重新颁布。2005 年 3 月，国家标准化管理委员会正式批准成立了“全国实验动物标准化技术委员会”，标志着我国实验动物科学研究及标准化工作进入了崭新的阶段，向管理科学化、市场规范化迈出了坚实的一步。

目前，国内外实验动物的质量及动物实验环境质量标准化，已经达到了前所未有的水平，这也反映了实验动物的发展趋势，就是大量使用基因修饰型及遗传型人类疾病模型动物、无特定病原体(Special Pathogen Free Animal，SPF)动物，动物实验及饲养要求达到 SPF 环境，这些标准的实行及高等级动物的使用，有力地提升了科研水平。

第一节 医学实验动物质量控制标准

实验动物质量标准是对动物本身质量提出的技术规范，是动物实验最基本的要求，包括遗传学质量和微生物学质量的标准。

实验动物是人类疾病研究的“替身”及生物科学研究的材料。医学研究中需要更为适合的不同类型动物来完成科学实验，其本身的质量问题，涉及实验研究的敏感性和反应一致性，而且一些生命科学的成就，必须依靠某种遗传类型的实验动物。实验动物不同于其他动物，它的质量受到多个条件的限制，人们必须对这些限制做出相应的衡量标准。因此，为了使动物实验结果准确可靠，实验动物就像任何其他产品一样，在从生产至使用的整个过程中，用实验动物标准严格控制其质量。

一、医学实验动物遗传学控制标准

实验动物用于各种生命科学的研究，需要各种类型的动物品种、品系，这就离不开生命科学诸学科的发展，尤其以遗传学的发展来丰富实验动物的品种、品系。目前实验动物品种、品系达数千种，其遗传类型不尽相同，遗传结构存在差异，使用效果可能不同，得到的结果差别很大，甚至相反。实验动物遗传学标准是最重要的标准，是决定动物内在本质的规范，也就是说，实验动物是遗传限定的动物。因此，有必要将各种遗传结构的实验动物进行分类，并使之标准化，以利于科研的选择及实验结果的可靠。

（一）遗传学基本概念

1. 染色体(chromosome)。

染色体是细胞核内处于分裂期，在光学显微镜下观察到的丝状体。染色体上搭载着基因(gene)，不同种类生物体细胞核中 DNA 的含量差别很大，而同种生物体不同组织体细胞中的 DNA 含量却相同。动物的每个体细胞中，均含有两组形态相同的染色体，被称为二倍体，用 2n 表示，其中 1 对染色体与性别有关，称为性染色体(sex chromosome)，其余称常染色体(autosome)。在常染色体当中，每两条形状、大小相同的染色体组成一对，称其为同源染色体(homologous chromosome)。同源染色体的一条来自于父体，另一条来自于母体。染色体的数量和形态因物种而异，常用实验动物染色体数见表 2-1。

表 2-1 常用实验动物染色体数量

动物种类	染色体数量(2n)
小鼠	40
大鼠	42
豚鼠	64
中国地鼠	22
金黄地鼠	44
长爪沙鼠	44
兔	44～48
猪	38
犬	78
猫	38
猴	42
鸡	78

2. 基因、基因位点(locus)和等位基因(allele)、基因突变(gene mutation)。

(1) 基因。

基因是细胞内染色体上特定的DNA分子链片段，是传递遗传信息的基本单位。在动物体细胞中，只有1%～2%的基因处于活动状态，可以转录mRNA。不同基因的核苷酸排列序列不同，转录不同mRNA，进而表达不同性状。不同基因在DNA链上分布的位置不同。

(2) 基因位点和等位基因。

基因以直线方式排列在染色体DNA链上，每个基因都有自己的特定座位。同源染色体上两个同源基因配对后所占据的位置，称基因位点。该相同位点上的两个基因，称等位基因。种群中一个位点上的基因有两种或两种以上的变化形式，称为复等位基因(multiple alleles)。许多基因有复等位基因，使得生物群体呈现多样性，是实验动物育种的基础。

(3) 基因突变。

每种动物的基因都能稳定地传给下一代，杂种动物的下一代出现不同性状，是其原先存在的复等位基因重新组合的结果，并非新产生的基因所致。然而基因在某种遗传过程中，受到外来因素(如X射线、诱变剂等)的作用，其核苷酸序列发生改变，使得基因表达出现变化，这种现象称作基因突变，即DNA分子链上的碱基发生改变或染色体上某一座位上的遗传物质发生变异。突变形成的基因称作突变基因。

在自然条件下发生的突变称自发性突变(spontaneous mutation)，用人工方法诱发的突变称诱发突变(induced mutation)。突变现象普遍存在，是物种千姿百态的原因。大部分突变基因呈隐性，只有呈纯合状态时才表现出性状。

3. 性状(character)。

性状是指在任何生物体中，可以观察或检测到的形态、结构、代谢及功能等方面的特征。不同性状是由相应基因在表达过程中，与环境相互作用的结果。基因与性状存在内在关联，能互相印证和寻找。可以明确分辨的非连续性变异性状，称为质量性状(qualitative character)；不能明确分级的连续性变异性状，称为数量性状(quantitative character)。由于数量性状的表型是通过测定得到的连续观察值，各个观察值(表现型)不能与基因型直接对应，因此进行选择时必须使用群体平均值或标准差等统计量进行分析。

4. 实验动物品种(stock)、品系(strain)。

(1) 种(species)。

种是生物学分类的最基本单位，是指可以相互交配，其后代有繁殖能力的一群指定范围的生物。

(2) 品种、品系。

品种、品系是实验动物的基本分类单位，因涉及动物商品化而得名，是由一个种继续分类得到，但这并非动物学上的分类。品种一般指杂交群动物，如NZW兔、JW兔、SD大鼠、ICR小鼠等。品系通常指基因高度纯合的动物，如近交系的C57BL/6J、突变系裸鼠的BALB/c-nu品系。

（二）医学实验动物的遗传学分类

按遗传学控制原理，医学实验动物遗传学标准中，一般将实验动物分成近交系、杂交群及远交系。

1. 近交系动物(inbred strain animal)。

近交系：指起源于同一对祖先，其下一代个体通过同胞兄妹或亲子间连续繁殖 20 代以上，近交系数(率)达到 99%以上的动物群体。

(1) 近交系动物特点。

● 基因纯合性。基因组中几乎所有基因位点的两个基因都纯合，包括隐性基因也纯合，品系将保留和表现所有遗传性状，有利于形成疾病模型。

● 遗传稳定性。每一代纯合子之间繁殖，下一代位点上的基因组成保持恒定，有利于遗传性状长久不变，优良性状得以保持。

● 品系遗传同源性。品系内所有个体的遗传结构，可以追溯到同一祖先，有利于生物学特性对比。

● 品系遗传组成和表现性状一致性。由于品系内所有个体与祖先具同源性，所以全部个体之间的遗传结构及表现性状也相同，这使得实验研究的结果尽可能一致。

● 品系间遗传组成和表现性状独特性。由于育种过程中，不同基因分配到各个近交系中，并且加以纯合固定，因此所形成的不同近交系遗传结构存在差异，表现性状也有差别，利于品系多样性，更适合各种不同的实验研究。

● 品系间遗传概貌可辨认性。各品系间不同生物学性状形成的遗传标记，组成一定的遗传概貌，以利于动物品系的鉴别区分。

● 对实验反应的敏感性。由于近交衰退，品系某些生理过程中的抵抗力降低，对外界因素变化，包括实验刺激更为敏感，增加了近交系动物的灵敏度。

● 资料完整性。近交系动物品系多，分布广泛，各系间差异大，因此其资料较丰富。另外动物性状稳定遗传，保存的资料有沿用价值。

(2) 近交系动物应用特点。

● 近交系动物个体之间遗传差异很小，对实验反应一致，可以消除杂合遗传背景对实验结果的影响，统计精度高，因此在应用中，只需使用少量动物就能进行重复定量实验。

● 近交系动物个体间主要组织相容性抗原一致，因此是涉及组织、细胞或肿瘤移植实验必不可少的动物模型，例如近交系大鼠适合脏器移植。

● 由于近交，隐性基因纯合，其病理性状得以暴露，可以获得大量先天性畸形及先天性疾病的动物模型，如糖尿病、高血压等。这些动物遗传背景清楚，是进行疾病分子机理研究的理想实验材料。

● 某些近交系肿瘤基因纯合，自发或诱发性肿瘤发病率上升，并可以使许多肿瘤细胞株在动物上相互移植传代，成为肿瘤病因学、肿瘤药理学研究的重要模型。

● 同时使用多个近交系，分析不同遗传组成对某项实验的影响，或者观察实验结果是否具有普遍意义，例如研究同一基因在不同遗传背景下的作用，或研究不同基因在同一遗传背景下的功能。

(3) 近交系动物命名。

● 以大写英文字母表示,如:BALB/c、DBA、A 等。

● 以阿拉伯数字表示,如 129、615 等。

● 大写英文字母和阿拉伯数字合并表示,如 C57BL、C3H 等。

● 特殊技术培育动物的命名法,如 CBAfC3H、CBAeC3H、CBAoC3H 分别表示代乳、胚胎移植、卵巢移植培育的近交系动物。

(4) 近交系亚系(substrain)。

近交系亚系是指一个近交系内某分支的动物,可能由于残余的杂合基因频率扩大,基因漂变、污染或突变,导致部分遗传组成发生改变,出现新的遗传性状,并且这种性状经鉴定是有用的,则这部分动物成为该近交系的亚系。品系及其亚系的差异,仅存在于变异基因上,其他背景基因仍然相同。

亚系不能单独命名。命名时在原品系名称后加一道斜线,斜线后标明亚系的符号。符号为培育或产生亚系的单位或个人的英文缩写名称,第一个字母用大写,后面的字母用小写。使用英文缩写名称应注意不要和已公布过的名称重复。例如:A/He,表示 A 近交系的 Heston 亚系;CBA/J,是美国杰克逊研究所保持的 CBA 近交系的亚系。

当同一近交系有两个以上亚系时,可在保持者的英文缩写前加写数字表示,予以区别,如:C57BL/6J,C57BL/10J 分别表示由美国杰克逊研究所保持的 C57BL 近交系的两个亚系。如一个亚系在其他机构保种,形成了新的群体,则可在原亚系后加注机构缩写表示,如:C3H/HeH 是由 Hanwell(H)保存的 Heston(He)亚系。

(5) 近交系小鼠品系缩写。

近交系小鼠品系缩写为 C57BL/6(B6)、BALB/c(C)、DBA/2(D2)、C3H(C3)、CBA(CB)等。

特殊类型的近交系动物:以近交系动物为背景,经过基因重组或使之携带突变基因所培育的近交系动物。

(1) 重组近交系(recombinant inbred strain)。

重组近交系是由两个无血缘关系的近交系杂交,形成 F1 代,然后将 F1 代动物互交产生 F2 代,再将 F2 代动物分组配对,分别地连续进行 20 代以上近亲繁殖而培育的近交系动物。

● 重组近交系的特点。

① 最后培育成的不是一个品系,而是一系列近交品系的动物。通常该动物是整系列用来进行实验。

② 祖系各个基因位点上的基因,随机遗传到不同重组近交系中。每个品系从父母分别得到的遗传组成物质比例不同。各重组系遗传成分限于祖系,又不完全同于祖系。

③ 该动物品系内个体的遗传组成一致,但不同品系的遗传组成存在差异。如果某个基因位点上,两个祖系携带相同的等位基因,则各重组系就携带相同的等位基因;反之,则各重组系就可能固定不同的等位基因。

④ 在品系培育过程中,两个亲本的许多基因出现分离、交换及自由组合等,依靠其连锁性遗传到各重组系中。

● 重组近交系的应用特点。

重组近交系对祖系间差异性状和基因进行遗传分析，是非常有用的实验材料，尤其是针对因测试需要而使动物不能繁殖的性状，以及需要对多个个体进行平均估计的性状。一组重组近交系是一个相互关联的整体，如果重组近交系品系数量较多的话，就可以同时进行下列分析。

① 分离分析：一个重组近交系系列可用于测试某个性状的遗传性和遗传规律。

② 连锁分析：重组近交系可用于对未知基因进行染色体定位，估计该未知基因与其他基因的连锁关系。把未知基因的品系分布模式与一些已知的标记基因进行比较，就能进行基因定位。

③ 功能分析：重组近交系可用于分析单基因多效性或决定基因型和表型的关系。如果在重组近交系中没有发现两个性状的交换，这两个性状就有可能由同一基因所控制，或者由两个紧密连锁的基因所控制。

④ 克隆新基因：在系列近交系中寻找敏感基因。

重组近交系在应用中也有一定局限性，只能用于祖系中存在的、并且有差异的性状和基因的分析。再者，在一个重组近交系系列中，如果品系太少，所做出的分析就不可靠。通常维持重组近交系的费用也较大。

● 重组近交系命名。

重组近交系由两个亲代近交系的英文名称或缩写，中间加大写英文字母 X 组成，如 C3H×C57BL 或 C3XB6。由同一对双亲交配育成的一组近交系，可用阿拉伯数字予以区分。例如：由 BALB/c 和 C57BL 两个近交系杂交育成的一组重组近交系，分别命名为 CXB1、CXB2、CXB3。

(2) 同源突变近交系(coisogenic inbred strain)。

同源突变近交系是一个近交系在某个基因位点上发生突变而分离出来的新近交系亚系。该动物与原来品系的差别，只在于特定位点上携带不同的等位基因，而其他位点上的基因完全相同，即为同源基因。

同源突变近交系与通常所说的近交系亚系不同之处，在于前者新产生的基因是突变而成的，并相当明确地改变了原近交系的遗传组成；后者主要是少量遗传物质变异的结果，变化的基因不一定明确。

同源突变近交系命名，由发生突变的近交系名称后加突变基因符号(用小写英文斜体)组成，两者之间以连接号分开，如：DBA/Ha－*d*。

(3) 突变导入近交系(congenic inbred strain)。

突变导入近交系是通过基因导入(转基因或自然繁殖)的方法，将目的基因导入某个近交系的基因组内所形成的新突变近交品系。该动物与提供背景基因的近交系相比，只在一小段染色体片段上的基因存在差异，其他背景基因几乎同源，故又称同源导入系或同类系。提供突变基因的供系，可以是任何一种基因型的动物，但接受目的基因或提供明确遗传背景的配系，必须是近交系动物。

在基因导入过程中，与差异基因紧密连锁的其他基因，很可能随之导入到近交系的基因组内。这些一起带入的基因称为乘客基因(passenger gene)。因此同源导入近交系不是差异基因与原近交系不同，而是带有差异基因的一小段染色体的不同。在实际应用中，必须记住可能存在的乘客基因。突变导入系与同源突变近交系的差别，在于前者是一个位点上单个基因的差异，其突变基因是外来导入的；后者是一个染色体片段的差异，其突变基因是本身突变形成的。

同源突变近交系命名由以下三部分组成：

● 接受导入基因的近交系名称。

● 提供导入基因的近交系名称，并与前者之间用英文句号分开。

● 导入基因的符号（用小写英文斜体），与供系之间以连字符分开。例如，B10.129-H-2b，表示该同源导入近交系的背景品系为 C57BL/10sn（B10），导入 B10 的基因为 H-2b，提供基因的品系为 129/J。

（4）分离近交系（segregating inbred strain）。

分离近交系是在培育近交系的同时，采用一定的繁殖方法，迫使个别基因位点上的基因处于杂合状态，其他背景基因与原来近交系相同的近交系。其优点是可以提高动物的生存力，通过互交分离出该基因位点上带有不同等位基因的两个近交亚系。

分离近交系命名由品系名称后面加连字符和杂合基因符号组成，例如 DW-*dw*/+，表示 DW 品系在 *dw* 位点上的突变基因呈杂合性。

突变系动物的应用特点：同源突变近交系、突变导入近交系及分离近交，都归结为突变系动物。在医学方面，这类动物都属于人类疾病模型，主要用于从分子水平上研究疾病的发生机理、突变基因的功能、突变基因与背景的关系及多基因性状遗传分析等。

（5）基因修饰动物。

● 嵌合体动物（chimeric animal）。嵌合体动物是两个不同品系近交系动物，当其受精卵分裂为 8 个分裂球时，分别从各自母体中取出，将其黏合形成双倍体早胚，培养至胚囊后移植到寄生寄养母鼠体内培育成的动物。嵌合体动物将双亲的各种不同性状都嵌合在一起表达，已广泛应用于动物细胞和组织的研究。

● 转基因动物（transgenic animal）。转基因动物是通过分子生物学和胚胎技术，将外源性基因导入到背景动物胚细胞基因组中，然后将该细胞移植至母体内，经过发育而培育成的动物。该动物能表达插入基因的性状，并稳定遗传。转基因动物导入基因明确、表达的病理学特性及发生机理较清楚、疾病产生的针对性强，因而广泛应用于人类疾病模型制作、疾病和药物作用机理研究、生物活性物质制备等方面。

● 基因敲除动物（knockout animal）。基因敲除动物是在转基因动物的基础上发展起来的基因修饰动物。其原理是根据基因重组技术，将一段外源基因敲除或代替背景动物基因组中某一基因，从而使该基因失活，或用新的性状代替原性状。该动物用途与转基因动物基本一致，但制作时基因能定点敲入，模型制作的成功性较大。

● 克隆动物（clone animal）。克隆动物利用核移植技术，将一个动物的体细胞核，移植到去除核的卵母细胞中，使其发育生长成个体。该后代由一个细胞复制而成，与亲代具有完全相同的遗传物质，且克隆出来的动物个体之间，也有完全相同的遗传结构。克隆动物广泛应用于生物学和医药研究，它的应用使人们获得更多的优秀动物及疾病模型个体，复制生产生物药品。

转基因动物的命名及符号由三部分组成，均以罗马字体表示，命名模式为：

TgX(YYYYYY)##### Zzz。

其各部分符号表示：① TgX = 方式(mode)；② (YYYYYY)= 插入DNA片段标示(insert designation)；③ ##### = 实验室指定序号(laboratory-assigned number)；Zzz = 实验室注册代号(laboratory code)。

以上三部分具体含意及表示如下：

① 方式。转基因符号通常冠以Tg字头，代表转基因(transgene)。随后的一个字母(X)表示DNA插入的方式，其中H代表同源重组，R代表经过逆转录病毒载体感染的插入，N代表非同源插入。

② 插入DNA片段标示。插入DNA片段标示是研究者确定的表明插入基因显著特征的符号，通常由放在圆括号内的字符组成，可以是字母(大写或小写)，也可以由字母与数字组合而成，不用斜体字，上、下标，空格及标点等符号。

③ 实验室指定序号及实验室注册代号。实验室指定序号是由实验室对已成功的转基因系给予的特定编号，最多不超过5位数字。而且，插入片段标示的字符与实验室指定序号的数字位数之和不能超过11。实验室注册代号是对从事转基因动物研究生产的实验室给予的特定符号。

举例：C57BL/6J - TgN(CD8Ge)23Jwg，表示来源于美国杰克逊研究所(J)的C57BL/6品系小鼠被转入人的CD8基因组(Ge)；转基因在Jon W. Gordon(Jwg)实验室完成，获取于一系列显微注射后得到的序号为23的小鼠。

TgN(GPDHIm)1Bir，表示以人的甘油磷酸脱氢酶基因(GPDH)插入(C57BL/6J X SJL/J)Fl代雌鼠的受精卵中，并引起插入突变(Im)，这是Edward H. Birkenmeier(Bir)实验室命名的第一只转基因小鼠。

根据转基因动物命名的原则，如果转基因动物的遗传背景是由不同的近交系或远交群之间混合而成时，则该转基因符号应不使用动物品系或种群的名称，见第二个命名的例子。

转基因符号的缩写。转基因符号可以缩写，即去掉插入片段标示部分，例如TgN(GPDHIm)1Bir可缩写为TgN 1 Bir。一般在文章中第一次出现时使用全称，以后再出现时可使用缩写名称。

2. 杂交群动物(hybrids animal)。

杂交F1代(cross F1)指用两个不同的近交系杂交产生的第一代动物。严格地讲，F1代动物不是一个品系或品种。

(1) F1代特点及应用特点。

● 具有杂交优势，避免近交系抵抗力较低的缺点。

● 每个个体的遗传物质均等地来自双亲，虽表现杂合性，但个体间遗传均质性好，实验可以重复，表现一致性。

● 能将父母品系的显性性状集中遗传到同一个体上。

● 血液中有大量干细胞，为作相应研究提供了干细胞来源。

● 两个祖系经过基因重组，出现新的优势性状和用途，如移植免疫、脾脏增大适于单抗研究，成为新疾病模型。

(2) 杂交 F1 代命名：品系×品系 F1，如 C3H×C57BL F1。

3. 远交系动物(outbreed stock animal)或封闭群动物(closed colony animal)。

(1)远交系。远交系又称封闭群，指某个有血缘的群体，在不引进其他品系动物或新血缘的情况下，个体间以随机交配的方式，连续繁殖 4 代以上所形成的动物种群，其群体的近交系数应<1%。

哈代—温伯格(Hardy-Weinberg)定律指出，在一个很大的随机交配群体中，如果没有突变、选择和迁移等因素的影响，则该群体每一世代的基因频率和基因型频率总是保持不变，也就是说该群体遗传特异性保持相对稳定。远交群动物个体的遗传结构呈杂合性，而整个动物群体内全部杂合性基因的分布频率，即遗传组成在每一代保持稳定性。杂合性有利于群体携带更多的基因，稳定性保证群体对实验反应呈现最大的重复性。

为了保持远交系动物的这些特性，必须让群体封闭繁殖，随机交配，有足够大的繁殖种群。

这里用有效群体数 Ne=(4×Nf×Nm)/(Nf+Nm)及近交系数 ΔF1=1/ 2Ne 两个参数，来判断远交群遗传组成是否符合要求。

● 特点。

① 呈遗传多态性。远交系动物在同一基因位点上，包含更多的等位基因，即具有更高的基因多态性，表现对较多的外界刺激因子呈现反应。

② 因远交系动物多数基因处于杂合状态，所以具有较强的杂交优势，表现为抵抗力、生产力及生活力多优于近交系。

③ 对某种特定刺激的反应性及重复性，不及近交系，群体遗传接近自然种属特征。

● 应用。

① 人类群体遗传研究，如研究某个基因的遗传规律、基因与疾病的关系。

② 盲目筛选性实验，如中药有效成分及新化合物的筛选、毒性实验、药理学实验等。

③ 动物使用量大的实验，如小鼠实验。

④ 进行预实验，统计精度要求不高的实验。

● 命名。

远交群以培育人或单位的名称命名，由 2～4 个大写英文字母组成，如 ICR 小鼠、SD 大鼠、DHP 豚鼠等。也可在种群名称前标明维持者的英文缩写，维持者与种群名称之间用冒号分开，例如，N：NIH、Lac：LACA 小鼠等。

(2) 远交突变系(mutant outbreed)。远交突变系指远交系中，某基因突变形成的远交亚群。由于突变种所携带的突变基因通常导致动物在某些方面异常，从而成为生理学、胚胎学、病理学和医学生物学研究的模型。该动物只作为基因库，提供有价值的基因来源。

远交突变系命名用英文加突变符号组成，如 ICR-*nu*。

通过遗传标准分类可见，近交系动物基因单一，特异性好，敏感性强，较适用于制作疾病模型，近交后形成疾病模型，用于研究疾病机理；反应一致，用量较少；组织相容性一致，适用于免疫学、肿瘤学及组织器官移植等研究；易自发或诱导肿瘤，是研究肿瘤的适宜材料；提供导入系动物培育的背景材料。突变系动物主要利用其自然人类发病的特点，研究人类疾病机理；研究疾病基因的结构、功能、转录、表达、调控及遗传等，是很有用的实验材料，转基因动物也类似于这种动物。杂合基因动物基因呈多态性，对较多的物质和抗原具有反应性，适应于药理(效)学研究、药品生物制品及化学品等的安全性评价、人类群体遗传研究，使用数量较大。

4. 医学实验动物遗传质量检测。

实验动物在繁衍及成长过程中，遗传基因易受到漂变、污染及突变等影响，因而有必要对动物遗传质量进行检定和判断，以保证其质量和使用的可靠性。目前，实验室遗传质量检测技术有多种，选择时要遵循4R原则，即做到准确、有效、容易、经济。检测内容分直接检测遗传基因法和间接检测基因表达的性状方法。直接检测法是用分子生物学方法检测微卫星及小卫星DNA位点，然后判断基因位点上两个基因的异同性；间接检测包括生化基因位点检测法、特异性抗体检测遗传标记蛋白的免疫法、毛色遗传法、皮肤移植检测MHC基因法等。其中分子生物学及生化法可以通过电泳谱，直接反映基因纯合度，其他方法通过性状作出结论。

实验室检测主要适用于近交系动物，远交系遗传质量主要以宏观指标评估。

二、医学实验动物微生物学控制标准

微生物学质量控制是实验动物标准化的重要内容之一。微生物是实验动物必须控制的外在因素，实验动物最早多来源于野生动物，在遗传育种的同时，通过生物净化技术，使之达到微生物学控制标准。但由于实验动物采取群体饲养，频繁与外环境和人员接触，易被各种病原体感染，造成疾病的爆发、流行和隐性感染，因而对实验研究产生严重干扰，造成人力、物力和时间的极大浪费。有的病原体宿主广泛，属人兽共患病原，可引起人和动物的疾病，更具有危险性。因此，开展实验动物微生物监控工作，减少或阻止微生物的影响，对保证实验动物质量及等级标准化，以及动物实验结果的可靠性，具有十分重要的意义。

(一) 医学实验动物的微生物学分类

根据国家标准，按微生物和寄生虫的控制程度，将实验动物的微生物标准划分为普通级动物、清洁级动物、无特定病原体动物和无菌动物四个等级，无菌动物还包括悉生动物或已知菌动物。

1. 普通级动物(Conventional Animal，CV)。

普通级动物是指不携带所规定的人兽共患病和动物烈性病病原的动物。这类动物饲养于开放环境中，是微生物控制等级最低的动物。普通级动物要有良好的饲养设施，饲养器材具有送排风系统；饲料、垫料、环境及笼器具需消毒；外来动物必须严格隔离检疫；饲养室要有防野鼠、昆虫设备。饲养管理中要采取一定的防疫措施，进入人员必须穿白大衣，更换拖鞋。该级别目前只适合于大型动物。

2. 清洁级动物(Clean Animal，CL)。

清洁级动物指除普通级动物应排除的病原外，不携带对实验干扰较大的微生物和寄生虫的动物。这类动物饲养于屏障环境(局部层流或乱流)中，管理要相当严格。所有用于动物和实验的物品，都必须经过严格消毒；进入屏障系统的空气需经过三级过滤净化处理，室内空气压力相对外界为正压；工作人员需更换灭菌隔离服，戴灭菌口罩手套，穿灭菌鞋，才能进入动物实验室。该设施内人流、物流要分开，后者要单向流动。

我国规定科学研究中使用的小型动物，必须达到清洁级和清洁级以上级别，否则相关项目不予申请和验收，成果不予鉴定。因这类动物实验效果较好，成本又较低，所以比较适合我国的实际情况，应用较广泛。

3. 无特定病原体级动物(Special Pethogene Free Animal，SPF)。

无特定病原体级动物指除清洁级动物应排除的病原外，不携带主要潜在感染或条件致病和对科学实验干扰大的病原的动物。这类动物饲养于空气水平或垂直层流的屏障环境中，对微生物的控制和管理操作要求更加严格。通常情况下，在屏障系统中加用空气层流饲养柜或独立通风笼具系统(Individually Ventilated Cages，IVC)饲养的动物，可以达到这个等级。该级别动物的所有物品需专用，并且由专人负责管理实验室，不能与其他等级的动物混合管理和饲养。

SPF 动物是国际上公认的科研用实验动物，我国规定国家级科研项目的小型动物必须用该类动物。涉及免疫学、肿瘤学及疫苗研制等科研项目，应该使用 SPF 动物。

4. 无菌动物(Germ Free Animal，GF)。

无菌动物指不携带任何微生物的动物。这类动物饲养在无菌的隔离环境中，培养代价较高，一般很少直接使用。无菌动物在形态学和生理学等方面发生了一些改变，主要用于制作悉生动物及免疫学研究等。

5. 悉生动物(Gnotobiotic Animal, GN)。

悉生动物也称已知菌动物或已知菌丛动物(anima with known bacterial flora)，是指在无菌动物体内接种入已知细菌培育的动物，一般接种 1～3 种已知的细菌。此种动物和无菌动物一样饲养在无菌隔离环境内，选作实验准确性较高，可排除动物体内带有的各种不明确的微生物对实验结果的干扰，生活力较强，抵抗力比无菌动物明显增强，在某些实验中可作为无菌动物的代用动物。常用于研究微生物和宿主动物之间的协同关系，研究某种细菌的功能，制备纯度及效价较高的抗体，以及研究过敏性反应等。

(二) 医学实验动物微生物质量控制

为了控制实验动物的微生物质量，生产供应单位要严格把住质量关，定期对动物微生物质量进行检测。另外，还要保证动物运输安全，要有与动物生产设施配套的实验设施，动物实验室的设备条件要符合标准。在屏障设施内，使用某些实验动物饲育设备如层流架、IVC 等，可以进一步提高实验动物的质量。

作为实验动物防病的需要，除环境条件要符合标准外，普通级动物的部分用品必须消毒；进入设施人员要穿白大衣，穿拖鞋，戴工作帽；清洁级及清洁级以上动物的管理和实验要求更加严格，一定要树立无菌观念，清洁级和无特定病原体(SPF)级动物必须饲养在屏障和隔离系统中。进入室内的空气要经过初、中、高三级过滤，滤去空气中的微生物及尘埃粒子；室内空气保持层流状态，将空气中粒子减少到最低数量；室内空气压力形成正压，防止外来微生物及尘埃粒子进入室内；进入室内的所有物品必须经过各种严格消毒，物品采取单向流动，平时室内用药水擦拭并进行紫外线照射消毒；进入室内的所有人员必须身着灭菌隔离服，戴灭菌口罩及手套，穿消毒拖鞋；动物包装在灭菌盒内，盒外表经酒精擦拭和紫外线照射灭菌后传入室内，动物和物品同从外出通道传出室外。要及时发现、合理处理死亡动物，及时将动物尸体连同饲养盒拿至屏障室外，放置冰箱冷冻保存后，作无害化处理。这些措施都是为了防止动物和环境受微生物污染。

实验动物的微生物质量检测方法，包括病毒、细菌和寄生虫检测方法。

第二节　医学动物实验的环境条件标准

实验动物质量的标准化仅是对干扰动物实验的生物因素进行控制，而实验动物生产与实验条件的标准化则是对干扰动物实验的周围环境因素进行控制。由于实验动物一般生活在一个极其有限的环境中，环境因素对实验动物及动物实验的影响就显得格外突出。

一、实验动物环境因素及其影响

1. 控制环境因素的重要性。

实验动物有了优良的遗传和微生物质量，还必须在符合标准的环境中进行实验，才能发挥动物的优势，取得可靠的实验结果。动物在环境中受到多种影响，如不对这些因素进行控制，实验结果将变得无意义，重复性非常差。因此，必须控制动物实验的环境因素，而科学设计的实验动物设施则是优良环境的保证。

2. 环境影响因素的分类。

影响实验动物的环境因素很多，从广义上讲可分为：

(1) 气候因素。包括温度、湿度、气流、风速等。

(2) 物理、化学因素。包括光照、噪音与振动、氧、二氧化碳、氨、粉尘、消毒剂等。

(3) 居住因素。包括房屋、笼具、垫料、饮水给料设施等。

(4) 营养因素。包括饲料、饮水等。

(5) 生物因素。

- 同种生物因素。包括社会地位、势力范围、咬斗、饲养密度。
- 异种生物因素。包括微生物、其他动物等。

(6) 人为因素。包括建筑设施维护、饲养管理、实验操作等。

3. 环境因素对实验动物的影响。

有效地控制各种环境因素对实验动物繁育和动物实验结果至关重要，环境因素的变化将对实验动物和动物实验产生显著不同的影响，如温度对实验动物的影响主要表现在生殖、泌乳、机体抵抗力、生长、形态、新陈代谢、实验反应性等方面，图 2-1 显示外

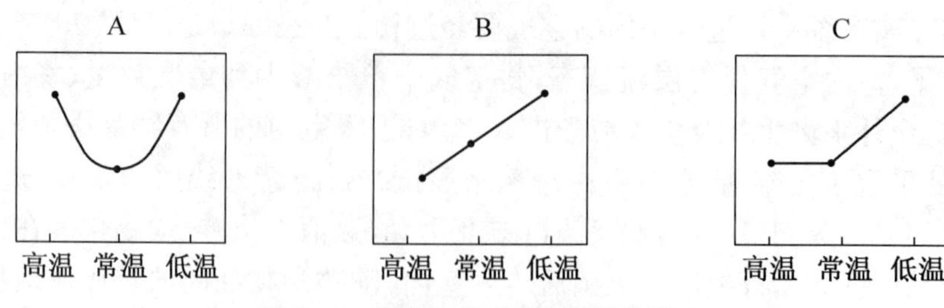

图 2-1　温度变化对药物毒性的影响

界温度引起三类药物 LD_{50} 数值不同的变化曲线；湿度过高或者过低会对实验动物产生不良影响，高湿条件导致空气细菌数的增加，湿度过低则会使哺乳母鼠发生吃仔现象，使仔鼠发育不良；噪声对实验动物的生殖生理有严重的影响，如引起豚鼠流产吃仔，造成大小鼠生育能力减退、流产、吃仔，噪声可造成动物听源性痉挛、血压和血糖升高、血栓等病理变化，对实验结果有很大影响；光照对实验动物生理功能有重要的调节作用；气流的大小则与体热的散发有关；空气洁净度降低，可能引起实验室内细菌数量、小分子蛋白质及粉尘等超标，导致微生物污染、动物过敏及呼吸道病变等。可见环境变化对实验结果的影响不可低估。

二、实验动物环境国家标准

由于各种环境因素影响动物实验的效果和实验动物的质量，国家技术监督局于1994年批准颁布了动物实验环境及设施标准(GB/T14925—94)，2001年又进行了重新修订。新标准 GB 14925－2001 和 GB 50447—2008 对实验动物和动物实验环境指标做出了详细规定，具体内容见表 2－2 和表 2－3。

表 2－2 实验动物繁育、生产设施环境指标(静态)

项目	指标						
	小鼠、大鼠、豚鼠、地鼠			犬、猴、猫、兔、小型猪			鸡
	普通环境	屏障环境	隔离环境	普通环境	屏障环境	隔离环境	屏障环境
温度(℃)	18～29	20～26		16～28	20～26		16～28
最大日温差(℃)	—	4		—	4		4
相对湿度(%)	40～70						
最小换气次数(次/h)	8	15	—	8	15	—	15
气流速度(m/s)	≤0.2						
最小压强梯度(Pa)	—	10	50	—	10	50	10
空气洁净度(级)	—	7	—	—	7	—	7
沉降菌最大平均浓度(个/0.5h,皿)	—	3	无检出	—	3	无检出	3
氨浓度(mg/m³)	≤14						
噪声(dB)	≤60						
照度(lx) 最低工作照度					150		
照度(lx) 动物照度		15～20		100～200	5～10		
昼夜明暗交替时间(h)	12/12 或 10/14						

注：1. 表中氨浓度指标为动态指标。
2. 普通环境的温度、湿度和换气次数指标为参考值，可根据实际需要确定。
3. 隔离环境与所在房间的最小静压差应满足设备的要求。
4. 隔离环境的空气洁净度等级根据设备的要求确定参数。

表 2-3　动物实验设施(设备)环境指标(静态)

项　目	指　标						
	小鼠、大鼠、豚鼠、地鼠			犬、猴、猫、兔、小型猪			鸡
	普通环境	屏障环境	隔离环境	普通环境	屏障环境	隔离环境	屏障环境
温度(℃)	19～26	20～26		16～26	20～26		16～26
最大日温差(℃)	4	4		4	4		3
相对湿度(%)	40～70						
最小换气次数(次/h)	8	15	—	8	15	—	—
气流速度(m/s)	≤0.2						
最小压强梯度(Pa)	—	10	50	—	10	50	50
空气洁净度(级)	—	7	—	—	7	—	—
沉降菌最大平均浓度(个/0.5h,皿)	—	3	无检出	—	3	无检出	无检出
氨浓度(mg/m³)	≤14						
噪声(dB)	≤60						
照度(lx) 最低工作照度					150		
照度(lx) 动物照度	15～20		100～200		5～10		
昼夜明暗交替时间(h)	12/12 或 10/14						

注：1. 表中氨浓度指标为动态指标。

2. 普通环境的温度、湿度和换气次数指标为参考值,可根据实际需要确定。

3. 隔离环境与所在房间的最小静压差应满足设备的要求。

4. 隔离环境的空气洁净度等级根据设备的要求确定参数。

三、实验动物设施

(一) 实验动物设施的一般要求

由于使用目的不同,各单位对实验动物设施的要求也有一定的差别,但实验动物和动物实验设施一般应达到以下基本要求:

1. 设施应选建在远离疫区和公害污染的地区,但要有便利和充足的后勤供应保障系统(水、电、蒸汽、给排水系统、交通运输等)。

2. 设施建设应坚固、耐用、经济,有防虫、鼠等野生动物的能力,施工和建筑材料要严格符合设计要求,最好预留可扩大的余地。

3. 设施最好为独立结构,具有各种完整的相应职能区域,做到区域隔离以满足各种不同动物品种、品系饲养和保证动物质量的需要。

4. 必要地保证满足设施功能、环境和微生物控制的设备和措施。

5. 保证动物健康,人员安全,并不对周围环境造成污染。

6. 适当的防灾和安全(应急发电、防火、防生物污染等突发事故)应对措施,保证设施正常运转。

（二）实验动物设施分类及特点

实验动物生产、繁育设施和动物实验设施的要求基本一致，因为只有达到基本一致的条件，才能尽量使实验动物的生理与心理保持稳定，不致影响实验结果。特殊动物的实验设施是负压的设施。

1. 按照用途分类。

实验动物设施根据其功能和使用目的不同，可分为实验动物繁育生产设施、动物实验设施和特殊动物实验设施。

(1) 实验动物生产设施(breeding facility for laboratory animal)。

实验动物生产设施是指用于繁殖、生产、育种，以及包括供应实验动物的建筑物、设备及运营管理在内的设施总和。

(2) 实验动物实验设施(experiment facility for laboratory animal)。

实验动物实验设施是指为研究、教学、检验、生物制品和药品生产等提供动物照料和管理，进行动物各种功能性测试、分析等实验的建筑物和设备以及运营管理在内的设施总和。

(3) 特殊动物实验设施(special experiment facility for laboratory animal)。

包括生物安全性、放射性及染毒性等动物实验室，将在其他章节讨论。

2. 按照微生物控制分类。

(1) 普通环境(Conventional Environment,CE)。

普通环境是指开放的环境，只符合动物居住的基本要求，不能完全控制疾病传染因子，适用于饲育、教学普通级实验动物(CV)或大型实验动物。

(2) 屏障环境(Barrier Environment,BE)。

屏障环境是指室内相对密闭、空气形成气流屏障的设施环境，适用于饲育清洁级实验动物和无特定病原体实验动物。屏障系统内的空气相对室外形成正压，进入系统内的空气经过三级过滤，洁净度应达到万级。进入屏障内的人、动物，以及物品如饲料、水、垫料和实验用品等均需有严格的微生物控制，从专门通道进出设施。

(3) 隔离环境(Isolation Environment,IE)。

隔离环境是指保持装置内无菌或无外来污染、动物与人完全隔离的设施环境。通常用动物隔离器加以保证。隔离装置内的空气、饲料、水、垫料和设备均为无菌，动物和物品的动态传递须经特殊的传递系统，该系统既能保证与外环境的绝对隔离，又能满足转运动物时保持内环境一致。该设施适用于饲育无特定病原体、悉生及无菌实验动物。

（三）实验动物建筑设施

1. 设施建筑要求。

(1) 选址。

实验动物设施要远离周围建筑、噪音和疾病等污染源，宜选在上风、地势较高、干燥的位置，周围空气质量及自然环境条件较好。设施应与生活区保持 50 m 以上的距离。

(2) 建筑材料要求。

实验动物设施内所有围护结构，均采用无毒、无放射性、耐腐蚀、无反光、牢固及耐冲击的建筑材料。内墙及天花板表面光滑平整，阴阳角均为圆弧形，易于清洗、消毒，不易积灰尘。地面防滑、耐磨、无渗漏。一般围护用彩钢板，地面用地胶板。空调及通风管道要有降噪设施。

(3) 建筑工艺要求。

建筑物的门、窗要有良好的密封性，室内物体不宜留突出面，走廊宽度不小于1.5 m，门宽度不小于1 m，且要牢固。屏障和隔离系统保持正压，气流组织合理。

2. 设施建筑布局及设备要求。

(1) 区域设置。

● 前区。包括办公室、维修室、库房、一般走廊等。

● 饲育区。① 繁育、生产区：包括隔离检疫室、缓冲间、育种室、生产群、饲育室、待发室、清洁物品贮藏室、清洁走廊、外出走廊等。② 动物实验区：包括缓冲间、实验饲育间、清洁物品贮藏室、仪器室、实验操作室、清洁走廊、外出走廊等。③ 辅助区：包括仓库、洗刷间、机械设备室、实验室、沐浴间、工作人员休息室、废弃物品存放室、动物尸体冷藏存放室等。

屏障环境和隔离环境在气压变化相交处应设有缓冲设置。动物实验区应与饲养繁育区分开。人员、物品、动物等进出路线要明确分开。

(2) 设施设备。

实验动物设施内要设置消毒灭菌(高压及喷雾)系统、空调通风系统、净化水系统、环境及图像监控系统、通讯及防火安全系统、电力供应及应急电源等设备，要有保证各种设施设备正常运转的应急预案。

四、实验动物饲育器材

实验动物的饲育器材主要有笼具、笼架、独立通风笼具系统、隔离器等。各种饲育器材需满足各类动物的最小活动空间国家标准。

(一) 笼具

饲养和收容动物的容器就是笼具。饲养笼具的结构、造型、材料均与所饲养动物的种类、等级和饲养目的相关，有各种形状、大小、规格和品质。包括饲养笼、运输笼、挤压笼、代谢笼、透明隔离箱盒等。

笼具的制作必须符合下列几个原则：保证动物的健康、舒适，便于清洗和消毒，方便操作，坚固耐用、经济便宜。

(二) 笼架

笼架是放置笼具的架构。应牢固，便于移动。笼架大小应与笼具相适合，层次最好可调节，具有通用性。笼架应便于清洗，具有耐热、耐腐蚀性。常见的笼架有饲养架、悬挂式和冲水式笼架、传送带式和刮板式笼架。

(三) 层流柜

层流柜(Laminar Flow Cabinet)主要由外壳、空气过滤器、集中排气装置、笼位、底座等组成，具有能直接将笼位里的污气排出，形成局部屏障系统，形成洁净饲养环境，对室内操作人员的身体不造成伤害等显著优点。一般置于屏障系统环境中使用，起到双重保险作用，保护动物不被感染。室内空气经粗效预过滤、中效过滤及 HEPA 高效过滤器三级过滤后送入饲养区，饲养区放置动物笼具，笼盒内饲养环境就相当于屏障系统环境，专用于饲养 SPF 大鼠、小鼠或免疫缺陷动物的净化笼具。

（四）独立通风笼具系统

独立通风笼具系统（Individually Ventilated Cages，IVC）由主机、笼架和笼盒二部分组成。室内空气经送风过滤系统和导风通道进入笼架上所有笼盒。为实验动物提供均匀的低流速洁净空气，动物排放的废气经笼架回风管道进入主机排风系统，过滤后排放到室外。从而保持笼盒内的湿度，减少垫料更换次数，有效地防止动物交叉感染，保障实验工作人员的健康安全。适宜 SPF 动物的培育、繁殖、保种和各类动物实验，尤其适用于饲养免疫缺陷动物和转基因动物。相对于传统的屏障环境，它具有节约能源、维护设备和运行费用低、对房间要求低等优点。

（五）隔离器

隔离器（Isolator）是一种可把微生物完全隔离于设施外，能够饲养无菌动物的设备。隔离器的主要结构包括隔离器室、传递系统、操作系统、过滤系统、进出风系统、风机、支撑结构。根据功能不同可分为动物生产隔离器、动物实验隔离器、手术隔离器等，根据动物品种不同可分为大鼠隔离器、小鼠隔离器、豚鼠隔离器和兔隔离器等，根据内部气压状况可分为正压隔离器和负压隔离器。隔离器主要用于保种和各种动物实验。

五、实验动物环境的控制和维护

（一）设施的日常维护

优良的实验动物设施是防止外来微生物、维持室内环境稳定的必备条件。为了使系统运行正常、内部指标稳定，必须对设施各类环境控制设备进行正确操作及维修保养。首先要保证空调和送排风系统，乃至环境自控系统工作正常，然后做到系统内通风良好，这是确保设施温度稳定及换气次数及梯度压差正常、提高空气洁净度、降低沉降菌数及氨浓度的先决条件。为此，要经常清洗并定时更换各种空气过滤膜。

（二）洁净设施的运行及其管理

动物饲养室和实验室内需要定期更换动物垫料，保持室内空气新鲜。平时使用药水擦拭消毒，将室内微生物含量降到最低程度。要保持一定的动物饲养密度，减少环境的干扰。室内操作动作要轻，避免发出噪音。动物使用过的垫料要移至室外处理，干净的垫料要预先装在饲养盒内，一起消毒后送进系统内使用，以免造成室内灰尘较大。进入系统的门要随时关闭，工作结束后要关闭系统内所有的门，以保持室内压差、换气次数等符合标准，不会出现混乱。要严格按规章制度和操作规程操作，避免人为因素造成环境指标偏离，阻止微生物从室外传入。

实验动物特殊饲育设备，如层流架、IVC、隔离器等的性能和指标，应达到设施环境技术指标的要求。笼具、垫料、饮水等要符合要求。实验动物辅助设施如实验操作室、手术室、库房、内准备室、走廊等的洁净度、压差、换气次数等也必须控制。

第三节　医学实验动物营养标准

实验动物需要满足维持正常生长和繁殖所需的各种营养成分。动物营养主要包括蛋白质、碳水化合物、脂类、维生素、矿物质及纤维素。实验动物因品种、品系的不同，其营养需要量明显不同。根据不同年龄和生理状态下的营养需要，分为生长、繁殖和维持三种营养配比的饲料。

一、实验动物的营养标准

根据实验动物的种类、性别、年龄、体重和生理阶段等特点，结合能量与其他各种营养物质代谢实验和饲养实验结果，科学地规定每只动物每天应给予的能量和各种营养物质的数量，这种规定被称为实验动物饲料的营养成分标准。营养标准的数值是营养素的供给量，是在实验动物最低需要量基础上考虑增加一定的安全系数而确定的。营养标准是设计实验动物饲料配方的科学依据，有利于实验动物的标准化。

关于实验动物的营养需要及其饲料的营养标准，以美国为代表的科学发达国家进行了大量系统而深入的研究，并且在此基础上提出了各自的有关标准，指导实验动物生产，在一定范围内实现了实验动物营养标准化，提高了实验动物质量，有力地推动了相关科学研究的发展。为了加快我国实验动物科学的发展进程，尽快实现与国际接轨，1994年，我国有关部门参照国际标准制定颁布了我国实验动物饲料的标准，2001年又对其进行修订。现在供应的实验动物饲料，都是按照《实验动物营养标准》的国标配方进行制作的。

二、实验动物营养学质量控制

保证动物足够量的营养供给是维持动物健康和保证动物实验结果的重要因素。动物的生长、发育、繁殖、抗御疾病及一切生命活动无不依赖于营养。实验动物的品种、品系不同，其生长、发育和生理状况都有差异。实验动物饲养标准科学地规定了一只动物每天应该给予的能量和营养物质数量。我国于1994年10月1日颁布了实验动物全价营养饲料的国家标准，规定了全价营养饲料的质量要求、试验方法、检验规则、标志、包装运输及贮存，并规定了相应的测定方法，成为实现饲养标准及实现实验动物标准化的重要保证。

实验动物使用的饲料称全价营养颗粒饲料。在饲料的采购过程中需考虑饲料的质量、生产日期、生产单位的合格证及饲料保管流程和运输过程中的密封性；注意清点登记每批购进的饲料；饲料应存放于清洁干净的区域，要求干燥通风，无鼠、无虫，避免饲料污染；饲料要在保存期内用完，不能过期；注意存放地点的环境温度和湿度的稳定性；饲料高温高压灭菌后某些营养成分会被破坏，应在饲料灭菌前补足，保存期为1周；放射线照射处理灭菌的饲料营养成分破坏小，购买时注意包装完整，保存期为3个月，该饲料多用于近交系及特殊品系动物。

第四节　动物实验操作规范化

动物实验操作的规范化管理包括从业人员的规范化管理和动物实验操作的规范化管理。

一、医学实验动物从业人员管理规范化

医学实验动物从业人员是指从事医学实验动物和动物实验相关工作的科技人员和专业管理人员。主要分为实验动物管理人员、饲养繁育人员和动物实验人员。

（一）医学实验动物从业人员的基本要求

医学实验动物从业人员必须了解或掌握与实验动物科学相关的基础知识，包括实验动物的基本概念、政策法规、动物福利、动物保护；实验动物的环境及设施；实验动物的遗传和繁殖；实验动物的生产管理、疾病知识、兽医监护；实验动物的营养；实验动物的标准化和质量管理；常用实验动物的品种、品系和应用选择；人类疾病的动物模型；影响动物实验结果的因素、风险性动物实验的安全防护；动物实验常规技术等。

医学实验动物从业人员必须参加相关专业培训，取得上岗证，并做到动物实验时持证上岗；还必须做到身体健康，定期参加体检，如身患肝炎等传染病，则不允许接触动物，进行动物实验。

（二）医学实验动物从业人员的职责

医学实验动物从业人员应自觉遵守实验动物管理的有关法律、法规，自觉遵守饲养管理操作规程及实验规范要求。按相应标准和规范，对实验动物的饲料、饮水、设施、环境质量进行有效调控，保证给予实验动物舒适的生活环境和待遇，维持实验动物的质量标准；以合理的设计、周密的安排、仁慈的方法、熟练的技能开展动物实验，并对动物的行为、表现、反应进行细致的观察和记录，保证实验结果有高度的可靠性和重复性。

二、动物实验操作规范

要保证动物实验取得准确、可靠、可信、可重复的结果，必须规范动物实验，只有规范的动物实验才有可比性。要规范动物实验，就必须实施优良实验室操作规程（Good Laboratory Practice，GLP）。各国GLP规范的基本原则一致，内容也基本相同。因此，经GLP认证的实验室，能够得到国际认可。GLP规范主要包括实验室人员的组成和职责，设施、设备运行维护和环境控制，动物品系、级别和质量控制标准，质量保证部门，标准操

作规程(standard operation procedure,SOP),受试品和对照品的接受和管理,非临床实验室研究的实验方案,实验记录和总结报告等。GLP 实验室的正常运行,人员素质是关键,实验设施是基础,SOP 是手段,质量监督是保证;硬件是外壳,软件是核心。只有推进 GLP 规范,才能做到动物实验的规范化操作。

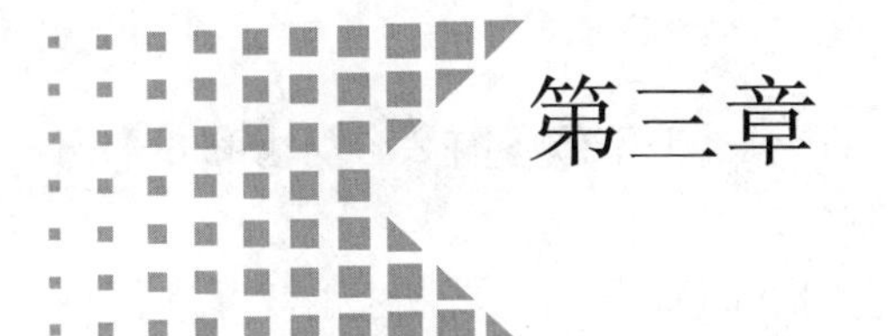

第三章　常用实验动物特点及其在生物医学中的应用

动物实验是医学研究常用的方法和手段，是解决医学科研中许多以往无法解决的实验问题和重大理论问题的科学基础，在人类疾病的调查和防治研究等诸多方面发挥着巨大作用。动物实验的影响因素十分复杂，动物因素、环境因素和人为因素均可影响实验结果。为了获得正确、可靠的动物实验结果，就必须通过标准化、规范化手段来排除各种影响实验结果的干扰因素。这就要求医学科研人员掌握实验动物的生物学特性、解剖生理特点和饲养管理要求，这也是合理选择实验动物，进行科学实验的前提，从而获得准确可靠的实验结果。

第一节　小　　鼠

小鼠(*Mouse*，*Mus musculus albus*)在生物学分类上属哺乳纲(*Mammalia*)，啮齿目(*Rodentia*)，鼠科(*Muridae*)，小鼠属(*Mus*)，小家鼠种动物，来源于野生小家鼠。小鼠最早仅作为宠物，供达官贵人消遣玩赏。17 世纪科学家们应用小鼠进行比较解剖学研究及动物实验。1909 年，Little 等采用近亲繁殖的方法首次培育成功纯系 DBA 小鼠，1913 年，Bagg 培育成功 BALB/c 纯系小鼠，奠定了现代实验动物科学的基础，同时开创了小鼠在生命科学研究中应用的新纪元。经过长期人工饲养、选择培育，已育成各具特色的远交群和近交系 1000 多个，遍布世界各地，是当今世界上研究最详尽、应用最广泛的实验动物。

一、生物学特性

(一) 一般特性

1. 小鼠面部尖突，嘴脸前部有长的触须，耳耸立呈半圆形，尾长约与体长相等。
2. 性情温顺，容易捕捉，不主动咬人。非同窝雄性易斗，常咬伤背部和尾部。
3. 昼伏夜出，其进食、交配、分娩多发生在夜间，其中傍晚与黎明最为活跃。
4. 对外界环境反应敏感，适应性差，强光或噪声刺激时，可能导致哺乳母鼠神经紊乱，发生食仔现象。温度过高或过低时，生殖能力下降，严重时会发生死亡。
5. 对多种毒素和病原体易感，1%的破伤风毒素就能使小鼠死亡。对致癌物敏感，自发性肿瘤多。

（二）解剖学特点

1. 齿式为2(门1/1,犬0/0,前臼0/0,臼齿3/3)=16,上下颌各有2个门齿和6个臼齿,门齿终生生长,需经常磨损来维持齿端的长度。

2. 小鼠下颌骨的喙状突较小,髁状突发达,运用下颌骨形态的分析技术,可进行近交系小鼠遗传监测。

3. 小鼠无汗腺,尾有四条明显的血管,背面和两侧各有一条静脉,腹面有一条动脉,尾有散热、平衡、自卫等功能。

4. 小鼠胃容量小,为1～1.5ml,功能较差,不耐饥饿,肠道较短,盲肠不发达,以谷物性饲料为主。脾脏有明显造血功能,雄性脾脏比雌性大约50%。

5. 淋巴系统发达,外界刺激可使淋巴系统增生,因此易患淋巴系统疾病。

6. 雌性为双子宫,呈"Y"形。乳腺发达,胸部3对,鼷部2对。雄性幼年时睾丸藏于腹腔,性成熟后下降到阴囊。

7. 小鼠有褐色脂肪组织,参与代谢和增加热能。

（三）生理学特点

新生小鼠赤裸无毛,全身为红色,闭眼,两耳与皮肤粘连,体重仅1.5g左右,体长20mm左右。3d脐带脱落,皮肤由红转白,开始长毛。4～6d双耳张开耸立。7～8d开始爬动,被毛逐渐浓密,下门齿长出。9～11d听觉发育完全,被毛长齐。12～14d睁眼,长出上门齿,开始采食和饮水。3周龄可离乳独立生活。4周龄雌鼠阴腔张开。5周龄,雄鼠睾丸降落至阴囊,开始生成精子。成年小鼠体重随品系不同略有差别,体重范围在18～40g,体长为110mm左右。小鼠寿命为2～3年。实际上,小鼠生长发育快慢与品系、营养、环境、带仔数的多少、生产胎次有密切关系。

小鼠成熟早,繁殖力强,一般雌鼠35～50d,雄鼠45～60d性成熟。雌鼠性周期4～5d,妊娠期19～21d,哺乳期20～22d,每胎产仔5～16只,年产6～10胎,生育期为1年。小鼠为全年多发情动物,发情周期可分为前期、发情期、后期和休息期四个阶段,每个阶段阴道黏膜均发生典型变化,通过阴道涂片可判断处于哪个阶段。交配后10～12h,雌鼠在阴道口形成一个白色的阴道栓,这是受孕的标志。小鼠有产后发情,即雌鼠分娩后14～24h内,出现发情,并能交配受孕。正常小鼠生理值见表3-1。

表3-1 正常小鼠生理值

项　目	数　量
体温(℃)	38(37～39)
呼吸数(次/min)	163(84～230)
呼吸量(ml/min)	24(11～36)
心率(次/min)	625(470～780)
收缩压(mmHg)	113(95～125)
舒张压(mmHg)	81(67～90)

续　表

项　目	数　值
红细胞数($\times10^6/mm^3$)	9.3(7.7～12.5)
血红蛋白(g/100ml)	14.8(10～19)
白细胞数($\times10^3/mm^3$)	8.0(6～12)
嗜中性白细胞(%)	17.9(6.7～37.2)
嗜酸性白细胞(%)	2.1(0.9～3.8)
嗜碱性白细胞(%)	0.5(0～1.5)
淋巴细胞(%)	69(63～75)
单核细胞(%)	1.2(0.7～2.6)
血小板数($\times10^3/mm^3$)	600(100～1000)

(四) 主要品系、品种

1. 近交系。

(1) C57BL/6。1937 年育成,1975 年由日本国立肿瘤研究所引进我国。黑色。乳腺癌发病率低,对放射物质耐受力强,眼畸形、口唇裂的发生率达 20%。淋巴细胞性白血病发病率为 6%。对结核杆菌、百日咳组胺易感因子敏感。嗜酒精性高。是肿瘤学、生理学、遗传学研究常用品系。据统计,是使用率最高的小鼠近交系。

(2) C3H/He。1920 年育成,1975 年由美国引进我国。野生色。乳腺癌发病率为 97%,对致肝癌因素敏感,对狂犬病病毒敏感,对炭疽杆菌有抗力。主要用于肿瘤学、生理学、核医学、免疫学的研究。

(3) BALB/c。1932 年育成,1979 年由美国引进我国。白化。乳腺肿瘤发生率低,但对致癌因子敏感。肺癌发病率雌性为 26%,雄性为 29%。对放射性照射极为敏感。生产性能良好,繁殖期长,广泛应用于肿瘤学、生理学、免疫学、核医学和单克隆抗体等研究中。

(4) DBA/2。1909 年育成,是最早培育成功的第一个近交系,1977 年由英国实验动物中心引进我国。浅灰色。乳腺癌发生率经产鼠为 66%,未产鼠为 3%。白血病发生率雌鼠为 6%,雄鼠为 8%。听源性癫痫发作 36 日龄小鼠为 100%,55 日龄后为 5%。对鼠伤寒沙门菌补体有抗力,对百日咳组胺易感因子敏感。常用于肿瘤学、遗传学和免疫学的研究。

(5) CBA。1920 年育成,野生色。乳腺癌发病率为 33%～65%,雄性肝细胞瘤发生率为 25%～65%。对麻疹病毒高度敏感。

(6) A。1921 年育成,1973 年从日本国立遗传研究所、1977 年从英国实验动物中心分别引进我国。白化。经产鼠乳腺癌发生率高(30%～80%),未产鼠发生率低(5%)。考的松极易诱发唇裂和腭裂。对麻疹病毒高度敏感,对 X 射线非常敏感。在致癌物质作用下,肺肿瘤发病率高。常用于肿瘤学、免疫学等的研究。

(7) AKR。1936 年育成,1975 年由英国实验动物中心引进我国。白化。为高发白血病品系,淋巴性白血病发病率雄性为 76%～99%,雌性为 68%～90%。血液内过氧化氢酶活性高,肾上腺类固醇脂类浓度低。对百日咳组胺易感因子敏感。常用于肿瘤学和免疫学等的研究。

(8) TA1(津白1号)和TA2(津白2号)。天津医学院分别于1955年(TA1)和1963年(TA2)育成。白化。TA1为自发低乳腺癌系,TA2为自发高乳腺癌系,为乳腺癌MA737的宿主。

(9) 615。中国医学科学院血液学研究所1961年育成。深褐色。肺腺癌发病率高。8月龄后开始出现衰老现象,表现为肥胖、增重。对津638白血病病毒敏感。

2. 封闭群。

(1) KM。白化。1946年,我国从印度Haffkine研究所将瑞士小鼠引进云南昆明,1952年由昆明引进北京生物制品研究所,1954年推广到全国各地。该鼠特点是产量高,抗病力强,适应性强。广泛应用于药理、毒理、微生物学的研究以及药品、生物制品的检定。

(2) NIH。白化。由美国国立卫生研究院培育而成。特点是繁殖力强,产仔成活率高,雄性好斗。广泛用于药理和毒理研究以及生物制品检定。

(3) ICR。白化。起源于美国Hauschka研究所饲养的瑞士小鼠。我国现在饲养的ICR小鼠是1973年从日本国立肿瘤研究所引进的,生育能力高。

(4) CFW。白化。起源于Webster小鼠,1935年英国Carworth公司由美国Rockfeller研究所引进,经20代近交培育后,采用随机交配繁殖,命名为CFW。我国于1973年从日本国立肿瘤研究所引进。

(5) LACA。白化。CFW引入英国实验动物中心后改名为LACA。1973年我国从英国实验动物中心引进。

3. 杂交一代动物(F1代)。

F1代小鼠具有清楚的遗传背景和双亲的特性,而且均一性比亲代好。生活力强,对各种实验重复性好,得到广泛的应用。

二、在生物医学研究中的应用

在生物医学领域中,小鼠因其自身的特点,是用途最广泛、使用量最大的哺乳类实验动物。

(一) 药物评价和毒性试验

几乎所有药物筛选试验和生物制品检定都离不开小鼠,小鼠也广泛用于药品的毒性试验及“三致”(致畸、致癌、致突变)试验。

(二) 肿瘤学研究

许多近交系小鼠自发性肿瘤发病率很高,如AKR小鼠白血病发生率可达90%,C3H小鼠乳腺癌发病率达97%。同时,小鼠对致癌物质敏感,可诱发各种肿瘤,如二乙基亚硝胺可诱发小鼠肺癌,甲基胆蒽可诱发小鼠胃癌和宫颈癌等,是研究人类肿瘤极好的模型。另外,严重免疫缺陷小鼠,如裸鼠、SCID小鼠可接受各种人类肿瘤细胞的植入,直接用于人类肿瘤生长、转移及治疗的研究。

(三) 传染性疾病研究

小鼠对多种病原体特别是病毒极为敏感,常用于研究这些病原体的发病机理、临床症状及治疗。例如狂犬病、脊髓灰质炎、流感、脑炎、血吸虫病、疟疾、破伤风等的研究。

（四）遗传学和遗传性疾病的研究

小鼠毛色变化多样，其遗传学基础已经研究得比较清楚，因此常用小鼠毛色做遗传学分析。重组近交系用于研究基因定位及其连锁关系，同源近交系用来研究多态性基因位点的多效性、基因的效应和功能以及新的等位基因的发现。利用遗传工程技术将外源基因导入小鼠染色体基因组中，建立的转基因小鼠，为小鼠的利用开辟了一个新的天地。此外，许多小鼠具有遗传疾病，如小鼠黑色素瘤、家族性肥胖、遗传性贫血、尿崩症等。这些疾病与人类发病相似，可用作人类遗传疾病的动物模型。

（五）老年病学的研究

小鼠寿命短，传代时间短，随着鼠龄的增加，机体内的一些生理生化指标不断发生变化，特别是高龄鼠中老年病明显增多，是老年学研究的极好材料。多用于糖质、脂质、胶原和免疫等方面的研究。

（六）计划生育研究

小鼠繁殖力强，性周期和妊娠期短，生长快，适合计划生育研究。如常用小鼠做抗生育、抗着床、抗早孕、抗排卵等实验应用上的首选动物。

（七）免疫学研究

BALB/c、AKR、C57BL/6J 等小鼠常用于单克隆抗体的制备和研究，免疫缺陷小鼠可用于免疫机制的研究。

此外，小鼠还可用于内分泌、呼吸和消化等系统疾病的研究。

三、饲养管理要求

1. 小鼠对环境变化敏感，自动调节体温的能力较差，过冷过热易诱发疾病。最适饲养温度为 22±2℃，相对湿度为 40%～60%，氨浓度≤14 mg/m^3，噪声≤60dB。

2. 应饲喂全价营养颗粒饲料，不得加入抗生素、防腐剂和激素等，并保持相对稳定。成年小鼠日采食量一般为 2.8～7.0g，应采取“少量勤添”饲喂方式，限量添加可减少小鼠啃咬颗粒干料磨牙造成的浪费。饲料应用专用的饲料桶（袋）盛装，放在凉爽干燥的地点存放，贮存期不得超过 90d，以保证饲料中的营养成分。

3. 保持充足清洁饮水，每周换水 2～3 次（4～7mL/d/只），应经常检查瓶塞，防止瓶塞漏水弄湿动物被毛而引发疾病。由于小鼠在吸水过程中，口内食物颗粒和唾液可倒流入水瓶，因此换水时应清洗饮水瓶和吸水管以避免微生物污染。严禁未经消毒的水瓶继续使用。

第二节　大　鼠

大鼠（*Rat*，*Rattus norvegicus*）属哺乳纲（*Mammalia*），啮齿目（*Rodentia*），鼠科（*Muridae*），大鼠属（*Rattus*）。实验大鼠由野生褐色大鼠（*R. norvegicus*）驯化而成。起

源于北亚洲，于17世纪初传到欧洲，18世纪中期在欧洲首次将野生大鼠及白化变种大鼠用于实验，进行人工饲养。19世纪初，美国费城的Wistar研究所开发大鼠作为实验动物，从而培育成了Wistar大鼠，为生物医学研究作出突出贡献。20世纪以后，大鼠开始在生命科学领域广泛应用，尤其在肿瘤学、药理学、内分泌学和营养学方面应用最为广泛。目前，大鼠是最常用的实验动物之一，品种、品系多，其用量仅次于小鼠，在使用时要注意不同品种、品系大鼠的不同生物学特性及用途。

一、生物学特征

(一) 一般特性

1. 大鼠性情温顺，聪敏，易于调教和捉取。如捕捉方法粗暴会使其紧张不安，导致难于捕捉，甚至攻击人。

2. 大鼠嗅觉发达，味觉很差，食性较杂，以谷物为主兼食肉类，对营养缺乏非常敏感，特别是维生素A和氨基酸供应不足时，可发生典型的缺乏症状。

3. 喜安静环境，夜间活动，噪音和不适光照对其繁殖影响很大。

4. 对饲养环境中的粉尘、氨气和硫化氢等极为敏感，如果饲养室内空气卫生条件较差，在长期慢性刺激下，会引起肺部大面积的炎症。

5. 对饲养环境中的湿度极为敏感，相对湿度低于40%时，易患环尾病，还会引起哺乳母鼠食仔现象发生，一般饲养室湿度应保持在50%～65%之间。

6. 大鼠汗腺极不发达，仅在爪垫上有汗腺，尾巴是散热器官。当周围环境温度过高时，靠流出大量唾液调节体温，但当唾液腺功能失调时，易中暑引起死亡。

7. 大鼠不能呕吐，因此不能用于做催吐实验。

(二) 解剖学特点

1. 大鼠上下颌各有两个门齿和6个臼齿，齿式为2(门1/1，犬0/0，前臼0/0，臼齿3/3)＝16，门齿终生不断生长，需磨损维持其恒定。

2. 大鼠食道与十二指肠相距很近，胃中有一条皱褶，收缩时会堵住贲门口，这是大鼠不会呕吐的原因。胃由前后两部分组成，前部薄而透明，仅含黏液腺；后部壁厚由胃腺组成。肠道较短，盲肠较大，长6～8cm，具有一定的消化功能。胰腺分散，位于十二指肠和胃弯曲处。

3. 肝脏共分6叶，再生能力强，部分切除后仍可再生。无胆囊，来自各叶的胆管形成胆总管，胆总管开口于距幽门括约肌25mm处十二指肠乳突上。

4. 肺结构特别，左肺为1个大叶，右肺分成4叶。

5. 心脏和外周循环与其他哺乳动物稍有不同。心脏的血液供给既来自冠状动脉，也来自冠状外动脉，后者起源于颈内动脉和锁骨下动脉。

6. 右肾比左肾靠近头侧，肾为蚕豆形，右侧比左侧稍高。单乳头肾，肾脏前端有一米粒大的肾上腺。

7. 雄性腹股沟终生开放，30～40d时睾丸下降，有阴茎软骨，生殖器突出，副性腺很发达。雌性生殖器呈圆形，有凹沟，子宫为Y形双角子宫，胸部和腹部各有3对乳头。

8. 无扁桃体。眼角膜无血管，有棕色脂肪组织。仅爪垫上有汗腺。长骨有骨骺线长期存在，不骨化。垂体位于视交叉之后，通过漏斗与脑的基部相连，易摘除。

（三）生理学特点

1. 新生鼠体重为5.5～10g，周身无毛，耳贴连皮肤，耳孔闭合，3～4d耳与皮肤分离，并长出体毛。8～10d长出门齿，14～17d睁眼，16d被毛长齐，19d生出第一臼齿，21d生出第二臼齿，35d后生出第三臼齿。大鼠生长发育速度的快慢因品系、母鼠的体质、生产胎次、哺乳只数、饲料营养和环境条件等的不同而有所差异，一般成年雄鼠体重300～600g，雌鼠体重250～500g，寿命为2～3年。

2. 大鼠2月龄时性成熟，为全年多发情动物，有产后发情，发情周期(性周期)为4～5d，可分为前期、发情期、后期和间情期，通过阴道涂片可判断处于哪个时期。大鼠妊娠期为19～23d，平均21d或22d，初产鼠的妊娠期略长于经产鼠。平均窝产仔6～14只。适配鼠龄，雄性为90d，雌性为80d，一般大鼠繁殖生产使用期为90～300d。大鼠生物学，生理学参数见表3-2。

表3-2 大鼠生理值

项目		数值
体温(℃)		38.2(37.8～38.7)
呼吸数(次/min)		85(66～114)
呼吸量	(ml/次)	0.86(0.60～1.25)
	(ml/min)	73(50～101)
心率(次/min)		352(260～450)
血压(mmHg)		98(82～120)
总血液量(ml/100g)		6.41(5.75～6.99)
红细胞数($\times 10^{6}/mm^{3}$)		8.9(7.2～9.6)
血细胞比容值(%)		46(39～53)
红细胞体积(μm^{3})		55(52～58)
白细胞数($\times 10^{3}/mm^{3}$)		14(5～25)
嗜中性白细胞(%)		22(93～4)
嗜酸性白细胞(%)		2.2(0～6.0)
嗜碱性白细胞(%)		0.5(0～5.0)
淋巴细胞(%)		73(65～84)
单核细胞(%)		2.3(0～5.0)
血小板数($\times 10^{3}/mm^{3}$)		1240(1100～1380)
血红蛋白	(g/100ml血液)	14.8(12.0～17.5)
	(g/100ml血细胞)	32(30～35)

大鼠心电图中没有S-T段，甚至有的导联也不见T波，这一点与小鼠相同。

（四）主要品系

1. 近交系。

目前大鼠近交系达上百种。

(1) ACI。1926 年，由哥伦比亚大学肿瘤研究所 Curtis 和 Dunning 培育。黑色。腹部和脚白色(a,hi 28%的雄鼠和 20%的雌鼠有遗传缺陷，有时缺少一侧肾或发育不全或囊肿，雄性与其同侧的睾丸萎缩，雌性无子宫或有缺陷)。自发肿瘤，雄鼠睾丸肿瘤自发率 46%，肾上腺肿瘤 16%，脑下垂体肿瘤 5%，皮肤、耳道及其他类型肿瘤 6%；雌鼠脑垂体瘤 21%，子宫瘤 13%，乳腺瘤 11%，肾上腺瘤 6%。该品系大鼠血压低。

(2) F344。1920 年由 Curtis 培育。白化(a,c,h)。乳腺肿瘤自发率雄鼠 23%，雌鼠 41%。脑下垂体腺瘤雄鼠 24%，雌鼠 36%。睾丸间质细胞肿瘤 85%，甲状腺肿瘤 22%，单核细胞白血病 24%。该品系大鼠可允许多种肿瘤移植生长。

(3) LEW。由 Wistar 远交群大鼠培育而来。白化(a,c,h)。血清中甲状腺素、胰岛素和生长激素含量高。对诱发自身免疫心肌炎高度敏感，可诱发过敏性脑脊髓炎、过敏性关节炎和自身免疫复合物血管球性肾炎等。可移植多种肿瘤，高脂肪食物容易引起肥胖症。

(4) LOU/c 和 LOU/M。1972 年，Bazin 和 Becker 用保持在 Louvain 大学的大鼠群进行近交培育，从 28 个谱系中，选出浆细胞瘤高发率系培育成 LOU/C，以及浆细胞瘤低发系培育成 LOU/M。两系大鼠均为白化(a,c,h)，具有相同的组织相容性。LOU/C 大鼠 8 月龄以上的雄性自发性浆细胞瘤的发生率为 30%，雌性为 16%，常发生在回肠淋巴结。70%的免疫细胞瘤合成并分泌单克隆免疫球蛋白。Y3 骨髓瘤细胞系就是来自于 LOU 系大鼠。因此，LOU/C 大鼠广泛用于免疫学研究，特别是单克隆抗体的制备。LOU/M 大鼠浆细胞瘤发病率雄性为 0.7%，雌性为 2.1%。

(5) SHR。1963 年，Okamoto 从 Kyoto 医学院保持的 Wistar 大鼠通过近交培育而成。白化(a,b,c,h)。自发性高血压，10 周龄以后动脉收缩压雄鼠为 26.6～46.6kPa (200～350mmHg)，雌鼠为 24.0～26.6kPa(180～200mmHg)，心血管疾病发病率高。对降压药物有反应，可作为高血压动物模型用于药物筛选。

(6) WKY。1971 年，美国 NIH 从 Kyoto 医学院引进 Wistar 大鼠，以后通过近交培育而成。白化(a,c,h)。为 SHR 正常血压对照动物，雄鼠动脉收缩压为 18.6～20.0kPa (140～150mmHg)，雌鼠为 17.3kPa(130mmHg)。

2. 封闭群。

(1) Wistar。1907 年由美国 Wistar 研究所育成。使用数量最多，遍及全世界。我国从日本、前苏联引进。头部较宽，耳朵较长，尾长小于身长。该种群性周期稳定，繁殖力强，产仔多，生长发育快，性情温顺，对传染病的抵抗力较强，自发肿瘤发生率低。

(2) SD。1925 年由美国 Sprague 和 Dawley 农场育成。头部狭长，尾长度近于身长，产仔多，生长发育较 Wistar 快，抗病能力尤以对呼吸系统疾病的抵抗力强。自发肿瘤率较低。对性激素感受性高。常用作营养学、内分泌学和毒理学研究。

(3) Long-Evans。1915 年，Long 和 Evnas 用雄性野生褐家鼠与白化雌性大鼠进行交配育成。头颈部为黑色，背部有一条黑线。

此外，常用的还有 Osborne-Mended，Sherman，August，Brown-Norway 等品种。

3. 杂交一代动物(F1 代)。

大鼠的杂交一代不如小鼠的杂交一代那样广泛使用，常用的有：ASXAS₂ F1、

F344XWistar F1、LEWXBN F1、LOUXR F1、WAGXBN F1 等。

二、在生物医学研究中的应用

(一) 生理学研究

大鼠垂体—肾上腺系统发达,垂体摘除比较容易,可用来进行肾上腺、垂体、卵巢等内分泌研究。利用大鼠对新环境易适应,有探索性,易训练,对惩罚和暗示敏感等特性进行行为学研究和高级神经活动的研究。大鼠无胆囊,但胆总管较粗大,可采用胆总管插管收集胆汁进行消化功能的研究。

(二) 营养学研究

大鼠对营养缺乏比较敏感,是研究营养学的首选动物。常用于蛋白质缺乏、氨基酸、维生素和无机离子代谢,以及营养不良和饥饿对身体发育产生不利影响的研究。

(三) 药理学和毒理学研究

大鼠血压和血管阻力对药物反应敏感,适合研究心血管药物的药理和药物筛选,例如用直接血压描记法研究降压药的药效,用灌流肢体血管和离体心脏研究心血管药物的药理作用。大鼠踝关节对炎症反应敏感,用于抗关节炎药物的研究,另外,大鼠足跖浮肿法是最常用的筛选抗炎药物的方法。利血平和阿扑吗啡可诱发大鼠出现神经性异常行为,可用迷宫测验、有条件回避惩罚或获得奖励的能力测试,来筛选和评价神经病药物的药效。大鼠在药理学研究方面的应用极为广泛,几乎所有药物的药理研究都使用大鼠。同时,大鼠还广泛应用在各种药物的毒理学研究中,如急性毒性试验、长期毒性试验、生殖毒性试验和药物依赖试验等。

(四) 肿瘤研究

有些大鼠品系具有较高的肿瘤自发率,还可诱发形成肝癌、肺癌、肺腺癌、食管癌以及多种肿瘤的移植生长。

(五) 遗传疾病研究

有些大鼠品系具有自发性遗传疾病,如白内障、尿崩症、肥胖、高血压、癫痫等,这些疾病具有与人类相似的特征,可作为这些人类遗传性疾病良好的动物模型。

(六) 传染病研究

多种病原体可使大鼠产生与人相似的疾病,因此,大鼠被用于这一领域的研究。例如,慢性支气管炎、病毒性肝炎、血吸虫病、钩虫病等的研究。

(七) 环境污染与人类健康的研究

大鼠对空气污染非常敏感,例如 50～100ppm 的 CO 可造成大鼠视神经和判断能力的永久性损害。1ppm 的 NO_2 4h 即可引起大鼠肺组织异常,5ppm 时生活 9 个月,产生严重肺积水,在烟雾下长期生活的大鼠易发生肾病。所以,常被用作空气污染对人和动物健康影响的研究。重金属污染也可导致大鼠的病理改变,常作为这方面研究的动物模型。例如,水银对大鼠的生殖、胚胎发育、生长发育等有阻碍作用,铅污染可造成大鼠胎儿畸形,使神经和脑髓受累。此外,大鼠还可用于职业病的研究。

（八）口腔医学研究

大鼠适宜研究龋齿与微生物、唾液及食物的关系，牙垢产生的条件，牙周严疾病实验；口腔组织生长发育及其影响因素；口腔肿瘤的发生和治疗等。

（九）心血管疾病研究

大鼠是研究心血管疾病的首选动物。目前已培育出多种不同类型的高血压的大鼠品系。还有自发性动脉硬化大鼠品系。通过诱发可使大鼠出现肺动脉高压症、心肌劳损、动脉粥样硬化、局部缺血心脏病等模型，但其结构功能、代谢与人类不完全相同。

（十）其他方面的应用

大鼠还广泛用于实验外科学、核医学、物理性损伤、计划生育、老年病学等的研究。

三、饲养管理要求

大鼠的饲养管理原则与小鼠相同，还要注意一些大鼠特有的习性。

1. 大鼠听觉灵敏，对噪音耐受性低，饲养环境应保持安静，防止噪音。光照对大鼠生殖生理和繁殖行为影响较大，封闭的饲养室多采用光照定时装置，提供适当的(12h 光照，12h 黑暗或 14h 光照，10h 黑暗)昼夜光变化周期。

2. 由于大鼠体型较大，排泄物多，产生的有害气体也多，且大鼠对氨气和硫化氢敏感，因此必须控制大鼠的饲养密度，确保室内通风良好，勤换垫料。大鼠不耐高温，温度过高易中暑死亡，饲养环境中相对湿度不得低于 40%，避免环尾病的发生。一般饲养室温度应保持在 18～25℃，相对湿度应以 50%～65%为宜。大鼠用的垫料除了要注意消毒外，还应注意控制它的物理性能，垫料携带的尘土容易引起异物性肺炎，软木刨花可引起幼龄大鼠的肠堵塞。

3. 大鼠体型较大，饲料和饮水的消耗量也大，要及时补充。大鼠对营养缺乏很敏感，饲料应保证其营养需要，并符合各级动物饲料的卫生质量要求，严防发霉变质。

第三节 豚　　鼠

豚鼠(*Guinea pig*，*Cavia porcellus*)属哺乳纲(*Mammalia*)，啮齿目(*Rodentia*)，豚鼠科(*Caviidae*)，豚鼠属(*Cavia*)，由野生动物驯养而来。豚鼠的名称很多，如天竺鼠、荷兰猪、海猪等。实验豚鼠的祖先原产于南美洲平原，16 世纪由西班牙人作为观赏动物传入欧洲。豚鼠由荷兰传入日本，来到东方，后传入我国，故称荷兰猪。1780 年，Laviser 首次用豚鼠作热原实验，此后开始实验动物化并遍布世界，广泛应用于生物医学研究中的各个领域。

一、生物学特性

（一）一般特性

1. 豚鼠为草食性动物，喜食纤维素多的禾本科嫩草或干饲料。

2. 豚鼠胆小、温驯、对外界刺激极为敏感。不会攀登，一般不伤人，不互相打斗。喜安静、干燥、清洁的环境。突然的声响、震动可引起四散奔逃，甚至引起孕鼠流产。

3. 豚鼠喜活动、爱群居。需较大活动场地，单笼饲养时易发生足底溃疡。

4. 豚鼠听觉发达，能识别多种不同的声音。当有尖锐的声音刺激时，常表现耳廓微动，称为普莱厄反射或听觉耳动反射。

（二）解剖学特点

1. 身体短粗，头大，耳朵和四肢短小，尾巴只有残迹，上唇分裂。前足 4 趾，后足 3 趾，趾端有甲，脚形似豚。

2. 齿式为 2(门 1/1，犬 0/0，前臼 1/1，臼齿 3/3)＝20，门齿弓形，终生生长。成熟豚鼠有 256～261 块骨。

3. 胃壁薄，胃容量 20～30ml，肠管约为体长的 10 倍，盲肠发达，约占腹腔的 1/3。肝脏呈黄褐色，可分为 5 叶，有胆囊。胰脏粉红色，横位于胃的后面。脾脏位于胃大弯处。淋巴系统发达。

4. 大脑在胚胎期 42～45d 发育成熟。胸腺在颈部皮下气管两侧，易摘除。

5. 雌鼠有左右两个完全分开的子宫角，一对乳头，两组乳腺位于腹股沟部。

（三）生理学特点

1. 性成熟早，雌鼠 30～45d，雄鼠 70d 性成熟。性周期 15～17d，妊娠期为 59～72d，一般产仔 3～4 只，哺乳期 2～3 周。新生仔体重约 80g，生后即能活动，有被毛，眼耳张开，有门齿，几小时后即可自己采食。

2. 寿命一般为 4～5 年，最长可达 8 年。出生后生长发育快，生后前 2 个月每日增重 4～5g，2 月龄体重可达 350g，5 月龄雌鼠体重可达 700g，雄鼠体重可达 750g。

3. 红细胞指数较其他啮齿类低，外周血和骨髓细胞的形态与人相似。

4. 自动调节体温能力较差，饲养最适温度为 18～22℃。

5. 体内缺乏左旋葡萄糖内酯氧化酶，其自身不能合成维生素 C。

（四）主要品种、品系

豚鼠按毛的长短可分为短毛豚鼠、长毛豚鼠和刚毛豚鼠三种，一般实验用豚鼠多为短毛豚鼠。

1. 英国种(亦称荷兰种)。

我国使用的多为此种封闭群。其特点是毛短而光滑，毛色有白、黑、棕、灰、淡黄，巧克力等单色，也有白与黑等双色或白、棕、黑三色。此品种生长快，抗病力强，繁殖性能好。

2. Hartley 系，Dunkan-Hartley 系。

此品系为远交系。毛色为白色，是 1973 年从英国实验动物中心引进。

3. 近交系 2。

美国培育的近交系，1950 年由美国国立卫生研究院(NIH)分赠给世界各地。毛色为黑、棕、白三色。其体重小于近交系 13。对结核杆菌抵抗力强，并具有结合的 GPL-AB. 1抗原，血清中缺乏诱发的迟发超敏反应因子。

4. 近交系13。

培育历史与2系相同，体型较大，毛为黑、棕、白三色。对结核杆菌抵抗力弱，受孕力比2系差，GPL-AB.1抗原与α系相同。

二、在生物医学研究中的应用

（一）免疫学

豚鼠血清中含有丰富的补体，是所有实验动物中补体含量最多的一种，其补体非常稳定，免疫学实验中所用补体多来源于豚鼠。

由于致敏的豚鼠再次接触抗原会引起支气管平滑肌收缩，甚至引起死亡的急性反应，因而可用于研究速发型过敏性呼吸道疾病。注射马血清很容易复制过敏性休克动物模型。

（二）传染病研究

豚鼠对多种病原体敏感，是用于病原的分离、鉴别、诊断和各种抗结核病药物的筛选以及病理研究的最佳动物。

（三）药物学

豚鼠妊娠期长，适用于药物或毒物对胎儿后期发育影响的试验。对多种抗生素类药物非常敏感，是研究抗生素和青霉素的动物模型。豚鼠还可用于研究麻醉药及镇咳药的药效实验。

（四）营养学

豚鼠体内不能合成维生素C，对其缺乏十分敏感，是研究实验性坏血病和维生素C生理功能的理想动物模型。豚鼠也可用于叶酸、硫胺素和精氨酸的生理功能，酮性酸中毒，眼神经疾病的研究。

（五）耳科学

豚鼠听神经对声波特别是700～2000Hz的纯音最敏感，常用于听觉和内耳疾病的研究。如噪音对听力的影响、药物对听神经的影响等研究。

三、饲养管理要求

1. 豚鼠胆小怕惊、听觉敏锐，因此饲养和实验环境应保持安静；开放饲养环境的噪音在60dB以下，最适温度20～24℃，温度应控制在18～29℃并保持恒定。由于豚鼠活动性强，所以笼具空间要大一些，采用经过消毒且不具机械损伤的软刨花作为垫料，垫料要每周更换两次。

2. 豚鼠饲养室内应保持清洁卫生，定期喷雾消毒，减少空中浮游物质。豚鼠所用的食具和饲养笼具也要经常保持清洁，定期消毒。

3. 确保饲料中纤维素的数量，特别注意维生素C的补给，可以通过喂饲新鲜多汁的绿色蔬菜或在饮水中添加维生素C进行补充。喂饲的新鲜蔬菜应经过彻底清洗、消毒、晾干表面水分后，方可喂食。

第四节 仓鼠(地鼠)

地鼠(*Hamster*)又名仓鼠,属于哺乳纲(*Mammalia*),真兽亚纲,啮齿目(*Rodentia*),仓鼠科(*Cricetidae*),仓鼠亚科的小型动物。地鼠是由野生动物驯养后进入实验室的。作为实验动物的地鼠主要有金黄地鼠(*Golden hamster*,*Mesocricetus auratus*)和中国地鼠(*Chinese hamster*;*Cricetulus griseus*)。

野生的金黄地鼠主要分布在东欧、南欧和亚洲的少数地区。1930年耶路撒冷Hebrew大学教授Aharoni赴叙利亚作动物学调查时带回当地的1胎8只金黄地鼠,途中逃跑4只,死亡1只。余下3只(1雄2雌)由Aharoni与其同事Abler博士进行黑热病研究(由于利什曼原虫感染)并繁衍,目前它已遍及世界各国。虽然它在实验动物中历史较短,但因地鼠成熟快,不经驯化阶段而成为实验动物,因此各国培育的近交品系较多。到目前为止,英国已有近十种近交系,美国有若干系,日本亦有若干系。

中国地鼠又名黑线仓鼠或背纹仓鼠,是我国黄河以北一些省份的优势鼠种,在蒙古、俄罗斯、东欧及中亚细亚也有分布。多见于草原、半荒漠、耕地、山坡及河谷的林缘和灌木丛。我国学者谢恩增1919年首次引入实验室用于肺炎球菌鉴定,此后一些学者对其进行驯育均告失败。1948年,美国Schwentker从我国取走10对野生原种,经几年研究繁殖成功,现在已经遍及欧美、日本等国。目前为止,山西医学院培育了我国第一个中国地鼠近交系——山医群体近交系中国地鼠,军事医学科学院育成了世界上唯一的黑线仓鼠白化突变群A:CHA。

一、生物学特性

(一) 一般特性

1. 地鼠为杂食性动物,食性广泛,有贮存食物的习性,可将食物存贮于颊囊内。
2. 昼伏夜出,一般晚8~11时最为活跃,嗜睡,熟睡时全身松弛,如死亡状,不易醒。
3. 室温以20±2℃,相对湿度40%~60%为宜。室温低于9℃时可出现冬眠。
4. 地鼠好斗,雌性比雄性大而且凶猛。牙齿尖硬,可咬断铁丝,受惊时会咬人。

(二) 解剖学特点

1. 头骨较长,门齿孔小,臼齿呈三棱形,齿式为2(门1/1,犬0/0,前臼0/0,臼齿3/3)=16,门齿能终生生长,脊椎为43~44节,其中颈椎7,胸椎13,腰椎6,荐椎4,尾椎13~14。

2. 口腔内两侧各有一个颊囊,深为3.5~4.5cm,直径2~3cm,一直延伸到耳后颈部,由一层薄而透明的肌膜构成,容量可达10cm^3。颊囊缺少腺体和完整的淋巴通路,因此对外来组织不产生免疫排斥反应,可用于异体移植。

3. 肺有5叶,右肺4叶,左肺1叶。胃可分为前胃和腺胃。

4. 睾丸特别大,为体长的1/7~1/6,重约2g。雌鼠有乳头6~7对。

（三）生理学特点

金黄地鼠30～32d开始出现性周期，9月龄后受孕率下降。妊娠期15～17d，哺乳期21d，每年可产5～7胎，每胎产仔约7只。平均寿命2～3年。

金黄地鼠孕期短，胚胎发育快，受精后48～60h即可达桑葚期，3～5d形成胚胎腔和羊膜腔，可见到中胚叶的细胞，10～14d各系统都已分化成功，第15d可形成完整的胎儿。出生仔鼠体重2～3.3g，离乳时体重可达25～28g，成年体重约为150g，雌鼠体重比雄鼠稍大。成年中国地鼠体重约为35g，雄鼠则比雌鼠大。

地鼠对皮肤移植的反应特别，封闭群内个体间皮肤移植常可存活，并能长期生存下来，但不同群体间移植则100%被排斥。这一现象正吸引着许多免疫工作者进行深入的研究。

（四）主要品种、品系

金黄地鼠：金黄地鼠实验动物化的历史较短，全部品系的来源都是1930年从叙利亚地区捕获的同窝3只地鼠。现有近交系38种，突变系17种，远交群38种。我国使用最多的是远交群的金黄地鼠。

中国地鼠已有群、系20个。我国已育成的有山西医科大学的山医群体近交系中国地鼠，军事医学科学院的A：CHA白化黑线仓鼠突变群。

二、在生物医学研究中的应用

1. 肿瘤学研究。

地鼠的颊囊可移植正常组织或肿瘤的组织细胞，适用于肿瘤增殖，致癌、抗癌药物筛选及放射线治疗。金黄地鼠无原发性肺肿瘤，最适合诱发支气管肺癌和肺肿瘤。

2. 生理学研究。

成熟早，动情周期准确，可确切得知其怀孕日期，妊娠期短，繁殖快，适用于生殖生理和计划生育的研究。

3. 遗传学研究。

染色体大，数量少，易于识别，是研究染色体畸形和复制机制的好材料。还可选用进行细胞遗传、辐射遗传和进化遗传学研究。

4. 糖尿病研究。

中国地鼠可自发产生糖尿病。

5. 营养学研究。

地鼠对维生素缺乏敏感，可应用于维生素B_2、维生素A、维生素E缺乏症的研究。

6. 药物学、毒理学、致畸等方面的研究。

7. 冬眠和冬眠机制的研究。

地鼠在室温低于9℃时可诱发冬眠，可用于研究冬眠时的代谢特点等。

8. 金黄地鼠常用于狂犬疫苗、乙型脑炎疫苗的制备及检定。

三、饲养管理要求

饲养管理基本上同于小鼠，但金黄地鼠妊娠期短，生长发育快，生殖力强，饲料营养应特别注意蛋白质的含量和质量。如果不能满足蛋白质要求，可引起成年动物性机能减退和幼鼠生长发育缓慢，在配制的饲料中，蛋白质一般要达到20%～25%。饲料中动物性蛋白质数量还得有一定比例（动物蛋白：植物蛋白为1∶2或2∶3），否则动物生殖机能会发生障碍，无生育力的仔鼠增多。饲料消耗量在不同生长发育阶段有一定差异，对青绿饲料的需要以喂新鲜瓜果蔬菜及麦芽为主，如少喂或不喂青饲料则需饮水。成年鼠每天取食料粒10～15g，饮水15～20ml。

普通动物室温度18～29℃，相对湿度40%～70%。育成笼规格是250mm×380mm×220mm，繁殖用笼规格是230mm×400mm×190mm，其他管理方法基本上与小鼠相似。

中国地鼠饲料营养与金黄地鼠相似，主要是蛋白质含量要高于大鼠、小鼠，尤其种雄鼠和2月龄以下的幼鼠，蛋白质含量不低于20%，同时不能忽视脂肪和维生素A、维生素B、维生素D定量供应，每天成年动物饲料的日耗量3～4g，饮水3.5～5.5ml。

因雌鼠特别好斗，动物性成熟后要按性别分饲以免伤亡。种雄鼠单独饲养，给予充分的活动空间。中国地鼠性喜清洁干燥，环境湿度要稍低。13h光照，11h黑暗，以人工光照为好。

第五节　长爪沙鼠

长爪沙鼠（*Mongolian gerbil*，*Meriones unguiculatus*）属于哺乳纲（*Mammalia*），啮齿目（*Rodentia*），仓鼠科（*Cricetidae*），沙鼠亚科（*Gerbillinae*），沙鼠属（*Meriones*）（*Gerbic*）动物，亦称蒙古沙鼠或黑爪蒙古沙土鼠、黄耗子、砂耗子等。野生的长爪沙鼠在我国分布于内蒙古自治区、河北省北部、山西省、甘肃省、宁夏回族自治区、青海省等地的草原地带，前苏联布里亚特地区和蒙古人民共和国境内也有长爪沙鼠的分布。最早，日本的Kasuga博士捕获了20对长爪沙鼠开始驯化饲养，1954年由Victor Schwentker博士引入美国，于20世纪60年代开始应用于医学研究。我国于20世纪70年代开始饲养长爪沙鼠。目前在中国、日本和欧美都有养殖，已有封闭群和近交系。

一、生物学特性

（一）一般特性

1. 长爪沙鼠是一种小型草食动物，体重介于大小鼠之间，成年体重平均77.9（30～113）g，雄大于雌，平均体长112.5（97～132）mm。耳明显，平均耳长14.5（12～17）mm，耳廓前缘有灰白色长毛，内侧顶端毛短而少，其余部分裸露，背毛棕灰色，体侧与颊部毛色较淡，到腹部呈灰白色，尾粗而长，平均长度为101.5（97～106）mm，可做垂直与水平运动。后肢与掌部被以细毛，趾端有变锥形长而有力的爪，适于掘洞。

2. 长爪沙鼠性情温顺，有一定攀越能力，行动敏捷，昼夜活动，午夜和下午3时左右为活动高峰期。采食植物幼芽、根须和子实，对饲料要求不严格，采食时常取半直立姿势。有贮食习惯，排尿量少，每天只有几滴，粪便干燥。野居砂质土壤的洞穴中，洞穴结构复杂。长爪沙鼠有一个重要的行为学特征，易陷于催眠状态，有类似人的自发性癫痫，突然放入宽敞场地或握在手中常发生癫痫。

（二）解剖学特点

1. 长爪沙鼠牙齿尖利，齿式为1003/1003×2＝16，颈椎7，胸椎12～14，腰椎5～6，荐椎4，尾椎27～30，中腹部有一卵圆形、棕褐色、上被有蜡样物质的腹标记腺，或称腹标记垫。其在物体上摩擦时会引起腺体分泌，分泌物具有标记长爪沙鼠活动疆界的功能。雄性长爪沙鼠的腹标记腺较雌鼠大且出现早，成年时会形成无毛区，其标记行为和腺体的完整完全受雄激素控制，一般在群养时，以其中最常分泌分泌物的动物为统治者，而雌性沙鼠腹标记腺较小(通常不剪毛不易发现)，其标记活动在妊娠和早期哺乳期增强。雄性成年鼠阴囊突起明显，在阴囊与肛门区有黑色素沉着。眼球之后、眼角内侧有副泪腺，可分泌吸引素，从鼻孔排出与唾液混合，在动物接近腹部时气味扩散开来，具有促进发情期雌鼠交配的作用。长爪沙鼠肾上腺较大，与体重相比，其肾上腺较大鼠大三倍，其产生的皮质甾酮多。与大鼠相比，切除肾上腺的沙鼠不能通过补充钠而得到维持。

2. 长爪沙鼠有一个非常重要的解剖学特征是脑底动脉环后交通支缺损，没有连接颈内动脉系统和椎底动脉系统的后交通动脉，不能构成完整的Willis动脉环。如进行单侧颈动脉结扎常发生脑梗塞，是研究人类脑血管疾病的理想模型。

（三）生理学特点

1. 性成熟期10～12周，性周期4～6d，为全年多发情动物，但繁殖以春秋季为主，每年的1月和12月基本不繁殖，交配多发生在傍晚和夜间，接受交配时间为1d，妊娠期24～26d，一胎平均产仔5～6只，最多可达12只，成年雌鼠一年可产3～4胎，哺乳期21d。

2. 初生仔鼠无毛，体重1.5～2g，贴耳，闭眼。3～4d耳廓竖起，6d开始长毛，8～9d长出门齿，16～18d睁眼。生长发育较快，适配年龄从3～6月龄起，雌鼠可利用15个月。平均寿命为2～4年。

3. 体温38.1～38.4℃，心率360次/min，呼吸90次/min。一日消耗饲料5～8g/100g，一日摄水量7～9ml/100g。血液量7.76ml/100g，红细胞8.9×10^{12}/L，血红蛋白15.2g/L，血细胞比容47.4%，白细胞12.4×10^{9}/L，嗜中性白细胞19.3×10^{9}/L，嗜酸性白细胞14.1×10^{8}/L，嗜碱性粒细胞8.6×10^{9}/L，淋巴细胞99.9×10^{9}/L，单核细胞2.8×10^{7}/L。

4. 长爪沙鼠血清胆固醇水平受饲料中胆固醇含量的影响显著，尽管沙鼠能忍受动脉粥样硬化，但高胆固醇饮食可导致肝脂沉积和胆结石。沙鼠对X和γ射线耐受量为其他动物的2倍，但对链霉素敏感；二倍染色体数44个。

二、在生物医学研究中的应用

长爪沙鼠在医学领域作为实验动物已有20～30年历史，其使用量较大鼠、小鼠、豚鼠和仓鼠少得多，但在某些特殊研究领域具有重要价值，是大鼠和小鼠无法比拟的，而且应用范围也越来越广。事实证明，长爪沙鼠是具有重要开发价值的实验动物，主要应用于下面一些研究领域。

（一）病毒学研究

长爪沙鼠对来自黑线姬鼠、褐家鼠或人类的流行性出血热病毒（EHFV）均敏感。与大鼠相比，具有对 EHFV 敏感性高、适应毒株范围广、病毒在体内繁殖快、分离病毒和传代时间短等优点，故长爪沙鼠是研究流行性出血热的理想实验动物。长爪沙鼠还对狂犬病毒和脊髓灰质炎病毒等敏感。

（二）细菌学研究

长爪沙鼠不仅对肺炎双球菌、流感嗜血杆菌以及其他需氧和厌氧菌本身敏感，对其培养物也极为敏感。将此类细菌接种于中耳泡上腔内 5～7d，X 线耳镜检查，其反应极为敏感。此外，在接种厌氧菌的慢性研究中，病理组织学反应也很明显。长爪沙鼠不仅可成为研究细菌性中耳炎的模型，又可广泛应用于细菌学研究。

（三）寄生虫病研究

长爪沙鼠的寄生虫自然感染不常见，但对多种丝虫、原虫、线虫、绦虫和吸虫实验性感染非常敏感，是研究寄生虫病的良好对象。特别是近年来国内外都认为长爪沙鼠是研究丝虫病的理想模型动物。

（四）内分泌学研究

繁殖期长爪沙鼠的肾上腺皮质类固醇（主要是糖皮质固醇）分泌亢进，同时伴有高血糖和动脉硬化等。而且，长爪沙鼠在异常环境中，如过冷或浓乙醚蒸气环境中，肾上腺释放糖皮质激素和黄体酮比对照级明显增多，但醛固酮分泌并不受影响。另外，长爪沙鼠睾丸的内分泌也很有特点，在促黄体激素（LH）作用下，睾丸间质细胞不仅释放雄激素，也释放黄体酮（孕激素），两者释放呈明显正相关。故可利用长爪沙鼠研究雄激素对皮质腺活动和发育的影响，研究肾上腺、睾丸分泌激素的特点及代谢情况。

（五）代谢病研究

长爪沙鼠肝内类脂质含量高，能保持高血脂和高胆固醇水平，血清胆固醇含量极易受饲料胆固醇含量影响，对研究高血脂、胆固醇吸收和食源性胆固醇代谢很具价值，还可用于与糖代谢有关的糖尿病、肥胖病、齿周炎、龋齿、白内障等疾病的研究。

（六）脑神经病研究

由于长爪沙鼠独特的脑血管解剖特征，很容易利用它建立脑缺血模型，可用于脑梗塞所呈现的脑卒中、术后脑贫血及脑血流量改变等疾病及药物治疗的研究。长爪沙鼠还具有类似人类的自发性癫痫发作的特点，经过选择饲养易感性可接近 100％。加利福尼亚大学洛杉矶分校 Loskota 在长爪沙鼠具有癫痫发作特点的基础上，培育出发作感受型 WJL/uc 和发作抵抗型 STR/uc 两个新品系，是理想的癫痫动物模型。

（七）肿瘤学研究

长爪沙鼠有自发肿瘤倾向，24 月龄以上 10％～20％产生自发肿瘤，一般发生于肾上腺皮质、卵巢和皮肤等部位。此外，长爪沙鼠是唯一产生自发性耳胆脂瘤的非人动物，用电耳蜗记录技术，可有效而无损伤地记录耳胆脂瘤的发生。长爪沙鼠也容易接受同种和异种肿瘤移植物，可用于肿瘤生长及转移的研究。

（八）其他研究

通过对长爪沙鼠耐辐射能力的研究，探查抗辐射机理；通过研究长爪沙鼠的社会结构及生活地区局限等特性，做心理学研究；利用长爪沙鼠少尿及增加饮水后尿量增加的特点，做肾功能性病变研究；复制慢性铅中毒动物模型等。另外，长爪沙鼠还可用于筛选抗抑郁和抗丝虫药。

三、饲养管理要求

1. 室温10～25℃，超过25℃容易生病引起死亡，空气相对湿度50%～70%，自然采光，要求光线暗淡、环境安静。垫料采用软木屑，每周更换1次，分娩前笼内备少许软垫料，供鼠做窝。

2. 野生长爪沙鼠食性随季节变化而变，在人工饲养条件下，一般以全价颗粒饲料喂养，并添加一定量新鲜蔬菜。每3～4d饲喂1次全价颗粒料，任其自由取食。每天加喂1次新鲜蔬菜，每周加喂1次葵花子和麦芽。但饲料中脂肪过多易引起沙鼠肥胖，妊娠率降低，甚至不育。

3. 长爪沙鼠性情温顺，稍有些神经质，妊娠期特别易受惊。其动作敏捷，能以后肢站立、跳跃。因此，分笼、配种、更换垫料或捕捉时，应用长镊子夹住尾巴根部，切勿动作粗暴，以免沙鼠受惊，如夹住尾中部或末端，沙鼠挣扎时，易发生尾部断落。

第六节 兔

兔（Rabbit）在分类学上曾列为哺乳纲（*Mammalia*），啮齿目（*Rodentia*）/兔形目（*Lagomorpha*），现被分归为兔型目（*Lagomorha*）。兔型目包括两个科：鼠兔科（*Ochotonidae*）和兔科（*Leporidae*），兔科内主要有兔属（*Lepus*）、棉尾兔属（*Sylvilagus*）和穴兔属（*Oryctolagus Poelagus*）。现在常用的兔来源于穴兔，有许多变种和50个以上的品种，用于肉食、观赏和实验研究与测试。

一、生物学特性

（一）一般特性

1. 草食性动物，性情温顺，群居性差，如果群养，常发生斗殴咬伤，因此实验兔适于笼养。

2. 听觉嗅觉灵敏，胆小怕惊。能凭嗅觉辨别非亲生仔兔，并拒绝给其哺乳。

3. 兔喜干、怕热，由于汗腺不发达，当气温超过30℃以上或湿度过高时，易引起母兔减食、流产、拒乳。

4. 夜行性嗜眠性，白天兔表现安静，常闭目睡眠，夜间活跃，夜间采食量占全天的75%。若使其仰卧，全身肌肉松弛，顺毛抚摸其胸腹部并按摩太阳穴时，可使其进入睡眠状态。

5. 有食粪特性。正常兔粪有两种,一种是常见到的圆形颗粒硬粪,另一种是表面附有黏液的小球状的软粪。软粪在晚上排出,含有较丰富的粗蛋白和维生素,兔直接由肛门吞食软粪。兔的食粪行为是一种正常的生理行为,开始于3周龄。

（二）解剖学特点

1. 全身骨骼共275块,肌肉300多条。肌肉总重占体重的35%。表皮薄,真皮较厚。被毛的颜色和长度常可作为识别品种的主要特征。

2. 口腔小,上唇分开。齿式为2(门2/1,犬0/0,前臼3/2,臼齿3/3)－28。唾液腺有4对,即腮腺、颌下腺、舌下腺和眶下腺。兔为单胃,小肠和大肠的总长度为体长的10倍。盲肠非常大,占腹腔的1/3。在回盲处有特有的圆小囊。囊壁富有淋巴滤泡,其黏膜不断分泌碱性液体,可以中和盲肠中微生物分解纤维素所产生的各种有机酸,有利于消化吸收。

3. 雄兔睾丸可以自由地下降到阴囊或缩回腹腔。雌兔为双子宫,有乳头3～6对。兔为单乳头肾。

4. 兔的胸腔构造与其他动物不同,纵隔将胸腔分左右两室,互不相通。暴露心脏时,动物不需做人工呼吸。颈神经血管束中减压神经易于分离,其末梢分布在主动脉弓血管内,属于传入性神经。

（三）生理学特点

1. 兔属恒温动物,正常体温在38.5～39.5℃之间,对致热物质反应敏感,适于用作热原实验。汗腺不发达,在高温环境下主要通过浅而快的喘式呼吸和耳部血管扩张来散热。适宜的环境温度因年龄而异,初生仔兔窝内温度30～32℃,成年兔20±2℃。

2. 仔兔初生无毛,眼睛紧闭,耳闭塞无孔,脚趾相连,体重约为50g,3～4d即开始长毛,4～8d脚趾开始分开,6～8d耳出现小孔与外界相通,10～12d睁眼,出巢活动,21d左右即能吃饲料,30d左右被毛形成。兔在正常生命活动中有两种换毛现象,一种是年龄性换毛,一种是季节性换毛。

(1) 年龄性换毛。仔兔30d乳毛长齐,到100d左右第一次脱换乳毛,130～190d开始第二次换毛,此次换毛后就意味着发育成年。

(2) 季节性换毛。是指每年春和秋季均有一次换毛现象,换毛期间兔抵抗力差,易发疾病。

3. 不同品种的兔性成熟年龄有差异。一般雌性为5～6个月,雄性为7～8个月。一年四季均可交配繁殖,兔是反射性排卵的动物,交配后10～13h排卵。妊娠期30～33d,产仔数为4～10只,哺乳期40～45d。生育年龄5～6年,平均寿命8年。

4. 兔有特殊的血型和唾液型。兔的血清型有α′、β′、α′β′和O型4种。α′和α′β′型易产生人A型抗体,β′型和O型易产生人B型抗体。唾液型分为排出型和非排出型两种。排出型易获得人血细胞A型物质,非排出型不易获得人血细胞A型物质,这种A型物质与A型抗体产生有关。

5. 兔具有产生阿托品酯酶的基因,即使吃了含有颠茄的饲料后,也不会引起中毒症状,这是由于阿托品酯酶破坏了生物碱。

（四）主要品种和品系

实验用兔多达数十种，我国常用的为如下几种：

1. 日本大耳白兔。兔毛色纯白，眼睛红色，头方形，四肢粗壮，耳大高举，形同柳叶。母兔颌下有肉髯。生长快，繁殖力强，成年体重 4～8kg。

2. 新西兰兔。兔毛色纯白，体健壮，头圆粗且短，耳厚竖立，繁殖力强，生长快，性温顺，易于管理。成年体重 4～5kg。

3. 青紫兰兔。为法国育成的品种，每根毛可分为三段颜色，毛根灰色，中段白色，毛尖黑色。耳尖、尾、面部呈黑色，眼圈、尾底部及腹部为白色。耳一垂一竖，母兔颌下有肉髯。体健壮，耐寒，适应性强，生长快。大型青紫兰兔体重可达 4～6kg。

4. 中国白兔。体型偏小，毛短而密，皮板较厚，头型小，耳短竖立。抗病力强，繁殖力强，易饲养。成年体重 1.5～2.5kg。

二、在生物医学研究中的应用

（一）发热及热原实验

兔容易产生发热且反应典型恒定，常用于感染性和非感染性发热试验。给兔皮下注射灭活的大肠杆菌、乙型副伤寒杆菌液、伤寒—副伤寒四联菌苗等，均可引起感染性发热。而给兔注射某些化学药品或异体蛋白，如皮下注射二硝基酚溶液、松节油，肌注蛋白胨等，则可引起非感染性发热。

检查药品生物制品中是否存在致热原，即进行热原试验，选用的实验动物均为兔。

（二）皮肤刺激试验

兔皮肤对刺激反应敏感，观察各种毒物和药物对皮肤的刺激性，往往选用兔。

（三）制作动脉粥样硬化症模型

通过一段时间的高胆固醇、高脂肪饲料饮食，兔能够形成动脉粥样硬化症模型。其造模时间仅为 3 个月，比用犬、猴制作同类模型所需时间（分别为 14 个月、6 个月以上）短。

（四）计划生育研究

兔属刺激性排卵动物，利用雄性兔的交配动作，或者静脉注射绒毛膜促性腺激素，均可诱发排卵，可以准确判断其排卵时间，同期胚胎材料容易取得。注射孕酮及某些药物却可抑制排卵。故常常使用兔进行计划生育以及生殖生理研究。

（五）免疫学研究

大多数高效价和特异性强的免疫血清都用兔研制。如鉴定多种细菌、病毒、立克次氏体的病原体免疫血清；又如兔抗人球蛋白血清、羊抗兔免疫血清等间接免疫血清；再如兔抗大鼠肝组织、兔抗大鼠肝铁蛋白等抗组织免疫血清，以及兔抗豚鼠球蛋白等抗补体抗体免疫血清。

（六）心血管疾病研究

结扎左冠状动脉前降支制作心肌缺血动物模型是一种常用的造模方式，由于兔胸腔结构的特殊性，使造模过程不需要采用人工呼吸，减少了人为损伤导致实验失败的概率，因而兔是制作心肌缺血常用的模型动物。

制作心律失常动物模型、肺心病动物模型和肺水肿动物模型也经常使用兔，还可采用兔耳灌流、离体兔心、主动脉条等方法研究药物对心血管的作用。

（七）微生物学研究

兔对许多病毒和致病菌非常敏感，故常用于建立天花、脑炎、狂犬病、细菌性心内膜沙门菌、溶血性链球菌、血吸虫、弓形虫等感染性动物模型。

（八）眼科学研究

兔眼球大，便于手术和观察，可以制作角膜瘢痕模型、眼球前房内组织移植模型，并观察药物对上述模型的作用。

（九）急性实验

常用兔进行生理学、药理学和病理学等学科的急性实验，如失血性休克、感染性休克、阻塞性黄疸、微血管缝合、眼球结膜和肠系膜微循环观察、离体肠段和子宫的药理实验，观察颈动脉压、中心静脉压、冠脉流量、心搏量、肺动脉和主动脉血流量，卵巢和胰岛等内分泌实验等。

（十）遗传学研究

用兔可以开展软骨发育不全、低淀粉酶血症、脑小症、药物致畸等遗传学疾病的研究。

（十一）口腔科学研究

兔可作为口腔黏膜病、牙周病及整形材料毒性试验的对象，还可用于唇裂、腭裂等口腔畸形的研究。

三、饲养管理要求

1. 采用全价营养颗粒饲料，饲料配方应符合有关规定标准并保持相对稳定，投料应定时定量，防止过食或不足。保证供应足够的清洁饮水，饮水器具要定期清洗消毒。

2. 根据不同等级实验动物环境条件要求，为兔群提供相应的环境条件，饲养间或实验室必须通风干燥，并且严防野生动物入侵，笼具要定期清洗消毒。

3. 在饲养室内转群，或购买实验用兔，必须注意安全运输及合理分群，避免造成意外伤害或外逃。新引进的种兔必须经过隔离检疫，发现病兔要及时淘汰。

第七节　犬

犬（*Dog*，*Canis familiaris*）属哺乳纲（*Mammalia*），食肉目（*Carnivora*），犬科（*Canidae*），犬属（*Canis*），犬种（*Canis familiaris species*）。犬与人类有漫长的共同生活和相互信赖的历史，并已家畜化。我国早有用犬做毒性实验的记载，但用犬作为实验用动物始于20世纪40年代。1950年，美国推荐小猎兔犬(Beagle，英国产)作为实验用犬，适用于生物医学各个学科的研究，并为世界公认，每年使用量超过20万只。

一、生物学特性

(一) 一般特性

1. 犬作为家畜长期与人类一起生活，有服从主人的天性，能领会人的简单意图。听觉、嗅觉灵敏，反应灵敏，对外界环境适应性强，易于饲养，可通过调教，很好地配合实验工作的需要。不合理饲养及虐待，会恢复其野性。

2. 正常的犬鼻尖呈油状滋润，触摸有凉感。视力很差，每只眼有单独视力，视角25°以下，正面景物看不清，对移动物体感觉灵敏，视野仅20～30m，红绿色盲。

3. 喜吃肉类、脂肪，习惯啃骨头，但也可杂食和素食。善于撕咬和切断食物，咀嚼不完全即吞食入肚。好动，有良好的耐力，雄性爱斗，有合群与欺弱的特点。

4. 环境温度高时，加速呼吸频率，似喘息样，舌头伸出口外，以加强散热。

5. 品种多，个体差异很大。现有品种多达100余种，按成年体重可分为5种：微型犬，3kg以下；小型犬，10kg以下；中型犬，25kg以下；大型犬，50kg以下；巨型犬，50kg以上。

6. 犬大体分四种神经类型：① 多血质(活泼的)——均衡的灵活型；② 黏液质(安静的)——均衡的迟钝型；③ 胆汁质(不可抑制的)——不均衡兴奋占优势的兴奋型；④ 忧郁质(衰弱的)——兴奋和抑制均不发达的类型。

(二) 解剖学特点

1. 乳齿齿式为2(门3/3，犬1/1，前臼3/3，臼齿0/0)＝28。成年齿式为2(门3/3，犬1/1，前臼4/4，臼齿2/3)＝42。颈椎7，胸椎13。真肋9，假肋4，胸骨1，腰椎7，荐椎3块融合在一起，尾椎8～22个。

2. 眼水晶体较大。嗅脑、嗅觉器官、嗅神经发达，鼻黏膜上布满嗅神经。无锁骨，肩胛骨由骨骼肌连接躯体。食道全部由横纹肌构成。

3. 具有发达的血液循环和神经系统，内脏与人相似，比例也近似。胸廓大，心脏较大。肠道短，约为体长的5倍。肝较大，胰腺分左右两叶，胰岛小，数量多，皮肤汗腺极不发达，趾垫有少许汗腺。

4. 雄犬无精囊和尿道球腺，有一块阴茎骨。雌犬有乳头4～5对。

(三) 生理学特点

1. 性成熟280～400d。为单发情动物，多数在春、秋季发情。发情期13～19d，分为发情前期和发情期。雌犬发情前期表现外阴红肿，有血液和黏液排出，神情不安。阴道涂片有多量红、白细胞和有核上皮。年龄较大犬发情前期不太明显。发情前期延续7～9d。发情期除外阴红肿外，血性分泌物明显变淡，不安并爬跨其他雌犬。被雄犬爬跨时会下塌腰部，尾巴歪向一边接受交配，阴道涂片可见红细胞明显减少，无核角化上皮细胞增加。发情期持续6～10d。发情期开始1～2d内排卵，但卵第1极体未脱离卵细胞时，卵未成熟，极体脱去后，才能受精。性周期180(126～240)d，妊娠期60(58～63)d。

哺乳期 60d。

2. 每胎产仔 2～8 只。适配年龄，雄犬 1.5～2 岁，雌犬 1～1.5 岁。寿命 10～20 年。

3. 犬交配时间较长，需 10～50min。雄犬交配过程中，阴茎根部球状海绵体迅速膨胀，机械阻滞于雌犬耻骨前缘，射精完毕，海绵体缩小后，阴茎才能退出。

4. 犬有染色体 2n=78 对。唾液中缺少淀粉酶。从牙齿更换和磨损情况可大体估计年龄。1 岁时乳齿方更换完毕。

（四）主要品系、种群

国际上用于医学研究的犬主要有下述几种：

1. 比格犬。又称小猎兔犬，原产英国，是猎犬中较小的一种。1880 年传入美国。我国从 1983 年引入并繁殖成功。属小型犬，短毛，温驯易捕，亲近人，对环境适应力强，抗病力强，性成熟早，产仔多。此种犬是公认的实验用犬。

2. 四系杂交犬。由 Gvayhowd、Samoyed、Besenji、Labrador 四品系动物杂交而成，是一种专门适用于外科手术用的犬，具有体型大，心脏大，耐劳，不爱吠叫等优点。

3. 纽芬兰犬。专用于实验外科。性情温驯、体型大。

4. 墨西哥无毛犬。可用于研究黑头粉刺病。

5. Boxer 犬。可用于淋巴肉瘤，红斑狼疮病的研究。

6. Dalmation 犬。一种黑白花斑点的短毛犬。可作为特殊的嘌呤代谢动物模型。

7. 我国繁殖饲养犬品种繁多，主要有华北犬，其耳朵小，后肢较小，颈部较长。西北犬形态上正好和华北犬相反。两种犬各部体表面积的百分比有一定差异，都适合做烧伤，放射损伤等研究。此外，还有中国猎犬、西藏牧羊犬、四眼犬等不同品种。

二、在生物医学研究中的应用

（一）实验外科学

犬的应用主要在实验外科方面。临床医生在研究新的手术或麻醉方法时往往选用犬来做动物实验，取得经验和技巧后用于临床。如心血管外科、脑外科、断肢再植、器官和组织移植等。

（二）基础医学研究

犬是目前基础医学研究和教学中最常用动物之一，尤其是生理、病理研究。犬的神经、血液循环系统发达，适合做失血性休克、弥漫性血管内凝血、脂质在动脉中的沉积、急性心肌梗塞、心律失常、急性肺动脉高压、肾性高血压、脊髓传导实验、大脑皮层定位试验、条件反射实验、内分泌腺摘除实验、各种消化道和腺瘘（食道瘘、肠瘘、胃瘘、胆囊瘘、唾液腺瘘、胰液管瘘）等研究。

（三）药理、毒理学实验

磺胺类药物代谢研究，各种新药临床前的毒性实验。

（四）某些疾病研究

如蛋白质营养不良、高胆固醇血症、动脉粥样硬化、糖原缺乏综合征、先天性白内障、胱氨酸尿、遗传性耳聋、血友病 A、先天性心脏病、先天性淋巴水肿、家族性骨质疏松、视网膜发育不全。以及黑头粉刺病、淋巴肉瘤、红斑狼疮病、嗜中性白血球减少症、肾盂肾炎、青光眼、狂犬病等。

三、饲养管理要求

1. 饲养方式。可采用散养和笼养。生产群、待用犬可散养,需要向阳、有运动场的房舍,一般每厩不超过10只。仔犬和实验用犬可笼养。犬吠声大,需单独养在一个独立区域,必要时可采用破坏声带手术来减低犬吠声。

2. 清洁卫生。保持环境卫生清洁,注意冬天保暖、夏天防暑。每天打扫粪便,进行地面冲洗,洗刷食盒和饮水盆。经常刷、梳犬毛,除去浮毛和污物。夏天可给犬洗澡。

3. 饲料营养。犬的饲料多样,可用颗粒饲料,也可喂煮熟的米饭、窝窝头等,应注意全价营养,喂食量按体重计算,颗粒料按体重的4%供给,每日分2次喂饲。保证供给充足的饮水,自由饮用。

4. 检疫。做好隔离检疫工作,新购入犬需有检疫和注射狂犬疫苗证明,隔离饲养21～26d,此期间做临床观察和血液检查、驱虫等工作,对没有注射狂犬疫苗的要补注射。

第八节　猕　　猴

猕猴属于动物界,脊索动物门,脊椎动物亚门,哺乳纲(*Mammalia*),灵长目(*ordo primate*),猴科(*familia cercopithecidae*),猕猴属(*genus macaca*),猕猴种(*species macaca mulatta*)动物,又称恒河猴。

猕猴作为灵长类动物,是人类的近属动物,在组织结构,生理和代谢功能等方面同人类相似,应用此类动物进行实验研究,最易解决与人类相似的病害及其发病机制,它是一种极为珍贵的实验动物,其价值远非其他各属动物所能比拟。

一、生物学特性

(一)一般特性

1. 进化程度高。猴的进化程度高,接近人类,具有与人类相似的生理生化代谢特征和相同的药物代谢酶,其代谢方式也与人类相似。猕猴的大脑发达,具有大量的脑回和脑沟。

2. 视觉好。它的视觉较人敏锐。在其视网膜上有一黄斑,黄斑上的视锥细胞与人相似;猴有立体视觉能力,能分辨出物体间位置和形状,产生立体感;猴也有色觉,能分辨物体的各种颜色,还具有双目视力。

3. 杂食性。猕猴是杂食性动物,以素食为主。猴体内缺乏维生素C合成酶,自身不能合成维生素C,需要从饲料中摄取。

4. 颊囊。猕猴有颊囊，系口腔中上下黏膜的侧壁与口腔分界而成，是因为摄食方式改变而发生的进化特征。吃食时，猕猴先将食物送入颊囊中，不立即吞咽，待摄食结束后，再以手指将颊囊内的食物顶入口腔内咀嚼。

5. 雄猴性成熟为4.5岁，雌猴为3.5岁。发情周期为28天左右。在野生环境中，猴的繁殖是有季节性的，通常在10～12月受孕，第2年的3～6月份分娩。妊娠期156～180天，每胎产仔1只，哺乳期约半年左右，幼猴离乳后，母猴应休息2个月再行交配。若让幼猴3月龄时离乳，可确保雌猴每年怀1胎。猴的生殖能力可持续到20岁左右，寿命可达30年。

6. 猕猴群居性强，猕猴群之间喜欢吵闹和厮打。每群猴均由一只最强壮、最凶猛的雄猴当“猴王”。在“猴王”的严厉管制下，其他雄猴和雌猴都严格听从；吃食时“猴王”先吃，但“猴王”有保护猴群安全生存的天职。

（二）解剖与生理特征

1. 猕猴属于灵长类动物，具有较高的眼眶；有发达的盲肠；胸部有两个乳房；有3种牙齿和脱落更新的恒齿；有较长的手指和脚趾，都是5个，而且前肢和后肢都有岔开的能活动的拇指；脑壳有一钙质的裂缝。

2. 猕猴具有发达的大脑，有大量的脑回和脑沟，因此聪明伶俐、动作敏捷，好奇心和模仿能力都很强，对周围发生的一切事情都感兴趣。猴的嗅脑不很发达。嗅觉不很灵敏，而听觉敏感，有发达的触觉与味觉。

3. 猴为单室胃，胃液呈中性，含0.01%～0.043%的游离盐酸，肠的长度与体长的比例为5∶1～8∶1；猴的盲肠很发达，但无蚓突。猕猴都有胆囊，位于肝的右中央叶，肝分6叶。猴肺为不成对肺叶，右肺3～4叶，左肺2～3叶。猴的血液循环系统和人一样。

4. 猕猴的血型有A、B、O型和lewis型，以及MN型、Rh型、Hr型等。猕猴血型和人的A、B、O、Rh型相同。栗色猕猴主要是B型；食蟹猴主要是B、A、AB型，O型较少；平顶猴主要是O、B型。猕猴属动物的Rh系统，全是Rho（又叫Rhl）。猴也有汗腺。猕猴属各种猴的染色体为2n=42。

5. 猕猴为单子宫，有月经现象。雌猴发情期，生殖器官的周围区域发生肿胀，外阴、尾根部、后肢的后侧面、前额和脸部等处的皮肤都会发生肿胀，这种肿胀称为“性皮肤”。猴每年产1胎，每胎1仔，极少生2仔。胎盘为双层双盘。

6. 猕猴正常体温白天为38～39℃，夜间为36～37℃；心率（168±30）次/min，心率随年龄增长而减慢；猕猴的收缩压（16±3.5）kPa[（120±26）mmHg]，舒张压11.2±1.6kPa[（84±12）mmHg]，随动物年龄和体重的增加，血压会相应升高，雄猴比雌猴高10～15mmHg；呼吸频率40（31～52）次/min，潮气量为21.0～29.0ml；通气率860（310～1410）ml/min；饲料量每只100～300g/d，饮水量每只450（200～900）ml/d；排尿量110～550ml/d；红细胞数5.02±0.55（3.56～6.95）$\times 10^6$/mm^3，白细胞数8.17±3.25（2.5～26.7）$\times 10^3$/mm^3，血小板359.3±102.70（109～597）$\times 10^6$/mm^3，血液量55～80ml/kg，血红蛋白1.9±1.81（80.8～16.5）g/100ml；总蛋白7.50±0.96（4.9～9.3）g/100ml；白蛋白3.60±0.49（2.8～5.2）g/100ml；球蛋白4.00±0.96（1.2～5.8）g/100ml。

（三）主要品种与形态特征

猕猴属共有12种46亚种，主要分布在旧大陆，即非洲、南亚、东南亚，以及中国南部和中部。分布在我国的有5种，包括栗色猕猴、熊猴、红面断尾猴、台湾岩猴和平顶猴，其中栗色猕猴分布最广，数量最多，应用最广。

1. 恒河猴（罗猴，广西猴）。最初发现于孟加拉的恒河河畔。多生活于我国西南、华南各省，广西、福建、江西、浙江、安徽黄山、河北东陵也有分布。身上大部分毛为灰褐色，腰部以下毛细，有橙黄色光泽，胸腹部、腿部灰色较淡，面部、两耳多肉色，少数红面。臀胝多红色，眉高眼深。

2. 熊猴（阿萨密猴，蓉猴）。产于缅甸北部阿萨密及我国云南、广西。形态与恒河猴相似。体型较大，毛色灰褐，缺少腰背部橙黄色光泽，毛粗。老猴面部常生雀斑。头皮薄，头顶有旋，头毛向四面分开。熊猴不如恒河猴敏捷、聪明，叫声哑，有如犬吠。

3. 断尾猴。① 红面断尾猴（华南断尾猴、黑猴、泥猴）：产于广东、广西、福建等地。泰国、缅甸、印度和我国云南产模式亚种红面断尾猴。毛色黑褐，随年龄性别稍有不同。面部较红，随年龄红色加深，老龄又渐退成紫色或肉色，甚至黑面。小猴出生时呈乳白色，平顶毛长，由正中向两边分开。雌猴乳头红色，有时一红一蓝。尾短或基本消失。② 四川断尾猴：是红面断尾猴另一亚种，产于四川西部，西藏东部。毛的褐色较多，胸腹部浅灰色，被毛稍厚，红面较少，老龄猴两颊和额下常生大胡子。体型略大。

4. 台湾岩猴。产于我国台湾省。肩毛长有花纹，体大。

5. 平顶猴（猪尾猴）。产于东南亚各国，尾圆粗。

此外还有日本猕猴、食蟹猴（爪哇猴）、头巾猴（产于印度）、狮尾猴、蛮猴、苏拉威西猴（童猴，产于印尼）等。

二、在生物医学研究中的应用

包括猕猴在内的非人灵长类与人类的遗传物质有75%～98.5%同源性，显示了许多相似的生物学和行为学特征，成为解决人类健康和疾病问题的基础研究和临床前研究的理想动物模型。猕猴的应用主要包括如下：

（一）传染病研究

可以感染人类所有的传染病，特别是其他动物不能复制的传染病。因此，在研究人类传染性疾病方面，灵长类动物具有极重要的用途。

1. 病毒性疾病。是研究脊髓灰质炎、麻疹、疱疹、病毒性肝炎、流感等病毒性疾病的动物模型。

2. 细菌性疾病。对人的痢疾杆菌和结核杆菌最易感染，是链球菌病、葡萄球菌病、肺炎球菌性肺炎、立克次体病等的动物模型。

3. 寄生虫病。可用人疟原虫感染，是理想的筛选药物的动物模型；也是研究阿米巴脑膜炎，丝虫病和弓形虫病等的动物模型。

（二）营养、代谢和老年病的研究

在正常代谢、血脂、动脉粥样硬化疾病的性质和部位、临床症状等方面，都与人类非常相似。因此,可培育成为胆固醇代谢、脂肪沉积、肝硬化、铁质沉着症、肝损伤、维生素 A 和维生素 B_{12} 缺乏症、镁离子的缺乏而伴随的低血钙、葡萄糖利用降低等疾病的模型。

还可用于老年性白内障、慢性气管炎、肺气肿、老年性耳聋、牙龈炎、牙科口腔疾病的研究。

（三）生殖生理研究

生殖生理与人类非常接近,是人类避孕药物研究极为理想的实验动物,可做类固醇型避孕剂、非类固醇型避孕剂、子宫内留置器研究的动物模型。

猕猴还可成为宫颈发育不良、雌性激素评价、胎儿发育迟滞、子宫内膜生理学、淋病、妊娠肾盂积水、胎盘吸引术、妊娠毒血症、子宫肿瘤、输精管切除术等动物模型,配子发生过程的动物模型,着床过程和卵子发育的动物模型,性周期动物模型,性行为的动物模型,妊娠期和分娩后早期血流动力学变化的动物模型。

（四）行为学和精神病及神经生物学研究

如用药物麦角酸二乙基酰胺(LSD)、苯异丙胺诱发而产生的精神病,隔离关养猕猴而发生行为异常的模型;各种抑郁症、神经官能症、精神分裂症、药物引发的刻板型强迫行为的模型。

建立帕金森病动物模型,并用此模型建立治疗方法。视觉系统研究的主要结果,有的已用于人类同类疾病的治疗。

研究衰老过程的动物模型,以减缓衰老过程,研究随衰老而来的肥胖和记忆力减退等问题,研究多发性硬化等。

（五）环境卫生公害研究

在环境卫生研究中可培育猕猴成为：① 大气污染的动物模型。② 重金属类的环境污染模型。③ 农药的环境污染模型和微生物产物的环境污染模型。

三、饲养管理要求

1. 设施和笼具。饲养猕猴的方法主要有笼养和舍养。检疫驯化群、隔离群、急性实验群用笼养,繁殖群和慢性实验群可舍养。饲养笼要配有锁或门闩固定系统,笼底下设废物盆,并使动物不能碰到。合理安置料斗和饮水器,饲养房舍多样,内室供休息、避风雨、防寒,外室供活动,用露天封闭铁栏杆或网眼结构。有些饲养场设在孤岛或用高墙围起来,也是一种很适合的方法。隔离检疫用房要远离健康猴群。多数饲养场设有病猴房。配备转移笼和挤压笼,以转移动物、进行检查及注射。所有笼、舍门应向内开。活动场也可设能攀登的架空金属杆,以利于活动。

2. 饲料及喂养。在实验室饲养的猕猴,主饲料为颗粒料或配合饲料加工的窝头,另辅以水果、蔬菜、干果和瓜子类。每日每猴的干饲料量为 100～300g,水果、蔬菜为 250g。依据动物大小和食欲情况随时增减。每日喂食 2～3 次,喂食要定时。动物饲料不要被野鼠、苍蝇或有害物质污染;不要喂霉烂变质的食物;瓜果、蔬菜要洗净,用高锰酸钾或碘伏液浸泡消毒。食具、水瓶要每日清洗,定期消毒。

3. 环境。环境最适温度为20～25℃，但猕猴对环境的适应性较强，可有一定变动范围；相对湿度40%～60%；环境要保持冬暖夏凉，并有一定遮阴装置；保持环境清洁卫生，定期消毒。

4. 护理。注意关门上锁。勤观察，随时挑出老、弱、病猴，调整猴群，驯养群可从齿序变化和体重变化估计年龄。捕捉猴时，可用捕猴网，挤压笼，捕捉过程要小心谨慎，防止被猴咬伤和抓伤。工作时要佩戴必需的防护用品。

5. 检疫。隔离检疫对新入场猴是必须的。在完全隔离情况下进行检疫，检疫期至少1个月以上。要登记和编号，做好临床观察记录和有关生理生化项目的检验。必须进行结核菌素试验和驱除体内外寄生虫，还应特别注意其他人畜共患病的检查。

第九节 小型猪

小型猪(*Minipig*)属哺乳纲(*Mammalia*)，偶蹄目(*Artiodactyla*)，野猪科(*Suidae*)，猪属(*Sus*)。小型猪的一般生物学特性与普通家猪基本相同，一个主要的差别是成年体重较轻：国外小型猪的成熟体重通常稳定在70～90kg，相当于人的体重；国内小型猪的成熟体重则可控制在30～40kg，更便于实验操作。

一、生物学特性

(一) 一般特性

猪为杂食性动物，性格温顺，易于调教。喜群居，嗅觉灵敏，有用吻突到处乱拱的习性，对外界温湿度变化敏感。猪和人两者的皮肤组织结构相似，脏器重量、齿象牙质和齿龈的结构也相似。猪的胎盘类型属上皮绒毛膜型，没有母源抗体。猪的心血管系统、消化系统、营养需要、骨骼发育以及矿物质代谢等也与人颇为相似。猪的血液学和血液化学各种常数也和人近似。通常成年小型猪体重在30 kg左右(6月龄)，而微型猪最小在15 kg左右。相关数据可参考表3-3和表3-4。

表3-3 人类与3月龄小猪皮肤结构厚度的比较(mm)

皮肤结构	人类	小猪
皮肤	2.0(0.5～3.0)	1.3～1.5
表皮	0.07～0.17	0.06～0.07
真皮	1.7～2.0	0.93～1.7
基底细胞层所处的深度	0.07	0.03～0.07
表皮和真皮厚度的比例	1:24	1:24

表 3-4 猪和人类脏器重量比值

脏 器	猪(50kg)	人(70kg)
脾脏	0.15	0.21
胰脏	0.12	0.10
睾丸	0.65	0.45
眼	0.27	0.43
甲状腺	0.618	0.029
肾上腺	0.006	0.29
其他器官	8.3	9.4

（二）解剖学特性

齿式为2(I 3/3 C 1/1 P 4/4 M 3/3)＝44，有发达的门齿、犬齿和臼齿。贲门腺占胃的大部分。幽门腺比其他动物宽大。胆囊浓缩能力很低，且胆汁量少。2～3月龄幼猪皮肤的解剖生理特点更接近于人。

（三）生理学特点

1. 一般指标。

雄性性成熟6～10月龄，雌性4～8月龄。性周期21(16～30)d。妊娠期114(109～120)d。哺乳期30d。体温39(38～40)℃。心率55～60次/min。血压14～22 kPa(108～169 mmHg)。呼吸率12～18次/min。

2. 血液指标。

血红蛋白100～168g/L，血细胞容量0.259(0.02～0.029)L/L，红细胞数6.4×10^{12}/L，白细胞数$(7\sim16)\times10^{9}$/L，血小板数240×10^{9}/L。

（四）常用小型猪的品种和品系

1. 戈廷根小型猪。

戈廷根小型猪(Gttingen miniature pig)是德国戈廷根大学1860年引入越南黑色野猪和最早育成的美国明尼苏达何麦尔小型猪杂交后，与本国长白猪(丹麦的兰德瑞斯猪改良成)杂交而育成。这种小型猪分为白色系和有色系。戈廷根小型猪12月龄平均体重35kg左右，成年平均体重50 kg左右。

2. 明尼苏达小型猪。

明尼苏达小型猪(Minnesotahormel miniature pig)是美国明尼苏达大学的Hormel研究所从1949年起，用亚拉巴马州的几内亚猪、路易斯安那州的皮纳森林猪和加利福尼亚州卡塔利那岛猪等四种猪杂交而成。6月龄平均体重22kg，12月龄平均48kg，为黑白斑毛色。

3. 皮特曼·摩尔小型猪。

皮特曼·摩尔小型猪(Pitmun Moor miniature pig)是美国皮特曼·摩尔实验室用佛罗里达岛的猪和明尼苏达小型猪杂交后选育而成的黑白斑色或带有褐色的小型猪。

4. 汉佛特系小型猪。

汉佛特系小型猪(Handford miniature pig)是美国汉佛特研究所于1957年起用皮特曼·摩尔系小型猪和白色的派罗斯猪的杂交后代再与路易斯安那州的白猪杂交而成的被毛稀少白色小型猪。

5. 日本现有的小型猪。

日本现有的小型猪有会津系、阿米尼系、克拉文系、皮特曼系、CSK系和育克坦系。

6. 我国小型猪品系。

(1) 西双版纳近交系小耳猪。

云南农业大学以西双版纳小耳猪为基础种源,在20世纪70年代末开始近交实验。由于采取了不同于美英等国的设计方案和一系列重要措施,克服了近交衰退,使早期世代的近交系得以存活继代,分离和重组而得到纯合的有利或合意的基因逐代增加而达到稳定。至2001年,近交系已顺利进入19世代,培育成功两个体型大小不同、基因型各异的近交系和6个家系,在不同的家系内又进一步分化出具有不同表型和遗传标记的18个亚系。

(2) 五指山小型猪(WZSP)。

中国农科院畜牧研究所培育的WZSP原分布于海南省五指山区。1987年从原产地迁至北京保种获得成功。原种猪其DNA指纹图相似系数已达0.698,在原近交的基础上又继续进行全同胞或亲子近交繁育,而且遗传稳定,未发现有严重的遗传分离现象。现已广泛应用于药学、比较医学、畜牧兽医学等生命科学领域,形成了其开发利用网络,产生了一定的经济效益和社会效益,引起国内外专家的关注。

(3) 广西巴马小型猪。

广西大学从1987年开始,从原产地引入广西地方猪种巴马香猪,采用基础群内闭锁纯繁选育及半同胞为主的近交方式进行选育,形成遗传相似性高、遗传性稳定的封闭群,并达到了一定程度的近交。其特点是遗传特性一致、稳定,白毛占体表面积大,体型趋于微型,早熟多产,耐粗饲。

(4) 贵州小型猪。

贵阳中医学院从1985年开始,以丛江香猪为基础种群,以小型化为育种目标进行定向选育,培育出我国较早正式报道的小型猪。另外,还开展了剑河香猪培育的研究,并对其白化突变体进行了初步培育,可望提供全白毛色的小型香猪。中国农业大学1985年从原产地引进贵州香猪,系统地进行了贵州小型猪的实验动物化的开发和培育,完成了组织与解剖、生物学特性、微生物净化技术、实验医学应用的系统研究,组建了一个包括三个亚系的实验用小型猪种。十年来已供应实验用小型猪数千头,成为医学应用小型猪的主要供应基地。目前又建成了一个微生物净化的普通级的小型猪核心群。

(5) 甘肃蕨麻小型猪。

甘肃蕨麻小型猪又称合作猪、山地猪,产于我国青藏高原,是典型的高原型小型猪种之一。由于长期生存在恶劣高寒气候(海拔2000～3000m,最高气温27.7℃,最低气温−28℃,年平均温度1～7℃,温差较大)和低劣的饲养条件(终年以放牧为主,采食蕨麻等牧草的根、茎、籽及农作物的落叶等)下,具有许多适应高原环境的特点,长期以来自繁自养封闭繁殖，未受外来血缘的影响，形成一个稳定的小型原始地方猪种。贵州小型猪、广西巴马小型猪、版纳微型猪等均生长在海拔较低，温度、湿度较高的地区，而甘肃蕨麻小型猪则生长在截然不同的自然环境下，因此甘肃蕨麻小型猪将丰富我国小型猪资源库与基因库，可望为医学生物学研究提供独特的品系。

(6) 藏猪。

藏猪产于我国青藏高原的广大地区，为典型的高原型猪种。体型较小。产于青藏高原气候恶劣、生产落后的广大地区。藏猪在长期高寒气候和低劣的饲养条件下终年放牧，形成了适应高原环境的特点。而且产区交通闭塞，商业不发达，藏猪多在一定范围内自繁自养。藏猪就是在这一特定的生态条件下，经过自然选择和人工选择形成了一个特有的高原小型猪种。

二、在生物医学研究中的应用

(一) 皮肤烧伤研究

由于猪的皮肤与人的皮肤非常相似，包括体表毛发的疏密、表皮厚薄、表皮具有的脂肪层等特征都较为相似。表皮形态学和增生动力学、烧伤皮肤的体液和代谢变化机制等亦与人相似，故小型猪是进行实验性烧伤研究的较理想动物。特殊制作的冻干猪皮肤用于烧伤后创面覆盖，比常用的液体石蜡纱布要好，其愈合速度比后者快一倍(13d 和 25d)，既能减少疼痛和感染，又无排斥现象，血管联合也好。

(二) 肿瘤研究

小型猪是研究肿瘤的良好模型，如经过选育后的一种美洲辛克莱小型猪，有 80%可发生自发性皮肤黑色素瘤，其特点是发生于子宫内和产后自发的皮肤恶性黑色素瘤发病率很高，有典型的皮肤自发性退行性病变，有与人黑色素瘤病变和传播方式完全相同的变化，很像人的黑色素瘤从良性到恶性的变化过程，可作为研究人类黑色素瘤的良好模型。

(三) 免疫学研究

小型猪的母体抗体通过初乳传播给仔猪，刚出生的仔猪，体液内 γ 球蛋白和其他免疫球蛋白含量极少，但可从雌猪的初乳中得到 γ 球蛋白，用剖宫产手术所得的仔猪在几周内，体内 γ 球蛋白和其他免疫球蛋白仍极少，因此其血清对抗原的抗体反应非常低。无菌猪体内没有任何抗体，所以在生活后一经接触抗原，就能产生极好的免疫反应，可利用这些特点进行免疫学研究。

(四) 心血管病研究

小型猪的冠状动脉循环在解剖学、血流动力学方面与人类很相似，幼猪和成年猪可以自然发生动脉粥样硬化，其粥样变化前期可与人相比，猪和人对高胆固醇饮食的反应是一样的，是研究动脉粥样硬化最好的动物模型。

(五) 糖尿病研究

乌克坦小型猪(墨西哥无毛猪)是糖尿病研究中的一个很好的动物模型。只需一次静脉注射水合阿脲(200mg/kg 体重)就可以在这种动物中产生典型的急性糖尿病，其临床体征包括高血糖症、剧渴、多尿和酮尿。

（六）畸形学和产期生物学等的研究

产期仔猪和幼猪的呼吸系统、泌尿系统和血液系统与新生婴儿很相似。由于雌猪泌乳期长短适中，一年多胎、每胎多仔，易管理、便于操作，仔猪的胚胎发育和胃肠道菌群也很清楚，所以仔猪成为畸形学、毒理学、免疫学和儿科学等领域极易获得的和很有用处的动物模型。

（七）遗传性和营养性疾病的研究

猪可用于遗传性疾病如先天性红细胞病、卟啉病、先天性肌肉痉挛、先天性小眼病、先天性淋巴水肿等的研究。仔猪和幼猪与新生婴儿的呼吸系统、泌尿系统、血液系统相似。仔猪像婴儿一样，也患营养不良症，如蛋白质、铁、铜和维生素 A 的缺乏症。因此，仔猪可广泛用于儿科营养学研究。

（八）悉生猪和猪心脏瓣膜的应用

悉生猪和无菌猪可用于研究各种细菌、病毒、寄生虫病、血液病、代谢性疾病和其他疾病。不仅可用于研究人类包括传染性疾病在内的各种疾病，更是研究猪病不可缺少的实验动物。它完全排除了其他猪病抗原、抗体对所研究疾病的干扰作用。无菌猪、悉生猪还能提供心瓣膜，供人心瓣膜修补使用。目前国外已普遍推广，每年可达几万例，我国临床上也已开始应用。

（九）牙科研究

猪牙齿的解剖结构与人类相似，给予致龋菌丛和致龋食物可产生与人类一样的龋损，是复制龋齿的良好动物模型。

（十）外科手术方面的研究

在猪腹壁安装拉链是可行的，且对猪正常生理机能无较大干扰，保留时间可达 40 d 以上，这为治疗和科研中需进行反复手术的问题提供了较好的解决方法。猪的颈静脉插管可保留 26～50d，这为进行频繁采血提供了良好而方便的手段。

（十一）其他疾病的研究

猪的病毒性疾病如病毒性胃肠炎，可作婴儿病毒性腹泻模型。猪的霉形体关节炎可做人的关节炎模型。猪还可进行十二指肠溃疡、胰腺炎等疾病的研究。猪的自发性人畜共患疾病有几十种，可作为人或其他动物的疾病研究模型。

三、饲养管理要求

1. 猪自然地形成密切接触的群体，如果把它们与群体中的其他成员分开，即使很短的时间，它们会变得情绪低落。拱地是猪的重要行为，应尽可能地提供如麦秆、木屑或木材刨花的垫料，使猪实施觅食、拱地的自然行为，防止异常行为的发生。将猪放在垫料上也有助于降低包括僵直、疼痛等生理不适。

2. 实验设施中使用的垫料要高压灭菌。如果地面有排污系统，应该将其掩盖以防止阻塞。所有的猪应该生活在既坚固又舒适的、可躺着的地板上。如果猪长期饲养在实验设施中，它们应该生活在可摩擦猪蹄以减少修剪的、比较粗糙的混凝土地面上。

3. 猪是好奇而聪明的动物，并且需要刺激，否则它们会变得厌烦而可能出现反常的行为，通过供给合适的垫料刺激猪的探测和游戏行为。在垫料中埋藏一些食物可让猪以一种自然的方式觅食。在围栏内添加的玩具对猪有益。最吸引猪的东西是那些可以变形、可以在嘴内操纵的物品。这些物品必须易于清洁、适合用于无菌区域。玩具的新颖是保持猪始终感兴趣的关键，所以它们要经常轮换。

4. 定期供给食物而不是无限制地供食，猪会尽量一次吃完。如果所有的猪不能同时围绕在喂食器旁，就可能引起空间竞争而引发攻击行为。确保有足够的空间一起喂养所有的猪，可避免喂养器旁边攻击行为的发生。在每个喂养地方之间加上坚固的头部屏障也会有帮助。或者，无限制性地供食，可减低猪一次吃完饲料的动机，但由于可能会发生肥胖问题而不适于长期研究。

5. 在执行日常程序的同时，主要人员应该花时间同猪进行交流。那些常常接近人类、受到拍打和搔抓奖励的猪在研究过程中比较安静、不易害怕。

第十节　浙江省特色实验动物品种与品系

一、Z：ZCLA 长爪沙鼠的培育和特点

Z：ZCLA 长爪沙鼠是浙江省实验动物中心于 1978 年从内蒙古自治区捕捉野生沙鼠驯化并封闭繁育而成的啮齿类实验动物，该品系已成为目前国内保种时间最长、特性稳定、应用单位最多、使用量最大、生物学特性研究较为系统的长爪沙鼠封闭群。浙江省实验动物中心现为国家沙鼠种质资源研究中心。

在 Z：ZCLA 长爪沙鼠封闭群生物学研究的基础上，中心建立了 Z：ZCLA 清洁级长爪沙鼠繁殖核心群，完成了清洁级沙鼠的繁育研究工作。中心承担国家“十五”攻关项目“野生动物实验动物化的研究——长爪沙鼠”及“长爪沙鼠保种点（浙江）”等课题，是国内规模最大的长爪沙鼠研究、保种、供应基地。

二、Zmu－1：DHP 豚鼠的培育和特点

Zmu-1：DHP 豚鼠是浙江医科大学（现浙江大学医学院）实验动物中心于 1988 年开始，2000 年培育而成的实验动物。该豚鼠由我省的 DHP 花色豚鼠与中国药品生物制品检定所的 DHP 白色豚鼠杂交，然后通过连续近交 11 代，其中不断选择白色豚鼠，最后形成稳定遗传的白毛豚鼠，随后采取随机繁殖方法培育而成的。现为远交系白毛豚鼠，遗传学和生物学方面形成了新的特点：

1. 通过生化基因位点和 DNA 指纹等遗传分析，发现该豚鼠相似系数较大，表明个体差异性显著小于花色 DHP 豚鼠，并形成特定的 DNA 条带。

2. 通过气道组胺吸入诱导哮喘实验，发现该豚鼠能以更低浓度的组胺引起气道反

应,说明其哮喘的敏感性显著高于花色 DHP 豚鼠。

3. 用 O 型口蹄疫病毒对 Zmu-1：DHP 和花色 DHP 品系豚鼠进行攻击,发现 Zmu－1：DHP 豚鼠呈现 100％死亡,而花色 DHP 豚鼠呈现 100％抵抗。

证明这些豚鼠中可能存在对口蹄疫病毒抵抗基因,可用于口蹄疫病毒发病机理的研究。

4. 进一步研究表明,该豚鼠 T 细胞免疫特性显著低于花色 DHP 豚鼠,非常适合于 O 型口蹄疫病毒及其疫苗的实验研究。

5. 该豚鼠吞噬细胞功能及补体含量都显著大于花色 DHP 豚鼠。

三、WHBE 兔的培育和生物医学中的应用特点

日本大耳白黑眼兔(White Hair Black Eye Rabbit,简称 WHBE 兔)是由浙江中医药大学动物实验研究中心在日本大耳白兔的生产群中发现的一只雄性白毛黑眼兔,通过与雌性日本大耳兔的交配保种培育而成的新实验兔。与日本大耳白兔、新西兰白兔进行比较研究,发现 WHBE 兔具有特定的生物学特性和特殊的应用价值。

1. WHBE 兔眼睛的瞳孔为黑色,网膜颜色随着生长发育的进行,类似于人的眼睛,适用于眼科的实验研究。

2. WHBE 兔雌雄性别差异小,体温比较稳定,可用于热原试验。

3. WHBE 兔胃容积大,消化道肠道短、回肠长,消化道的特殊性,适合于肠道应激反应和肠道疾病的研究。

4. WHBE 兔具有较好的携氧能力。WHBE 兔的收缩压、舒张压和平均动脉压均显著高于日本大耳白兔和新西兰白兔,具有良好的心血管功能,能更好地反映药物对心脏功能的影响,适合于进行心功能和心血管疾病模型的实验研究。

5. WHBE 兔血液 pH 值、网织红细胞百分数明显低于日本大耳白兔和新西兰白兔,WHBE 兔的血液学参数指标与人类较为接近,尤其是人类的网织红细胞生成指数与人相近,是进行血液学研究的理想实验动物,也是研究人类贫血模型较好的实验动物。

6. WHBE 兔的 IgG、IgE 水平显著较低,IgA 免疫球蛋白缺乏,补体 C4 有 61.92％缺乏,对各种抗原的免疫反应敏感,抗体效价高,可应用于免疫学研究和抗血清制备、单克隆抗体的研制。

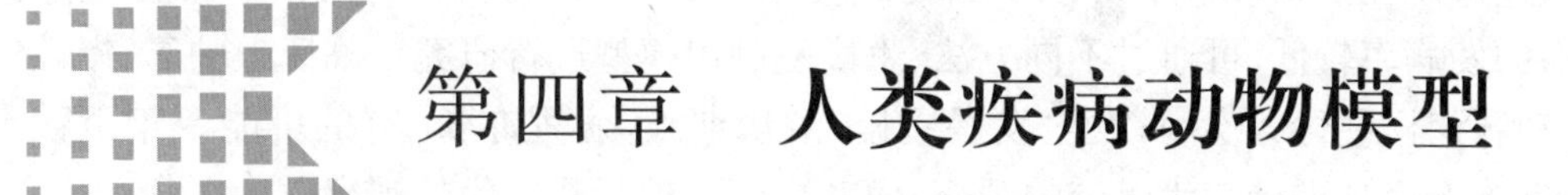

第四章　人类疾病动物模型

第一节　人类疾病动物模型概述

医学研究经常使用动物模型作为临床和实验假说的试验基础。人类疾病的发生发展是十分复杂的，要深入探讨其发病机制及其防治，离不开动物实验。许多研究不可能也不允许在人体上试验，因而可以通过在动物身上复制出类似人类的各种疾病及某些生命现象进行研究，并推论到人类，从而实现探索人类的生命奥秘，以及控制人类疾病的目的。

人类疾病的动物模型(animal model of human diseases)是指医学研究中建立的具有人类疾病模拟表现的动物实验对象和相关材料。

人类疾病动物模型的研究，实质上是实验动物的应用科学。研究者可利用各种动物的生物学特性和疾病特点，与人类疾病进行比较研究。长期以来，人们发现选用人体作为实验对象来推动医学发展是困难的，临床所积累的经验在时间和空间上都存在着局限性，许多实验在道义和方法上还受到不少限制；而动物模型的吸引力就在于它克服了这些缺点，因而受到越来越多的医学科研工作者的重视。随着人们对人类疾病动物模型的大量使用和不断研究，目前在模型制作和分类方面已建立了大家公认且比较完善的方法和理论。

本章根据实际情况简要介绍一些基本概念、动物模型的使用意义及一般制作方法，对于特定疾病动物模型的具体制作过程和实用性，仍需查阅有关文献，反复实践。

一、人类疾病动物模型的意义

(一) 避免人体实验造成的危害

由于道义上和伦理上的原因，某些研究如外伤、中毒、肿瘤等很难在临床上进行重复试验，而用动物代替人体做实验对象，就可以在人为设计的实验条件下反复观察和研究。因此，复制动物模型除了能克服在人体研究中经常会遇到的伦理和社会限制外，还允许采用某些不能应用于人体的方法和途径，甚至为了需要可以损伤动物组织、器官或牺牲动物。

(二) 提供发病率低、潜伏期长和病程长的疾病材料

遗传性、免疫性、代谢性和内分泌、血液等疾病在临床上发病率较低。研究人员可以

有意识地选用在动物种群中发病率高的或复制出各种模型进行研究探索，如再生障碍性贫血的发病率较低，可通过不同方法、手段复制出模型进行研究。临床上肿瘤、慢性气管炎、动脉粥样硬化等疾病，发生发展缓慢，潜伏期长，病程亦长，有的可能数年至数十年，在人体上很难进行三代以上的观察，而动物则可进行几十代的观察。

（三）在方法学上可增加实验材料的可比性

一般来说，疾病的发生是复杂的，病人的年龄、性别、体质、遗传，甚至社会因素都与疾病的发生发展有关。若采用动物来复制疾病模型，可选择相同品种、品系、性别、年龄、体重、活动性、健康状态，甚至遗传和微生物等方面严加控制的各种等级标准实验动物，用单一的病因作用复制成各种疾病模型，实验时也可严格控制温度、湿度、光照、噪声、饲料等条件。这样，对某种疾病及其过程的研究就可排除其他影响因素，使所得到的结果更准确，研究更为深入。

（四）简化实验操作和样品收集

动物模型作为人类疾病的“复制品”，可按所需采集各种样品，及时或分批收集动物标本，以了解疾病全过程，这在临床上是难以办到的。发展小型化实验动物更有利于动物的管理和实验操作。

（五）有助于更全面地认识疾病本质

某些病原体可使人类致病，又可引起动物感染。不同个体的临床表现各有特点，通过对人畜共患疾病进行比较研究，可以充分认识同一病原体在不同机体内引起的损害，对该疾病有更全面、更系统的了解，以确定疾病的发生机制。目前科研工作者大量开展动物模型的研究。

二、人类疾病动物模型的复制原则

动物模型对于正确阐明疾病及疗效机制是非常重要的，应遵循以下原则：

（一）相似性

在动物体上复制人类疾病模型，目的在于从中找出可以推广（外推）应用于人体的有关规律。外推法（extrapolation）要冒风险，因为动物与人不是同一种生物。例如在动物体内表现无效的药物不等于临床应用无效，反之亦然。因此，复制的模型应尽可能近似于人类疾病的情况，最好能够找到与人类疾病相同的动物自发性疾病模型。例如，大鼠自发性高血压就是研究人类原发性高血压的理想动物模型，小型猪自发性冠状动脉粥样硬化就是研究人类冠心病的良好动物模型，但这种与人类完全相同的动物自发性疾病模型毕竟是少数，往往需要加以人工复制。为了尽量做到与人类疾病相似，首先应注意动物的选择，以及临床症状、发病机理的相似性。

（二）重复性

理想的动物模型应是规范化的，能够准确地重复再现。为了增强动物模型复制时的重复性，应对影响因素进行严格控制，力求一致性。影响复制模型的因素很多，其主要因素为动物和环境。这些因素的一致性是动物模型复制重现性的可靠保证。

（三）可靠性

复制的动物模型应力求近似于人类疾病，并可特异地反映某种疾病或某种功能、代谢、结构变化，以及复制该种疾病的主要症状和体征，并经实验室检查或X线摄片、心电图、病理切片等证实。自发地出现某些相应病变的动物，不应选用。如铅中毒可用沙鼠作为动物模型，因为一般只有铅中毒时才会使沙鼠出现相应的肾病变；而大白鼠则不易用来作此模型，因它本身容易患动物地方性肺炎及进行性肾病，后者容易与铅中毒所致的肾病相混淆。

（四）适用性和可控性

复制动物模型时应考虑临床应用和易于控制其疾病的发展，以利于进行研究。例如雌激素能中止大鼠和小鼠的早期妊娠，但不能中止人的妊娠，因此选用雌激素复制大鼠和小鼠的中止早期妊娠动物模型是不适用的；有的动物对某一致病因子特别敏感，实验中无法控制，极易死亡，也不适用。如给犬腹腔注射粪便滤液引起腹膜炎，犬很快死亡（80％在24h内死亡），无法进行实验治疗观察，而且粪便剂量及细菌菌株不易控制，因此不能准确地重复实验结果。

（五）易行性和经济性

复制动物模型时，应遵循经济易行的原则。尽管灵长类动物与人类最相似，复制的疾病模型也很相似，但它稀少，价格昂贵，实验中多不采用。采用小动物（如大鼠、小鼠、地鼠、豚鼠等）同样可复制出相似于人类疾病的模型，而且它们遗传背景明确，体内微生物可控制，模型性状显著且稳定，质量和规格可任意选择，价廉易得，便于管理。

三、人类疾病动物模型的分类

（一）按产生原因分类

1. 诱发性动物模型（induced animal model）。

此模型又称实验性动物模型（experimental animal model），是指研究者通过使用物理的、化学的、生物的和复合的致病因素作用于动物，造成动物组织、器官或全身一定的损害，出现某些类似人类疾病时而出现的功能、代谢或形态结构方面的病变，即人为地诱发动物产生类似人类疾病模型。如切断犬的冠状动脉分支复制心肌梗死模型，应用羟基乙胺复制大鼠急性十二指肠溃疡模型。同一疾病可用多种方式、多种动物诱发类似的动物模型。如采用手术摘除狗、大鼠等动物的胰腺，化学物质链脲佐菌素损伤大鼠胰岛细胞来诱发糖尿病。还有近十年来发展迅速的转基因动物模型的建立。诱发性动物模型的特点在于制作方法简便，实验条件比较简单，其他因素容易控制，在短时间内可以复制大量的动物模型。但诱发的动物模型与自然产生的疾病模型在某些方面有所不同，而且有些人类疾病不能用人工方法诱发出来。

2. 自发性动物模型（spontaneous animal model）。

自发性动物模型是指实验动物未经任何人工处置，在自然条件下发生的或由于基因突变的异常表现，通过遗传育种保留下来的动物模型。其中主要包括近交系的肿瘤疾病模型和突变系的遗传疾病模型，如自发性高血压和脑卒中大鼠、自发性糖尿病地鼠、青光眼兔、肥胖症小鼠等。但它也有缺点，目前所发现的种类有限，来源比较困难。

而且疾病模型的动物饲养条件要求高，需一定的时间，若大量使用尚有一定的困难。

3. 抗疾病型动物模型(negative animal model)。

抗病动物模型是指特定的疾病不会在某种动物身上发生，从而可以用来探讨为何这种动物对该疾病有天然的抵抗力。如哺乳动物均易感染血吸虫病，而居于洞庭湖流域的东方田鼠(*Orient hamster*)却不能复制血吸虫病，因而可用于血吸虫感染的机制和抗病的研究。

4. 生物医学动物模型(biomedical animal model)。

生物医学动物模型是指利用健康动物的生物学特征来提供与人类疾病相似的疾病模型。兔甲状旁腺分布比较分散，位置不固定，有的附着在主动脉弓附近，摘除甲状腺不影响甲状旁腺功能，是摘除甲状腺实验较理想的动物模型；沙鼠缺乏完整的基底动脉环，左右大脑供血相对独立，是研究脑卒中的理想模型。但这类动物模型与人类疾病存在着一定的差异，研究人员应加以分析比较。

(二) 按系统范围分类

1. 疾病的基本病理过程动物模型(animal model of fundamentally pathologic processes of disease)。

疾病的基本病理过程动物模型是指各种疾病共同性的一些病理变化过程模型。致病因素在一定条件下作用于动物，使动物组织、器官或全身造成一定病理损伤，出现各种功能、代谢和形态结构的某些变化。这种动物模型的致病因素不是某种疾病所特有的，而是各种疾病都可能共同发生的某些变化，如发热、炎症、休克、电解质紊乱等疾病的基本病理过程。这类动物模型是研究疾病机制和药物筛选的理想方法。

2. 各系统疾病动物模型(animal model of different system diseases)。

各系统疾病动物模型是指与人类各系统疾病相应的动物模型，如消化、呼吸、泌尿、心血管、神经等系统疾病相应的动物模型。

(三) 按模型种类分类

疾病模型的种类包括整体动物、离体器官和组织、细胞株和数字模型。整体动物模型是常用的疾病模型，也是研究人类疾病常用的手段。

(四) 按中医药体系分类

中医药动物模型经30余年的研究，已形成独特的较完整的体系。如独特的理论体系："辨证论治"；独特的评价标准：证、病、症；独特的认识特色：审证求因。中医药动物模型为中医基础病理学、基础药理学研究提供了重要依据。根据中医证分类，动物模型可分为阴虚、阳虚动物模型，气虚动物模型，血虚动物模型，脾虚和肾虚动物模型，厥脱证动物模型等。按中药理论分类，有解表药、清热药、泻下药、祛风湿药、止血药、化痰药、补益药、理气药等动物模型。

第二节 医学实验中常用自发性疾病动物模型

在长期的饲养繁殖过程中，实验动物也会发生各种疾病，有些疾病是由基因突变引起的，并能遗传给后代，实验动物工作者将这些突变基因保持下来，培育成携带不同突变基因的实验动物品系，成为人类遗传性疾病的良好动物模型，如高血压大鼠、自发性肿瘤大鼠和小鼠、糖尿病大鼠和小鼠、免疫性疾病动物模型等。

一、自发性高血压动物模型

目前，有 8 个品系的遗传性高血压大鼠，即遗传性高血压品系(GH)、自发性高血压品系(SHR)、中风型高血压品系(SHR/SP)、盐敏感品系(DS)、米兰种高血压品系(MHS)、Munster 品系(SHM)、Sabra 高血压品系(SBH)和 Lyon 高血压品系(LH)。此类动物模型与人类高血压的相似之处包括：① 由遗传因素产生；② 高血压早期无明显器官病变；③ 血压随鼠龄增长而增高；④ 血管总外周阻力明显升高；⑤ 随着疾病发展可出现心、脑、肾等并发症，使用降压药等治疗措施可以预防和减轻疾病，减少并发症的发生；⑥ 应激和高盐饮食等因素可加速高血压的发展并加重并发症。主要差异在于：① 它是通过选择性繁殖得到的，与人类发病有一定区别；② 甲状腺和免疫功能存在异常。目前使用最多的是 SHR、DS 和 MHS，特别是 SHR，国内已有多家单位进行饲养繁殖。

二、自发性糖尿病动物模型

常用自发性糖尿病的模型动物有 BB 大鼠、WBN/Kob 大鼠、GK 大鼠、Zucker 肥胖大鼠、BHE 大鼠、ob/ob 小鼠、db/db 小鼠和 KK 小鼠等。这些动物都可发生肥胖、高胰岛素血症、高血糖症和胰岛肥大症等疾病。其后在 db/db 小鼠中发现其胰脏 β 细胞变性、血中胰岛素含量减少，出现重症高血糖、酮中毒等胰岛素缺乏型病态。但其他小鼠的 β 细胞尚未达到变性。肥胖、高胰岛素血症和血糖值也在达到峰值后趋于正常，几乎不发生糖尿病性血管性疾病。因此，这些动物作为人的疾病模型既有其优越性也有其局限性。

1. BB 大鼠。选育自 Wistar 大鼠，是 1 型糖尿病的良好模型。其发病与自身免疫性毁坏胰岛 β 细胞引发胰腺炎和胰岛素缺乏有关。大鼠通常在 60～120 日龄时发病，数天后就出现严重的高血糖、低胰岛素和酮血症。给予免疫抑制剂、切除新生鼠胸腺等方法可预防糖尿病的发生，说明自身免疫参与发病过程。

2. OLETF 大鼠。2 型糖尿病的模型。胰岛素抵抗、高血糖、高胰岛素血症、中度肥胖、高甘油三酯血症是其主要特征。发病率有性别差异，25 周龄雄性 OLETF 大鼠的发病率达 100%。OLETF 大鼠的糖尿病受多基因控制，通过数量、性状遗传位点分析已揭示了一些关键的致病基因位点。

3. Zuker fa/fa 大鼠。典型的高胰岛素血症肥胖模型。动物有轻度糖耐量异常，高胰岛素血症和外周胰岛素抵抗，无酮症表现，类似人类的非胰岛素依赖性糖尿病。血糖正常或轻度升高。研究表明，该鼠的肥胖与血脑屏障上的瘦素载体减少有一定关系，瘦素由载体载入中枢神经系统与受体结合能启动调节摄食和机体能量平衡机制。

4. GK 大鼠。该鼠由 Goto 等于 1975 年通过对 Wistar 大鼠进行口服葡萄糖耐量试验并筛选高血糖的个体进行培育而来。表现为胰岛素分泌不全、胰岛素抵抗、胰岛纤维化、非肥胖等典型2型糖尿病特征。大鼠在长期糖尿病后会出现各种并发症，如肾病和神经系统疾病。

5. LEW.1AR1/ztm－iddm大鼠。1型糖尿病模型。由LEW大鼠MHC单倍型自发突变而来。约2月龄时发病，发病率20%，无性别差异。以高血糖和糖尿、酮尿、多尿为特征。胰岛被炎性细胞浸润，发生胰腺炎的部位β细胞迅速凋亡。

6. WBN/kob大鼠。WBN/kob大鼠是瑞士巴士德老人病研究所及德国波恩大学病理学研究所利用了50年的时间从Wistar系的WBN大鼠作近亲交配得来。1980年，日本国立卫生研究所在对WBN/kob大鼠的长期观察中发现，此品系大鼠在年龄的增加时有尿糖阳性、低体重、白内障、高血糖等症状出现，因而将此动物培育成了新的自发性糖尿病动物模型。WBN/kob的胰岛素分泌不全，对于外因性胰岛素有高感受性，低体重等与BB大鼠、NOD小鼠很类似，但和NOD小鼠的性别差异则相反，WBN/kob的发病年龄很晚，发病经过很缓慢，和BB大鼠、NOD小鼠有明显的不同。

7. BHE大鼠。BHE大鼠种群最初由宾夕法尼亚州立大学品系的黑白头巾鼠和耶鲁品系的白大鼠交配而来。BHE大鼠只在成熟期才发生糖尿病。50日龄BHE大鼠有高胰岛素血症，伴随葡萄糖耐量降低和胰岛素抵抗。往后，BHE大鼠高胰岛素血症减轻，胰腺胰岛素贮量减少，且显示轻度的高血糖和高脂血症。

8. NOD小鼠。该小鼠是1型糖尿病的良好模型。发病初期就表现出高血糖、尿糖、多饮、多尿、消瘦、胰岛素低下等症状。如果没有外源胰岛素治疗，1～2个月死亡，通常死于酮血症。免疫系统在糖尿病的发生和发展中起重要作用，β细胞损伤继发于自身免疫过程，引起低胰岛素血症。雌性NOD小鼠的发病率显著高于雄性，且发病早。

9. ob/ob小鼠。为2型糖尿病模型。纯合子动物表现肥胖、高血糖和高胰岛素血症。该小鼠因Leptin(ob基因产物)缺乏而引起肝脂肪生成和肝糖原异生，高血糖又刺激胰岛素分泌，引起胰岛素抵抗的恶性循环。

10. KK小鼠。是糖尿病典型的多基因疾病动物模型。表现2型糖尿病特征。具有高血糖症、高胰岛素血症、胰岛素抵抗等症状。如果将黄色肥胖基因导入KK小鼠，其肥胖和糖尿病症状更为明显。

11. db小鼠。是近交系C57BL/KS小鼠单隐性基因突变后培育出来。具有肥胖、胰岛素抵抗、高血糖、高胰岛素血症、高甘油三酯血症等特征，其表现类似于人类的2型糖尿病。

12. NSY小鼠。具有2型糖尿病特征。由远交Jcl－ICR小鼠根据葡萄糖耐量选育而成。其糖尿病的发生具有年龄依赖性。24周龄时胰岛素分泌功能已严重受损，48周龄的累积发病率雄性为98%，雌性为31%。各年龄阶段都不表现严重的肥胖和明显的高胰岛素血症，胰岛也无肿大或炎性变化。胰岛β细胞分泌胰岛素功能受损和胰岛素抵抗可能是NSY小鼠发生NIDDM的机制，与人类NIDDM发病机理相似。

13. NZO小鼠。NZO小鼠是从发展为NZB黑色品系的一对刺鼠开始的混杂种群中的肥胖小鼠选择性近亲杂交而来的。NZO小鼠呈现肥胖、轻度高血糖、葡萄糖耐量降低、高胰岛素血症和胰岛素抵抗。动物月龄越大，高血糖和葡萄糖耐量降低越重。6月龄NZO小鼠可见肾病发生，且具有自身免疫性疾患高发倾向。

三、自发性肿瘤动物模型

实验动物中自发性肿瘤的发生率、肿瘤类型与动物种属、品系有关，其中以啮齿类动物自发性肿瘤最常见，也最有实用价值。实验动物自发性肿瘤的发生条件比较接近自然，再现了肿瘤在机体发生、发展的全过程，可通过细致观察和统计分析发现潜在的致癌因素，并可用于观察遗传因素与肿瘤发生的关系。同时，许多动物自发性肿瘤的组织发生、临床过程和病理形态学均与人类肿瘤相似，与实验性肿瘤模型相比，自发性肿瘤模型的动物实验结果更利于推及于人。但自发性肿瘤模型具有肿瘤发生情况参差不齐、获得病程相似的肿瘤材料时间较长、肿瘤生长速度较慢、实验周期较长、实验耗费较多等缺点，这些缺点对自发性肿瘤动物模型的研究推广有一定限制。

1. 自发性乳腺肿瘤。

乳腺肿瘤发生受多种因素的诱导和调节，包括病毒、化学致癌物质、辐射、激素、遗传背景、饲料及免疫状况等，其中病毒是最重要的因素。乳腺肿瘤是啮齿类动物最常见的自发肿瘤，部分动物可出现肺转移，肿瘤发生均在出生 1 年以后。小鼠品系中乳腺肿瘤高发品系为 C3H、A 系、DBA/2 等，而 C57BR、C57BL、AKR 等品系小鼠中自发性乳腺肿瘤发生率则较低。其中 C3H 繁殖雌鼠乳腺肿瘤发生率接近 100%，A 系繁殖雌鼠群发生率为 80%～84%；而 BALB/c 雌鼠发病率为 3%，C57BL/6J 生产雌鼠发病率则仅为 1%。各大鼠品系的老年雌鼠乳腺肿瘤常见，如 SD 大鼠乳腺肿瘤发生率约为 55%，WN 大鼠恶性乳腺肿瘤发生率为 30%～50%，F344 大鼠乳腺癌发生率为 41%。

2. 自发性肺肿瘤。

小鼠自发性肺肿瘤发生率较高，主要为肺腺瘤和肺腺癌，其肿瘤发生率与小鼠品系和年龄有关。如 18 月龄 A 系小鼠，肺肿瘤可达 90%；SWR 小鼠 18 月龄以上发生率为 80%；PRA 系老年生产雌鼠发生率为 77%；但 C57BL、DBA/1 等其他一些小鼠品系肺肿瘤发生率通常低于 10%，包括大鼠在内的其他实验动物肺肿瘤发生率报道也不多。

3. 自发性肝肿瘤。

自发性肝肿瘤多见于小鼠，其他实验动物少见。小鼠自发性肝肿瘤常见于肝细胞，胆管细胞肿瘤罕见。不同品系小鼠自发性肝肿瘤的发生率不同，且雌性发生率低于雄性，尤其是生育雌鼠更低。14 月龄以上雄性 C3Hf 系、C3H 系及 C3H/He 小鼠发生率分别为 72%、85%和 80%左右，CBA/J 雄鼠发病率为 65%，而 C57BL/6J、A/J 等品系则为肝脏肿瘤低发病系。

4. 自发性白血病。

小鼠自发性白血病以淋巴细胞性白血病为主，C58、AKR、Afb 等品系小鼠为高发品系，其中 8～9 月龄 AKR 小鼠发生率为 80%～90%，雌性略高于雄性，以 AKR/N 为常见；8～9 月龄 Afb 小鼠发生率雌鼠达 90%，雄鼠为 65%；C58 系小鼠 12 月龄内发生率可达 95%～97%，雌鼠比雄鼠发生率高。F344 和 WF 大鼠常见单核细胞性白血病，发生率约为 16%。

5. 自发性淋巴肉瘤。

35 周龄 PBA 系小鼠发生率 100%，无性别差异；C3H/Fg 亚系育成雌鼠发生率为

96%,雄鼠为89%。其他小鼠品系自发性淋巴肉瘤少见。

6. 自发性卵巢肿瘤。

BALB/c、C3H系小鼠均为卵巢瘤高发品系,其中BALB/c生产雌鼠发病率为75.8%;C3H系中C3HeB/Fe 19月龄生产雌鼠发病率为64%,育成雌鼠为22%;C3HeB/De亚系24月龄未生育雌鼠发病率为47%,21月龄生育雌鼠为37%,多产者为29%。

7. 自发性胃肠道肿瘤。

I系小鼠胃肿瘤自发率可达100%,NZO系小鼠十二指肠肿瘤发生率雌鼠为20%、雄鼠为15%。雄性WF系大鼠结肠癌发生率为38.1%,雌鼠结肠癌发生率为27.6%。其他品系大小鼠胃肠道肿瘤发生率均较低或不发生。

8. 自发性垂体瘤。

30月龄C57BL/6J雌小鼠发生率为75%,用求偶素作用后几乎达100%。垂体腺瘤发生率F344大鼠雌鼠、雄鼠分别为36%和24%,BN系大鼠雌鼠、雄鼠分别为26%和14%,WF系雌大鼠垂体肿瘤发生率为27%。自发性垂体瘤发生率ACI系大鼠雌鼠为21%,雄鼠为5%;而SD大鼠仅为3%~13%。

9. 自发性肾上腺瘤。

小鼠品系中以CE系、NH系小鼠自发率较高。6月龄后CE系雄鼠性腺切除后发生率达100%,7月龄后雌鼠性腺切除后发生率为79%;小鼠品系中约10%的老年小鼠可见肾上腺结节样增生及腺瘤,6月龄时做性腺切除,可提高腺瘤发生率。BUF/N、M520/N和OM/N三个品系大鼠常见肾上腺皮质腺瘤,其发生率分别为25%、60%~85%、94%。

10. 自发性睾丸瘤。

雄性F344老年大鼠睾丸间质细胞瘤发病率可高达86%,ACI系雄鼠自发性睾丸瘤为46%,M520系大于18月龄的育成雄鼠35%有间质细胞瘤,其他品系的大鼠睾丸瘤发生率相对较低。小鼠及其他实验动物自发性睾丸肿瘤发生率也较低。

四、免疫缺陷动物模型

免疫缺陷动物(immunodeficient animal)是指由于先天性遗传突变或用人工诱导方法建立的一种或多种免疫系统组成成分缺陷的动物。免疫缺陷动物由于动物体内免疫系统的缺陷,可根据不同的实验需要进行生物医学研究,从而促进了免疫学、肿瘤学等学科的发展。

1. T淋巴细胞缺陷动物模型。该模型胸腺缺陷、细胞免疫功能丧失。表现为无毛、裸体,用“nu”表示裸基因符号。代表动物主要有裸小鼠、裸大鼠。

(1) 裸小鼠(nu)。

裸小鼠是指先天性无胸腺、无毛的裸体小鼠,常简称裸小鼠。导致这种异常状态的裸基因(nu)是一个隐性突变基因,位于11号染色体上。目前裸基因已经回交到不同的小鼠品系中,即将其导入不同的遗传背景。带有裸基因的小鼠品系包括NIH-nu、BALB/c-nu、C3H-nu和C57BL/6-nu等。各个品系裸小鼠因其遗传背景不同,所表现的细胞免疫反应和实验检查指标也不尽相同。带有纯合裸基因的小鼠具有两个主要的缺陷特征：① 毛发生长发育异常，表现为全身形似无毛，呈裸体外表；② 无胸腺，仅有胸腺残迹或仅有异常的胸腺上皮，这种上皮不能使T细胞正常分化，缺乏成熟T细胞的辅助、抑制及杀伤功能，因而细胞免疫力低下，不能执行正常T细胞功能。此外，B细胞功能基本正常，成年裸小鼠(6～8周龄)较普通鼠有较高水平的自然杀伤(NK)细胞活性，但幼鼠(3～4周龄)的NK细胞活性低下，裸小鼠粒细胞数比普通小鼠低。裸小鼠问世50多年来，已广泛应用于肿瘤学、微生物学、免疫学、寄生虫学、毒理学等基础医学和临床医学的研究中。

(2) 裸大鼠(nude rat)。

裸大鼠(nude rat)在1953年由英国Rowett首先发现，基因符号为rnu，纯合子裸大鼠(rnu/rnu)。具有与裸小鼠基本相似的特征，无胸腺，缺乏功能性T淋巴细胞，B细胞功能基本正常，NK细胞活力增强，抵抗力差，易患呼吸道疾病，繁殖方法与裸小鼠相同。裸大鼠同样能接受人类正常组织和肿瘤的异种移植，但因其体型大，用一只裸大鼠可为常规血液学和血清生物化学分析实验提供足够的血样，也可为各种研究提供足够的瘤组织，同时裸大鼠易于进行外科手术，为各种部位肿瘤移植和肿瘤供血研究提供了方便。

2. B淋巴细胞缺陷动物模型。

该模型代表动物为XID小鼠，特点是B淋巴细胞功能减退，为X-链隐性突变系，基因符号为“Xid”。纯合型雌鼠(Xid/Xid)和杂合型雄鼠(Xid/Y)对Ⅱ型抗原(非胸腺依赖性抗原)如葡聚糖、肺炎球菌脂多糖以及双链DNA等没有反应。对胸腺依赖抗原缺乏抗体反应，血清中IgG、IgM低下。如果移植正常鼠的骨髓到Xid宿主，B细胞缺损可得到恢复。相反，把Xid鼠的骨髓移植给受放射线照射的同系正常宿主，其仍表现为不正常的表型，T细胞功能正常。该模型是研究B淋巴细胞的发生、功能与异质性最理想的动物，其病理与人类Brnton丙球蛋白质缺乏症和Wiskott-Aidsch综合征相似。

3. NK细胞缺陷动物模型。

Beige(bg)小鼠为NK细胞活性缺陷的突变系小鼠，bg是隐性突变基因，位于13号染色体上。纯合的小鼠(bg/bg)被毛完整，但毛色变浅，耳廓和尾尖色素减少，出生时眼睛颜色很淡。这种小鼠表型特征与人的齐-希综合征相似。其内源性NK细胞功能缺乏，是由于细胞溶解作用的识别过程受损伤所致。纯合bg基因同时还损伤细胞毒T细胞功能，降低粒细胞趋化性和杀菌活性，延迟巨噬细胞调节的抗肿瘤杀伤作用的发生。该基因还影响溶酶体的发生过程，导致溶酶体膜缺损，使有关细胞中的溶酶体增大，溶酶体功能缺陷。由于溶酶体功能缺陷，bg对化脓性细菌感染非常敏感，对各种病原因子也都较敏感，所以这种小鼠要在无特殊病原体环境中才能较好地生存。繁殖采用在纯合子之间进行。

4. 严重联合免疫缺陷小鼠。

(1) SCID小鼠。

SCID小鼠是一种患SCID遗传病的小鼠，是自发性突变个体，由美国费城Fox-Chase癌症研究中心于1983年首次发现。此突变型小鼠血清中缺乏免疫球蛋白，SCID小鼠的所有T和B淋巴细胞功能测试均为阴性，对外源性抗原无细胞免疫及抗体反应，体内缺乏携带前B细胞、B细胞和T细胞表面标志的细胞。但是，其非淋巴性造血细胞分化不受突变基因的影响，巨噬细胞、粒细胞、巨核细胞、红细胞等呈正常状态。NK细胞及淋巴因子激活(LAK)细胞也呈正常状态。值得注意的是少数SCID小鼠可出现极小程度的免疫功能恢复，此即为SCID小鼠的渗漏现象。其渗漏特征不遗传，但与小鼠年龄、品系、饲养环境有关。在SPF环境下，SCID小鼠寿命可达1年，两性均能生育，但胎仔数只有3～5个。

SCID小鼠的血－淋巴系统生成状况及分子关系已有深入研究，尤其是科学家们通过移植人类免疫组织或免疫细胞，使SCID小鼠具有人类部分免疫系统(称之为SCID-hu小鼠)，使之应用范围进一步扩大到用于研究人类生物学、病理学和治疗学等领域。SCID鼠目前已广泛应用于免疫细胞分化和功能的研究。SCID-hu小鼠在美国加州被用于研究人免疫缺陷病毒(HIV)的致病性，他们用被HIV感染的SCID-hu小鼠研究获得性免疫缺陷综合征(AIDS)的发展过程与HIV病毒感染人T淋巴细胞的机理。SCID-hu小鼠尚可应用于致癌病毒，如致淋巴瘤或血癌病毒的研究；试验抗病毒药物和疫苗的研究，特别是那些不能用人来测试或筛选药物的病毒。

在免疫学方面，SCID-hu小鼠可用于研究人类免疫系统的发育过程，用于制备人单克隆抗体，以解决目前存在的不能用人来进行体内免疫研究的问题，用于器官组织移植研究及肿瘤学研究。

综上所述，SCID小鼠和SCID-hu小鼠已广泛应用于人类生理学、病理学、病毒学、免疫学和血液病学的研究，也可应用于药物筛选和疫苗效应与安全性的试验，其应用前景十分可观。

(2) Motheaten小鼠。

Motheaten小鼠突变基因(me)位于第六对染色体上，出生后2 h内即可出现皮肤脓肿，有严重联合免疫缺陷，表现为对胸腺依赖和不依赖抗原均无反应。对T、B细胞分裂素的增殖反应严重受损，细胞毒和NK细胞活性减低。纯合型(me/me)还伴有自身免疫的倾向，免疫复合物可沉积在肾、肺、皮肤。该系小鼠对判别生命早期免疫功能缺陷和某种自身免疫性疾病发生都是有用的模型。

5. T、B、NK细胞功能三联免疫缺陷小鼠。

国外将分布于三种小鼠的三个隐性突变基因即NK细胞缺陷的beige基因、T细胞缺陷的nu基因以及B细胞缺陷的xid基因经过杂交、筛选并导入，育成了T、B、NK细胞三联免疫缺陷的beige-nude-xid小鼠。中国药品生物制品检定所孙靖等在自行育成单一T细胞功能缺陷型的PBI/l裸小鼠(615/PBl)的基础上，将C57BL/6J-beige小鼠的bg基因，通过反复杂交和回交，导入PBI/1裸小鼠中，从而获得T、NK细胞双缺陷的PBI/2-beige(615B6/PBI于beige)裸小鼠，其NK细胞活性明显低于PBI/1裸小鼠和BALB/c裸小鼠。在此基础上，他们用T、NK细胞联合缺陷的PBI/2-beige裸小鼠作为供体动物，B细胞功能低下的CBA/N小鼠作为受体动物，采用杂交—回交和回交—互交导入法将具有PBI/2遗传背景的"bg"和"nu"基因导入CBA/N小鼠中，培育成功了三联(T、B、NK细胞)免疫缺陷的PBI/3xid. beige裸鼠(CB. 615/PBI-xid. beige裸鼠)。此外，陈桦等将Beige小鼠NK细胞缺陷基因导入SCID小鼠体内，也得到T、B、NK细胞功能三联免疫缺陷小鼠(B. C. B-17SCID-beige小鼠)。

五、自发性小鼠系统性红斑狼疮模型

现国内常用的自发性小鼠系统性红斑狼疮(SLE)有NZB/W(杂交1代)小鼠、BXSB小鼠及MRL/lpr小鼠三个品系。NZB/W小鼠是由黑色的NZB小鼠与白色NZW小鼠杂交产生的杂交1代小鼠,NZB/W小鼠雌性发生SLE样表现较早,半数病死率月龄为8个月,雄性发病晚,为15个月。BXSB小鼠是由米黄色雄性SB/Le小鼠与黑色雌性C57BL/6J小鼠杂交而来,因为Y染色体上有加重自身免疫的基因位点,故雄鼠发病早且重,其半数病死率为5.5个月,雌鼠发病晚,半数病死率为20个月。MRL/lpr小鼠的遗传背景较复杂,其基因组成75%来源于LG小鼠,13%来源于AKP小鼠,12%来源于C3H小鼠,0.3%来源于C57BL/6小鼠,lpr为淋巴细胞增殖(lymphoid proliferation)基因的缩写,本品系小鼠无论雌雄,均发病较早,半数病死率为4.5个月。这些自发性小鼠SLE模型不足之处在于SlE发病均较晚,周期长,不容易控制实验过程。

第三节　医学实验中常用诱发性疾病动物模型

通常情况下,除传染病外,一般疾病很难在临床上获得大量的定性材料。诱发性动物疾病模型不仅在群体数量上容易达到要求,且可通过投服一定剂量药物或移植一定数量肿瘤等方法,取得条件一致、数量较大的模型材料。因此,利用动物疾病模型研究人类疾病,可以克服人类疾病发生发展缓慢、潜伏期长、病因多样,以及其他疾病等因素的干扰;并可采用单一病因,在短时间内复制出典型的动物疾病模型,对于研究人类各种疾病的发生、发展规律和防治疾病的疗效机理等是极为重要的手段和工具。

一、心血管系统疾病动物模型

心血管系统疾病动物模型主要有心肌炎、心包炎、心肌梗死、高血压、动脉粥样硬化等动物疾病模型,常用的实验动物有大鼠、小鼠、狗、猪,小鼠主要用于心肌炎动物模型的制作,大鼠、狗大多用于心肌缺血模型的制作,小型猪在动脉粥样硬化方面的应用越来越多。

1. 心肌炎动物模型。

柯萨奇病毒感染引起的小鼠心肌炎模型,用体重18～22g近交系小鼠,经小鼠腹腔接种0.2ml柯萨奇B3m病毒液(CVB3m,Nancy株)即可建立重症病毒性心肌炎模型。小鼠从第3d开始绝大多数有竖毛、双后肢瘫软、拒食和稀便等表现。病理检查显示从第4d开始小鼠心肌有变性、炎症、坏死、心包炎、钙化等病理改变,且多数小鼠心肌病变程度较重,部分小鼠心肌有弥漫性炎症、坏死出现,与临床病毒性心肌炎模型的病理改变一致。

2. 心肌梗死动物模型。

结扎冠状动脉左前降支所致的急性心肌梗塞模型,实验犬用戊巴比妥钠30mg/kg静脉注射麻醉,同时经口插入麻醉用气管导管,接人工呼吸机,以16次/min频率,按呼

吸比1.5∶1进行人工呼吸，调节潮气量。将动物右侧卧固定于手术台上，于右侧腹股沟处分离股静脉，插入导管作输液用。于左侧胸壁第3、4肋间开胸，用扩张器张开胸腔，距膈神经2cm处沿神经走向剪开心包，然后将心包缝合于胸壁，充分暴露心脏；在冠状动脉左前降支第二至第三分支间游离冠状动脉，其下穿线2根，将30点心外膜电极四角用心血管无损伤连线缝合针缝合于心脏表面，电极间距8mm，同步描记正常肢体导联Ⅰ、Ⅱ、Ⅲ和加压肢体导联aVR、aVL、aVF，然后描记表面30点心电图。术后30min开始结扎。采用Harris两步结扎法：首次结扎前2min，从股静脉注射利多卡因5mg/kg，在结扎时加入一个6号注射针，结扎后拔去；在首次结扎后30min，行第二次结扎。第二次结扎后连续观察心外膜心电图变化，测出各点心电图ST段位移总和(∑-ST)值和ST段位移≥2mv的心电导联数(N-ST)。3h左右处死动物，迅速取出心脏，切去心房及右心室，放入冰箱速冻1h，在冠脉结扎线下平行于冠状沟将心室等厚切成5片，放入0.1%硝基四氮唑蓝(N-BT)溶液中，于37℃恒温水浴振摇染色10min。正常心肌染为暗蓝色，梗塞区心肌不着色，为浅红色，利用图形分析软件计算出梗塞区面积占左心室面积的百分比。

3. 高血压动物模型。

(1) 肾血管性高血压模型。

犬、兔、大鼠均可进行模型制作。动物常规麻醉后仰卧位固定，无菌手术打开腹腔，小心分离左侧肾动脉，用“U”形银夹夹在肾动脉上，以血流量在狭窄后下降50%～70%为宜。对侧肾脏可以根据试验要求保留、切除或进行肾动脉狭窄，也可以在第一次手术后如认为动物血压升高不理想再进行第二次手术，将对侧肾切除或肾动脉狭窄。一般以动物6周后收缩压大于21.3kPa(160mmHg)者作为肾血管性高血压动物。在一定时间范围内，动物血压升高速度和程度与动脉狭窄程度成正比。如果肾动脉狭窄不够，则动物不能形成高血压或仅形成短暂的高血压；如果过度狭窄，则易引起肾坏死，动物可能因为严重肾功能不全而导致死亡，或单侧肾功能丧失，对侧肾功能完全代偿而不形成高血压。

(2) 应激性高血压模型。

12周龄雄性Wistar大鼠，实验前给以应激刺激，选择表现迅速地逃避、尖叫、竖尾、喘息并不易适应者为本模型动物。选用刺激脉冲随机变动的足底电击结合噪声的复合刺激，刺激脉冲电源强度以不造成损伤，但引起强烈反应为准。电流0.1～0.8mA，脉冲间隔为20～150ms，波宽2～20ms，刺激电压输出为75～150V可调。实验组大鼠每天上午、下午各接受1次应激刺激，共15d。分别在施以应激刺激的前1d及应激刺激的第3d、6d、9d、12d、15d的应激后0.5h用尾套法测量血压、心率，并观察其行为变化。制备不同应激时间的模型，周期为应激3d、6d、9d、12d、15d。应激过程中大鼠血压均显著升高，在6d内迅速升高为应激后血压最高值，此后较稳定地保持在这一高水平。心率在应激后第3d明显增加。

4. 动脉粥样硬化动物模型。

(1) 高脂高胆固醇饲料致兔动脉粥样硬化动物模型。

体重2.0～2.5kg新西兰兔，每天给予含1.5%胆固醇的饲料80g/(kg·d)，自由摄水，喂养12周。动物饲喂12周后，其血清TC、LDL－C水平均显著升高，主动脉管壁有大量黄白色脂样物向管腔突出，并连成片状，血管内膜显著增厚，斑块隆起明显，内含大量泡沫细胞，巨噬细胞的数量明显增多，且多位于内膜斑块的中下部分。以高脂肪高胆固醇饲喂造模，成模后血脂变化显著，为伴高脂血症的动脉粥样硬化模型；经 3～4 月可形成明显的动脉粥样硬化症，其病理改变与人体发生的病变相似；但兔的脂代谢与人体的脂代谢差异较大；病变的解剖分布以胸动脉为主，冠状动脉病变多呈现在心脏的小动脉，而人主要发生在冠状动脉的大分支。

(2) 高脂＋内皮损伤致小型猪颈动脉粥样硬化模型。

体重 15kg 左右小型猪，术前 8h 禁食，肌注氯胺酮 5mg/kg，继之穿刺耳缘静脉，持续静滴氯胺酮 0.1 mg/(kg. min)维持。手术切开暴露右侧股动脉，穿线后提起。用 18G 穿刺针直视下穿刺股动脉，导入造影导管，送入一侧颈总动脉起始端，快速推入 75％泛影葡胺 15～20ml 造影；同样对另一侧行造影检查，证实无血管变异。交换入 6mm 球囊导管至右侧颈总动脉中段，给球囊充气至 608～891kPa，持续 30s，间隔 60s，重复 3 次后，保留球囊内压力 101～304kPa 来回拖拉球囊 5 次，退出球囊导管，造影证实扩张成功后退出导管。术后喂养高脂饲料(基础饲料 49.0％、蛋黄粉 20.0％、猪油 15.0％、花生油 15.0％、食盐 1.0％)12 周。造模后 12 周，损伤侧颈动脉均出现粥样硬化斑块，内膜增厚，可见大量泡沫细胞，中膜肌层内平滑肌细胞和细胞间质减少，代之以大量泡沫细胞，纤维组织增生，粥样斑块形成，内膜、中膜均可见炎细胞浸润并部分钙化灶，内膜中可见新生毛细血管。

二、消化系统疾病动物模型

消化系统动物疾病模型主要有食管疾病动物模型、胃疾病动物模型、肠疾病动物模型、肝疾病动物模型、胆囊疾病动物模型、胰腺疾病动物模型等，常用的实验动物有大鼠、小鼠、豚鼠、狗等，大鼠、小鼠在各种疾病模型中均有应用，在胆结石症研究中主要用豚鼠，目前实验研究中应用较多的是肝脏疾病和胃疾病动物模型。

1. 急性胃溃疡动物模型。

幽门结扎诱发急性胃溃疡动物模型，成年大鼠，禁食不禁水 48h，乙醚麻醉，切开腹壁，暴露胃，钝头镊子将胃引出腹腔，在幽门和十二指肠的交接处用手术线将其结扎，然后将胃原位放回，缝合腹壁。术后将动物置于铁丝笼中，禁食禁水，15～19h 后放血处死，摘下全胃，收集胃液，离心 10min(3000r/min)，吸取上清液，量其体积、测其酸度及胃蛋白酶活性，然后沿胃大弯将胃剪开展平，观察黏膜溃疡损伤情况，计算溃疡数、溃疡面积，换算成溃疡指数，并行组织形态学检查。模型动物胃内胃液积滞，总酸度增加，胃蛋白酶活性增强，前胃部黏膜充血水肿，有明显出血点及点状、条索状溃疡灶或坏死灶。光镜下见白细胞浸润和组织坏死，溃疡深达肌层。幽门结扎法为 Shay's 传统经典大鼠胃溃疡模型法。结扎幽门后，胃液滞留胃中，胃壁防御能力减弱，导致溃疡形成。本模型通常采用胃液总酸度、胃蛋白酶活性、溃疡指数等指标进行病情判测，模型复制成功率为 85％～100％。

2. 脂肪肝动物模型。

(1) 高脂饲料诱发脂肪肝模型。

成年大鼠，每日喂养含 2％胆固醇、10％猪油、0.3％胆酸钠等成分的高脂饲料，连续

8周；或成年兔，每日喂食含1%胆固醇、10%猪油的高脂饲料，连续12周。大鼠血中总胆固醇(TC)、甘油三酯(TG)、游离脂肪酸（FFA)、极低密度脂蛋白(VLDL)、碱性磷酸酶(ALP)、丙氨酸氨基转移酶(ALT)、天冬氨酸氨基转移酶(AST)及肝组织中总胆固醇(TC)、甘油三酯(TG)、游离脂肪酸(FFA)、谷胱甘肽过氧化物酶(GSH－Px)、丙二醛(MDA)的含量增加，AOX表达增高；肝脏全小叶脂肪变性，属大囊泡性，并有大囊泡融合形成的脂囊；脂变肝细胞以中央静脉周围最明显；100%存在小叶内炎症，以单核细胞、淋巴细胞浸润为主，并可见点状、灶状、碎屑样坏死。兔肝脏系数、血清TC和肝组织GSH－Px、MDA水平升高；肝脏肿胀，表面呈黄白色，油腻，肝组织有变性(颗粒变性或嗜酸变性)和坏死(溶解及点样坏死)，呈局灶分布并伴淋巴细胞浸润，并可见细胞质内充满大量大小不等的圆形脂滴；肝小叶排列紊乱，边界不清；肝索结构紊乱，纤维组织轻度增生，肝窦和中央静脉间有红细胞堆积。

(2) 乙醇性肝病动物模型。

成年大鼠，喂养高脂饮食(在低脂饮食的基础上加1%胆固醇、5%猪油)，同时以60%乙醇1.5ml/kg灌胃，每日2次，连续3～6个月。12周后，大鼠血清天门冬氨酸氨基转移酶(AST)、丙氨酸氨基转移酶(ALT)、胆碱酯酶（ChE)、甘油三酯(TG)、丙二醛(MDA)和肝组织MDA升高，血清谷胱甘肽过氧化物酶（GSH－Px)和肝组织超氧化物歧化酶(SOD)、谷胱甘肽(GSH)降低；镜下可见肝细胞明显肿胀，胞质疏松，气球样变，胞质内还可见大小不等、数量不一的脂滴空泡，亦可见乙醇性玻璃样变性(mallory)小体和灶状坏死，间质内炎症细胞浸润。高脂饮食加60%乙醇1.5ml/kg灌胃3个月，动物可见轻至中度脂肪变性，贮脂细胞数量及肝组织a－平滑肌动蛋白(a－SMA)阳性细胞增多；6个月时，肝细胞脂肪变性加重，a－SMA阳性细胞增多，可见中央静脉周围和窦周纤维化。上述动物模型的生化指标和肝脏组织形态学检查与人类乙醇性肝病特征基本吻合，是目前国内主要采用的造模方法。

3. 肝纤维化动物模型。

任何可引起肝损伤的因素长期、反复作用于肝脏，均可产生肝细胞变性、坏死，继而肝细胞再生和纤维组织增生，导致肝纤维化，严重时发展为肝硬化、肝癌等。基于此原理建立了许多肝纤维化模型、化学性损伤模型、免疫性模型、生物学模型、酒精性模型和营养性模型。每种方法因致病因素不同，给药途径不同，产生肝硬化的机理、纤维化出现早晚、稳定性、出现率、重复性及机体自然患病过程相似程度等都不尽相同。

(1) 四氯化碳诱发肝纤维化动物模型。

成年雄性小鼠，皮下注射20%CCl_4茶油溶液5ml/ kg，每5d一次，连续3个月。或成年雄性大鼠，皮下注射60%CCl_4花生油溶液3ml/kg，首剂加倍，每周2次，共9周。注射CCl_4后，模型动物活动逐渐减少，精神委靡，毛发蓬乱、无光泽，进食量减少，体重增长速度减慢。其中，模型小鼠在造模30d时，半数动物肝脏出现少量纤维组织增生，60d时多数动物呈现少量至中等纤维组织增生，90d时全部动物呈中等至大量纤维组织增生；肝脏羟脯氨酸含量亦随造模时间延长而逐渐升高，肝脏丙二醛含量和血清丙氨酸氨基转移酶在造模各阶段均明显升高。模型大鼠在造模1周时，血清ALT升高，汇管区炎症细胞增多，但未发现肝细胞有明显的变性坏死；3周时，ALT升高的同时，肝脏开始肿大，色较深，肝静脉淤血，肝细胞出现大面积脂肪变性，炎症细胞开始浸润肝实质，胶原纤维集中在汇管区；5周时，ALT、AST、HA同时升高，血清ALB含量下降而球蛋白含量增加，胸腺开始出现萎缩，肝脏明显肿大，质较硬且脆，色暗黄，触之油腻感较重；在胸腺萎缩的同时，脾脏和肾脏的重量开始增加，肝脏质更硬更脆，色灰黄，油腻感更重，肝细胞全部发生不同程度的变性，约半数细胞发生坏死，胶原纤维开始分割肝实质，小部分视野中出现纤维包裹形成假小叶；9周时，肝脏仍肿大变硬，但增大程度和肝重指数上升程度稍有下降，ALT下降，HA仍呈上升趋势，脾脏和肾脏的重量增加更明显，肝细胞大部分发生变性坏死，胶原纤维包裹肝组织形成假小叶。

(2) 硫代乙酰胺(TAA)诱发肝纤维化模型。

成年雄性大鼠，腹腔注射硫代乙酰胺(Thioacetamlde，TAA)100mg/kg，首剂加倍，以后隔日腹腔注射1次，连续13周。或将TAA用生理盐水配成30%的溶液，作为动物的唯一饮用水，连续喂养17周。注射TAA l00mg/kg连续13周，模型动物活动量下降、摄食量减少，对声、光反应迟钝，血浆丙氨酸氨基转移酶、乳酸脱氢酶活性上升，血浆内毒素(PLS)、肝组织羟脯氨酸(HYP)含量升高，肝组织汇管区的纤维增生并伸入小叶内，部分纤维分隔肝小叶，同时伴肝细胞变性、坏死及肝细胞的再生，汇管区有炎症细胞浸润。连续饮用30%TAA水溶液8周时发生肝纤维化，17周时出现肝硬化。

4. 肝硬化动物模型。

成年雄性大鼠，经其腹腔注射30%CCl_4石蜡油溶液2ml/kg，2次/周，连续7周。或皮下注射40%CCl4大豆油溶液3ml/kg，首剂5ml/kg，每3d一次，共14次，其间，在实验开始后前2周，饲以80%玉米面和20%猪油混合饲料，2周后在饲料中混入0.5%胆固醇，以30%乙醇作为唯一饮品，连续42d。或皮下注射50%CCl_4大豆油溶液3ml/kg，首剂5ml/kg，每4d一次，从第5次起改为肌肉注射，共15次，其间饮10%乙醇替代饮水，食常规颗粒饲料，连续60d或皮下注射60%CCl_4矿物油溶液3～5ml/kg，每4d一次，共15次，其中前4次剂量为5ml/kg，第5～11次为3ml/kg，第12～15次为5ml/kg，同时以10%乙醇作为唯一饮用水，连续66d。模型观察过程中，动物精神委靡、食欲不振、嗜睡、易激怒，时见相互间撕咬和攻击，体重先减轻后增加。腹腔注射30% CCl_4溶液的动物在造模7周时，其血清丙氨酸氨基转移酶(ALT)、总蛋白(TP)、球蛋白(GLO)、总胆固醇(TC)、甘油三酯(TG)和肝组织TC、TG、L-羟脯氨酸(HPA)含量明显上升，血清白蛋白(ALB)含量和白蛋白/球蛋白比例(A/G)显著下降；光镜下模型动物肝组织出现纤维化，大部分形成假小叶。皮下注射40%、50%、60%CCl_4溶液，连续42～66d，肝硬化模型成功率为72%～100%，模型动物成活率为46%～77%。动物正常肝组织被破坏，由广泛增生的纤维组织将原来的肝小叶分割包绕成大小不等的圆形状，形成假小叶。假小叶内肝细胞索排列紊乱，小叶中央静脉缺损、偏位或出现两个以上的中央静脉，再生的肝细胞结节肝细胞索排列紊乱、胞体大、核大、着色深，肝细胞还出现气泡样变和脂肪变性等。

三、呼吸系统疾病动物模型

呼吸系统疾病主要有慢性阻塞性肺病、慢性支气管炎、肺气肿、支气管哮喘、矽肺、肺纤维化等动物模型，目前用作制备呼吸系统模型的动物较多，如大鼠、豚鼠、兔、狗、羊以及灵长类等，但以大鼠、豚鼠最常用。

1. 哮喘动物模型。

(1) 卵白蛋白激发豚鼠哮喘动物模型。

当过敏原卵白蛋白注入豚鼠体内，刺激机体产生特异性免疫抗体(IgE 抗体)，使机体处于致敏状态，当豚鼠再次接触到此抗原时，由 IgE 介导发生抗原抗体反应，使细胞脱颗粒，释放出活性化学物质如组胺、嗜酸性粒细胞趋化因子等，作用于支气管引起气道高反应致哮喘。选用健康雄性豚鼠，体重 300～500g，腹腔注射 10%卵白蛋白生理盐水溶液 10ml，使豚鼠处于致敏状态，2 周后以 10%卵白蛋白生理盐水溶液雾化吸入 20min，诱发豚鼠哮喘发作。亦可用选用 200～300g 的豚鼠，雌雄不限，于第 1d 和第 8d，将 0.5%卵白蛋白(溶于生理盐水)10min 加至超声雾化吸入器，将豚鼠置于密闭的容器内雾化吸入 10min，第 16～20d 将致敏的豚鼠置于密闭的容器内，用 1%卵白蛋白气雾激发，使动物暴露在卵白蛋白气雾中 10～30min，直至出现哮喘样发作为止。豚鼠可出现气喘表现：咳嗽、烦躁、口唇和四肢发绀、呼吸费力挣扎、呼吸频率明显增快。用 II 导生理记录仪可描记其呼吸曲线，出现呼吸频率加快和呼吸加深。病理检查可发现毛细血管扩张，嗜酸性粒细胞浸润，腺体分泌活动亢进。

卵白蛋白激发豚鼠哮喘发作是目前国内外常用的方法，其方法简单，可复制性强，豚鼠是最好的显示气道高反应型的特征动物，其哮喘发作与人的表现相似。本模型主要用于哮喘发病机理的研究和治疗观察。

(2) 卵白蛋白激发大鼠哮喘动物模型。

当过敏原卵白蛋白注入大鼠体内，其可溶性抗原成分刺激机体嗜酸性粒细胞产生特异性免疫抗体(IgE 抗体)，附着于肥大细胞和嗜碱性粒细胞表面，使大鼠处于致敏状态，当大鼠再次接触到此抗原时，每一个抗原分子与致敏肥大细胞、嗜碱性粒细胞的 IgE 发生抗原抗体反应，使细胞脱颗粒，释放活性物质，作用于支气管引起气道高反应性。选用雄性 SD 大鼠，4～6 周龄，体重 120～180g，腹腔注射抗原液 1ml 含卵白蛋白 100mg，灭活刺激机体产生特异性免疫素(IgE 抗体)，使机体处于致敏状态。

2. 慢性阻塞性肺病动物模型。

二氧化硫(SO_2)吸入动物模型。将实验大鼠置于通气柜中，给予浓度为 250×10^{-6} 的 SO_2 气体(5h/d，5d/周)，让其自由吸入。每周定时用小动物呼吸功能测定仪对大鼠进行肺功能测定，包括呼吸频率(RR)、潮气量(VT)、静息每分钟通气量(VE)、呼气峰流速(PEF)等，以了解模型大鼠呼气时气道阻力及呼吸系统总顺应性的变化，实验时间共 7 周，即可建立慢性阻塞性肺疾病大鼠模型。大鼠吸入 SO_2 后第 7 周，经病理学检查可见大鼠气管腔内黏液阻塞，气管上皮发生糜烂或坏死，杯状细胞数量增多，气管壁平滑肌增生，肺泡腔扩大，并有部分肺泡融合成大泡。同时，肺功能测定近 70%的模型动物呼气峰流速(PEF)下降，单位时间内气道内压上升幅度增大的气流阻塞现象。

3. 肺纤维化动物模型。

博莱霉素肺纤维化模型。实验大鼠经乙醚麻醉后仰卧固定头部及四肢，轻拉鼠舌压迫舌腹，在额镜直视下，趁大鼠呼吸瞬间，迅速将已装有博莱霉素溶液连有注射器的细塑料插管插入达气管分叉处，随后慢慢推入博莱霉素(5mg/kg 体重)溶液，注入溶液体积控制在 0.2ml/100g 或以下。给药结束时，辅助大鼠作直立、旋转等动作，以便药物在动物肺内均匀分布，然后大鼠自由饮水进食。大鼠在给药 1 周后开始出现一系列肺纤维化的渐进性病理学改变。早期病变主要表现为肺间质及肺泡腔内有不同程度的炎症细胞浸润，并可见Ⅱ型肺上皮细胞增生及少量巨噬细胞、单核细胞；随着炎性渗出逐渐吸收，部分肺泡机化，肺泡间隔成纤维细胞增生，至给药 4 周时肺组织间质及胸膜层胶原纤维明显增多。

四、泌尿系统疾病动物模型

泌尿系统疾病主要有肾小球肾炎、肾小管损害、肾间质纤维化、肾代谢紊乱、肾功能衰竭及膀胱疾病、尿道疾病等动物模型，目前常选用大鼠、兔等动物用作疾病模型的制作。

1. 肾小球肾炎动物模型。

免疫性抗肾小球基底膜肾炎，取体重 300～350g 成年 SD 大鼠，用 10%水合氯醛(3ml/kg)麻醉。采用常规无菌冷生理盐水经腹主动脉灌注肾脏至无血，摘取肾脏，剥离肾皮质，加入少量生理盐水于匀浆器内制备匀浆。将等量匀浆与弗氏完全佐剂充分混匀后制成油包水乳剂，体重 3kg 左右新西兰兔，通过足蹠—淋巴结—耳缘静脉混合免疫法免疫兔子，效价达 1∶32 以上时，颈动脉插管放血，提取抗近曲肾小管刷状缘微绒毛(BBM)抗血清，分装后低温冻存备用。取体重 200g 左右 SD 大鼠，经其尾静脉一次性注入兔抗 BBM 抗血清，剂量为 0.6ml/100g，初次免疫后第 4、5、6、7 周末分别经腹腔注入抗血清 0.5ml 以加强免疫。首次免疫后第 1 周末，模型大鼠 24h 尿蛋白量即明显升高，第 3 周末仍可维持较高水平；第 4 周末加强免疫后，模型大鼠 24h 尿蛋白含量上升更为明显，直至第 8 周末达高峰。初次免疫后第 1、3、6、8 周末，模型大鼠血清 ALB 水平均明显下降；血清 CHO 水平在第 3、6、8 周末明显升高。

2. 肾代谢紊乱动物模型。

(1) 高血肌酐动物模型。

体重 2～3kg 新西兰兔，雄性，用 3%戊巴比妥钠溶液按 30mg/kg 经腹腔注射将兔麻醉后，仰卧固定于兔手术台上，分离肌肉，暴露并分离气管，行气管插管并穿线固定；同时分离颈动脉、静脉并插管。第一次动脉采集动脉血样 2.5ml；随后静脉滴注 0.5%肌酐溶液，控制在 10 滴/min；满 1h 时第二次采动脉血样 2.5ml；后改用维持量 0.2%肌酐溶液静脉滴注，控制在 10 滴/min，维持至实验结束，每 1h 采动脉血样 1 次 2.5ml，共 5 次。确定先以 0.5%肌酐溶液静脉滴注，以每分钟 10 滴的速度可迅速(在 1h 内)将血肌酐浓度提高，其后立即换为 0.2%肌酐溶液，每分钟仍维持在 10 滴，至实验结束，兔血肌酐始终保持在稳定水平。肌酐溶液浓度与静脉滴注速度成反比，如需达到不同水平的血肌酐水平，可调节肌酐溶液浓度、静脉输入速度与时间。根据模型动物的反应状况必要时需吸痰。

(2) 糖尿病肾病动物模型。

链脲佐菌素诱导大鼠糖尿病肾病模型：切除 Wistar 实验大鼠的右侧肾脏。2 周后，尾静脉注射 35mg/kg 链脲佐菌素(STZ)，2d 后，剪大鼠尾收集血液测定血糖高于2g/L，在整个实验过程中，大鼠的血糖一直处于稳定的、中度的高血糖状态。大鼠的24h蛋白尿4周就有显著性升高，并且随着时间的延续呈进行性升高的趋势。5个月时大鼠的尿量、平均动脉压和肾脏血管阻力、肾脏滤过分数都明显增加。肾脏病理检查表明肾脏增生肥大，心脏和体重的比率、肾脏和体重的比率、肾小球硬化指标都明显增加。

3. 肾功能衰竭动物模型。

肾大部分切除法建立的慢性肾功能衰竭模型，体重250g左右成年大鼠，用戊巴比妥钠按30mg/kg的剂量经腹腔注射麻醉，麻醉后大鼠行仰卧固定，沿左腹旁切口切开皮肤，暴露左侧肾脏，切开上、下极的包膜，上、下极分别切除肾脏的1/3，用明胶海绵压迫创面止血，生理盐水冲洗，常规手术缝合肌层和皮肤，关闭腹腔。1周后，大鼠用同样方法麻醉后仰卧固定，沿右腹旁切口切开皮肤，暴露右侧肾脏，结扎肾蒂后，切除右肾，常规手术缝合切口，关闭腹腔。术后大鼠伤口无出血和感染，但体重明显下降，活动与进食量减少，体毛疏松。造模后1周动物可出现蛋白尿，血清尿素氮、肌酐和24h尿蛋白逐渐升高；术后6周模型动物进入肾功能代偿期，机体出现电解质紊乱、贫血(RBC、HGB和HGT降低，耳、尾苍白)及血压显著升高；8周时血压可达到肾血管性高血压标准；术后10周时模型动物组血清尿素氮、肌酐、24h尿蛋白、血压均显著升高，血压可达到18.64kPa(140mmHg)以上。镜下观察显示：肾小球毛细血管扩张，内皮细胞肥大并伴有足突水肿融合，肾小球出现中到重度系膜增生，局灶节段性肾小球玻璃样变性及硬化，伴小管间质单核淋巴细胞浸润。目前肾大部分切除CRF模型，采用3/4、4/5、7/8肾切除法均可制备CRF模型。但不同的肾切除模型其发生肾功能衰竭的时间、血肌酐、尿素氮、尿蛋白含量变化、肾组织病理损伤均各有特点。

五、内分泌疾病动物模型

血液系统疾病动物模型有糖尿病、甲状腺疾病、银屑病等动物模型，所涉及的动物主要有小鼠、大鼠和豚鼠等，目前实验研究较多的是糖尿病。

1. 诱发性糖尿病动物模型。

(1) 脂肪乳加四氧嘧啶诱发大鼠糖尿病模型。

大鼠灌胃脂肪乳(配方为：猪油20g，甲硫氧嘧啶1g，胆固醇5g，谷氨酸钠1g，蔗糖5g，果糖5g，吐温-80 20ml，丙二醇30ml，加蒸馏水定量至100 ml)10 d后连续2 d分2次腹腔注射四氧嘧啶，第一次为120 mg/kg，第二次为100mg/kg，每次注射四氧嘧啶前大鼠禁食不禁水12h，注射四氧嘧啶后15min腹腔注射胰岛素0.4U，并分别于注射四氧嘧啶后2.5h和5h灌胃25%葡萄糖10ml/kg。灌胃脂肪乳10d后，大鼠体重、饮水量、采食量和内脏脂肪重量均明显增加，脂肪细胞和胰岛细胞均明显增加，血中游离脂肪酸和丙二醛含量明显增高，大鼠对胰岛素的敏感性降低。模型大鼠的整个胰腺组织结构散乱，胰岛结构不完整，但无淋巴细胞等炎性细胞浸润。

(2) 链脲佐菌素诱发大鼠糖尿病模型。

将200～250g雄性Wistar大鼠禁食10 h，按60mg/kg一次性腹腔注射链脲佐菌素溶液。注射STZ后24h，血糖均值高于19.43mmol/L，模型大鼠胰岛素水平下降50%左右；注射STZ后3d，低倍镜下见胰岛变小，密度变低，胰岛分布稀疏，数量减少。高倍镜下见胰岛细胞发生退变，表现为细胞肿胀，胞质着色浅，细胞核固缩。成模后44d，除有明显的胰岛细胞退变外，出现间质纤维化，并可见纤维组织向胰岛内穿插；成模后83d，在退变的胰岛细胞中可见细胞再生现象，再生细胞核大，染色质疏松，核仁突出，细胞着色较深。

2. 甲状腺疾病动物模型。

自身免疫性甲状腺炎动物模型，取雌性CF－1小鼠的甲状腺提取物在完全弗氏佐剂中乳化，分2次皮下注射给7～8周龄H-2型雌性小鼠，间隔7d。第一次注射后4周，抗甲状腺抗体滴度最高，组织病理改变明显，甲状腺间质内有广泛的淋巴细胞和浆细胞浸润，往往形成具有生发中心的淋巴滤泡，继而滤泡萎缩，胶质减少，上皮细胞肿胀，体积增大，泡浆嗜酸性，称Askenzay细胞，后期出现结缔组织增生和纤维化改变。

3. 银屑病动物模型。

实验豚鼠双耳背皮肤均匀涂抹心得安乳剂(50g/L)，3次/d，连续4周。用药4周后可见耳背皮肤组织不同程度的棘层肥厚、表皮突延伸呈棒状、真皮乳头上伸杵状变及毛细血管扩张，广泛或局灶性角化不全，颗粒层变薄或消失。

六、血液系统疾病动物模型

血液系统疾病动物模型有贫血性疾病、高尿酸血症、高黏血症、高脂血症、急性白血病等动物模型，所涉及的动物主要有小鼠、大鼠、兔、小型猪和鸡等，目前实验研究较多的是高脂血症和白血病等。

1. 再生障碍性贫血动物模型。

免疫介导法，体重16～20gBALB/c小鼠，作为受体；8～10周龄的DBA/2小鼠，作为供体。两种小鼠均雌雄不限。取DBA/2小鼠，颈椎脱臼处死，用95%乙醇浸泡消毒5min后，无菌方法取出其胸腺及腋下、腹股沟等处的淋巴结，加RPMI－1640培养液，除去表面血污及黏附的结缔组织，再次清洗后用手术刀反复剪切所取组织，直到成糊状，再轻轻研磨用200目尼龙网过滤，使之成为单细胞悬液。计数后配成1×10^6ml浓度，其胸腺细胞：淋巴细胞为1∶2。取1滴苔酚蓝滴在玻片上，鉴定细胞活性应在95%以上。将BALB/c小鼠经γ射线6.0Gy全身照射3min，亚致死剂量照射后于1～4h内，按0.2ml/只的剂量，立即经小鼠尾静脉用注射器注入上述细胞悬液，即可制成再生障碍性贫血动物模型。

2. 急性白血病动物模型。

体重20g左右BALB/c雄性小鼠。用1000转/min离心急性粒单白血病细胞的培养液10min，去上清液后用生理盐水清洗3次，调整浓度至2×10^6/ml。经小鼠尾静脉注射已制备好的细胞悬液0.5ml/只。接种后观测模型小鼠的生存天数，采血作小鼠外周血白细胞计数、未成熟粒单核细胞百分率及骨髓原始粒单核细胞百分率检测。采用本方法，模型小鼠的生存时间可达到接近40d；其外周血白细胞计数和未成熟粒单核细胞百分率在接种第14d时明显升高，并有逐渐上升的趋势；其骨髓原始粒单核细胞百分率亦明显升高。本模型制作方法简便，容易掌握，模型成功率高，重复性好。实验过程中，模型小鼠由于免疫力低下，因此需加强对动物实验及饲养管理条件的控制。

七、神经系统疾病动物模型

神经系统疾病动物模型有脑卒中、脑血肿、脑积水、颅内高压、精神抑郁症、老年痴呆、帕金森病等，所用的实验动物有大鼠、小鼠、兔、狗、猪和猴等。

1. 脑缺血动物模型。

(1) 大鼠局灶性脑缺血动物模型。

线栓法，体重250～300g雄性SD大鼠。水合氯醛(350～400mg/kg)腹腔注射麻醉，仰卧位固定，剃除颈部毛发，手术区域皮肤常规消毒。切开右侧颈部皮肤，钝性分离胸锁乳突肌和胸骨舌骨肌，显露右侧颈总动脉(CCA)及迷走神经。结扎CCA、颈外动脉ECA及其分支动脉。分离右侧颈内动脉(ICA)，至鼓泡处可见其颅外分支翼腭动脉，于根部结扎该分支。在ICA近端备线、远端放置动脉夹，在ECA结扎点(距颈内、颈外动脉分叉5mm处)剪一小口，将一直径为0.22mm(4号)的尼龙线经ECA上剪口插入。插入前加热处理使插入端变钝(也可在尼龙线头端用L-多聚赖氨酸涂抹后置肝素中浸泡，使成功率增加，梗塞面积恒定)，并做好进入线长度标记。扎紧备线，松开动脉夹，将尼龙线经ECA、ICA分叉处送入ICA，向前进入17～19mm时会有阻挡感，说明栓线已穿过MCA，到达大脑前动脉的起始部，堵塞MCA开口，造成脑组织局部缺血。1～3h后可缓慢退出尼龙线实施再灌注。

(2) 全脑缺血动物模型。

两动脉阻断全脑缺血动物模型。体重250～300gSD大鼠，用水合氯醛(350～400mg/kg)腹腔注射麻醉后，仰卧位固定，剃除颈部毛发，手术区域皮肤常规消毒。颈前部居中切口，分离并夹闭双侧颈总动脉，同时合并低血压以减少脑血流量，造成急性脑缺血。由于啮齿动物(沙土鼠除外)脑血液循环有较人类丰富的侧支循环，仅结扎双侧颈总动脉不足以明显降低脑血流量(CBF)，因此，必须结合降压药三甲噻吩、酚妥拉明或静脉放血等方法使动脉血压降低至6.67kPa(50mmHg)，使CBF降低至正常的5%～15%。此方法的优点是操作简便，用一次性手术即可完成，阻断完全可逆，可人为控制动物呼吸。采用这种方法复制的模型，能进行缺血再灌流损伤的研究，模拟临床上休克、心功能不全、脑血管严重狭窄或阻塞合并血液低灌流引起的脑循环障碍，造成不同程度的脑组织缺血损伤。

2. 老年痴呆症动物模型。

D-半乳糖损害模型。选择成年小鼠或大鼠。小鼠每天皮下注射或腹腔注射5% D-半乳糖生理盐水溶液100mg/kg，连续注射40d；大鼠皮下注射10%D-半乳糖50mg/kg，连续6～7周，可造成拟痴呆模型。D-半乳糖是机体的正常营养成分，当半乳糖过多时可由半乳糖氧化酶催化生成醛糖和过氧化氢，产生超氧阴离子自由基。过量的氧自由基可引起神经元细胞的损伤，使大脑皮层和海马神经元中的mRNA表达水平明显下降，脑内总RNA和蛋白质含量下降，脑内神经元密度降低，从而造成动物学习记忆能力的下降及机体的衰老。并引起全身代谢紊乱，产生各器官功能衰退。

3. 癫痫动物模型。

体重22～24g雄性小鼠。于皮下注射3-巯基丙酸(3-MP)60mg/kg后，动物兴奋性明显增强，表现为活动增加，出现背弓、跳跃和奔跑。继之出现短暂的间歇期，此时动物伏地而卧，呼吸急促，头面部呈呆滞状。随后很快进入二次发作，全身阵挛。同时，因肢体阵挛、体位平衡不能保持而倒地，最后大部分动物在全身强直性癫痫发作后死亡。实验中记录动物发作的潜伏期、阵挛性发作出现的时间、死亡时间、阵挛性和强直性癫痫的发生率和死亡率。实验观察时间为30min。

4. 帕金森病动物模型。

6-羟多巴胺致大鼠帕金森病模型。成年大鼠，经反复行为检测确认其无旋转行为。以戊巴比妥钠(30mg/kg)腹腔注射麻醉，剪去头部毛发，将大鼠固定于三维脑立体定向仪上，采取颅平位。手术区域皮肤消毒，皮正中切口，暴露前囟。将6-羟多巴胺(6-OHDA)注射进入脑内黑质—纹状体的不同部位。

于术后7、15、22、30及60d分别给予苯丙胺及阿扑吗啡(0.05mg/kg,sc)进行旋转行为检测。动物的旋转行为达到或超过了7次/min，持续时间达30min，作为PD症状的定量指标。一般连续4周用阿扑吗啡诱发旋转次数保持稳定，即表示损毁作用已达稳定，可供试验之用。6-OHDA为选择性DA神经元化学损毁剂。当注射至大鼠纹状体或黑质后可被DA神经元末梢或胞体的膜转运体主动摄取到细胞内，经氧化生成神经毒物如羟自由基和醌类物质，造成线粒体呼吸链NADH脱氢酶、细胞色素C氧化酶的阻滞，使DA神经元变性、死亡，黑质—纹状体DA系统功能减退而产生类似于PD的症状。一般注射后24h出现DA能神经元变性，2～3d后出现纹状体DA含量减少，成功的模型DA含量减少80%～90%。行为方面表现为身体向损毁侧偏斜。

八、诱发性肿瘤动物模型

诱发性肿瘤动物模型是指在实验条件下使用各种致癌因素(化学、物理、生物等)人为诱发动物发生肿瘤的动物模型。常用的诱癌方法包括经口给药法、注射法、涂抹法、气管注入法、穿线法和埋藏法等。

相对于自发性肿瘤模型，诱发性肿瘤模型制作方法简便易行，实验条件较易控制，实验周期较短，肿瘤发生率较自然发生率高，恶性程度相对也高，更有利于获取肿瘤材料和用于实验研究，其实用价值高于自发性肿瘤模型。但诱发性肿瘤模型与自发性肿瘤模型在发病原因、病理特征和发病机制方面有所不同，存在诱发时间较长，肿瘤发生潜伏期动物个体差异较大，成功率达不到100%，诱发的肿瘤浸润和转移能力低，恶性行为表达有限等缺点。这些缺点限制了诱发性肿瘤模型的推广应用。

1. 食管癌模型。

常用甲基苄基亚硝胺(MBNA)和二烃黄樟素诱发大鼠食管癌，诱发率达20%～75%。

2. 肝癌模型。

(1) 二乙基亚硝胺(DEN)。DEN诱发大鼠的肝癌模型是应用最广泛的肝癌诱发模型，肝癌发生率可达70%～100%。诱癌早期部分切除肝叶，能减少诱癌剂的用量和缩短诱癌时间。

(2) 4-二甲基氨基偶氮苯(DAB)。用含0.06%DAB的饲料喂养大鼠，4～6个月时可发生大量肝肿瘤。

(3) 2-L酰氨基芴(2-AAF)。给成年大鼠喂含0.03%2-AAF的标准饲料,连续3～4个月,诱导的肝癌多数属于高分化型肝癌。

(4) 亚氨基偶氮甲苯(OAAT)。用涂抹法把含1%OAAT溶液涂于小鼠两肩胛间皮肤上,隔日1次,每次2～3滴,一般涂100次,7个月以上肝癌的发生率约55%。

3. 胃癌模型。

(1) 甲基硝基亚硝基胍(MNNG)。用近交系Wistar雄性大鼠,自由饮水中加入0.01%的MNNG,可诱发大鼠胃腺癌。

(2) 甲基胆蒽(MC)。用Wistar大鼠,无菌手术后在胃黏膜面穿挂含MC线结。埋线后4～8个月可成功地诱发胃癌。

(3) 不对称亚硝胺。用0.25mg/kg的不对称亚硝胺,经7～8个月可诱发昆明种小鼠前胃癌。

4. 大肠癌模型。

(1) 二甲基苄肼(DMH)。选取4周龄雄性Wistar大鼠,将DMH先配成浓度为100ml中含400mg的溶液,经皮下注射大鼠,每次剂量21mg/kg,每周1次,连续21周。

(2) 甲基硝基亚硝基胍(MNNG)。选用6周龄的Wistar大鼠,用33%乙醇配成0.67%MNNG乙醇溶液,用婴儿导尿管由肛门插入直肠,每次注入0.67%致癌液0.3ml,每周2次,共25次。

5. 肺癌模型。

(1) 二乙基亚硝胺(DEN)。小鼠每周皮下注射1%的DEN生理盐水溶液1次,每次剂量为56mg/kg,总剂量为868mg。观察时间为100d左右。此模型诱发率约40%。

(2) 乌拉坦(脲酯)。A系小鼠,6周龄左右。每次每只腹腔注入10%乌拉坦生理盐水0.1～0.3ml,间隔3～5d再注射,共注射2～3个月,每只小鼠用量约为100mg。3～4个月后肺肿瘤的发生率为90%—100%,大部分是良性的腺瘤和纤维瘤。

(3) 气管内灌注致癌物。向气管内注入苯并芘、硫酸铵气溶剂或甲基胆蒽等物质,可诱发肺鳞状细胞癌。

6. 鼻咽癌模型。

二甲基胆蒽(DMC)。将含有DMC的塑料小管插入大鼠鼻腔,待半年以后取材,诱发率可达60%以上。

7. 脑肿瘤模型。

(1) 乙基亚硝基脲(ENU)。用0.5%～1%ENU按60mg/kg给药于Wistar大鼠。给药途径有两种,即经孕鼠胎盘给药致其子代鼠成瘤和经新生幼鼠皮下给药致瘤。观察12个月,诱发出脑、脊髓胶质瘤。

(2) 甲基胆蒽(MC)。可用20%MC的胆固醇小块埋入A系、C3HA系或昆明种小鼠大脑顶部皮层内,诱发出大脑胶质瘤和纤维肉瘤。

8. 胰腺癌模型。

可用1-氧-4-羟基氨基喹诺啉(4-HAQO)和重氮乙酰丝氨酸(azaserine)诱发大鼠的外分泌胰腺癌。

9. 白血病模型。

用 7 周龄雄性 BALB/c 小鼠，每只腹腔注射医用石蜡油 0.4ml，在 11 周龄与 15 周龄时各重复注射 1 次，在 7 周龄与 14 周龄之间皮下注射丙酸睾酮 0.01 mg(溶于 0.05ml 橄榄油中)，每周 5 次，17 周龄时再皮下注射丙酸睾酮 0.25mg，可以建立粒-单双系细胞的白血病模型。也可用 LACA 品系小鼠，经^{60}COγ 线、中子或 β 电子一次或分次全身照射诱发，其诱发率达 30%～40%。

第四节　中医证候动物模型

自 20 世纪 60 年代初肾阳虚证动物模型问世以来，中医证候动物模型的研制经历了近 50 年的发展，逐步形成了独特的研究方法。如独特的理论体系："辨证论治"；独特的评价标准：证、病、症；独特的处置措施：中药、针灸、养生措施；独特的观察指标：舌、脉、汗、神、色；独特的认识特色：审证求因等。

中医证候动物模型的研究以中医基础学和实验动物学为基础，中医基础学指导着中医证候动物模型的研制思路，并可作为评价判断模型的理论依据；而实验动物学则更加具体地指导着动物模型研制的实施。因此，可以这样理解，中医证候动物模型的产生在很大程度上来讲是中医基础学与实验动物学有机结合的成果。

一、中医证候动物模型的研究内容

1. 复制中医证候动物模型，包括单纯中医证候的动物模型研制(如脾虚证的动物模型、肾阳虚证的动物模型等)和中医病证结合的动物模型研制(如肝郁型胃溃疡动物模型、肾血管性高血压血瘀证动物模型等)。

2. 从实验研究角度，探讨中医藏象本质及证候发生的病理生理机制。

3. 以证候动物模型为研究对象，探讨中医治法、方药的作用机制及其疗效的物质基础。

4. 研究中医证候动物模型合理性、可行性的评价标准，目前实行的主要评价指标包括：模型制作所采用的病因、病理方法，动物模型的症状、体征、舌脉象，实验室检测指标(包括一些特殊检查)以及药物反证等。

二、中医证候动物模型的分类

1. 单纯的中医证候动物模型。

单纯的中医证候动物模型包括中医病因动物模型和病理动物模型两种，如用猫吓鼠制作的"恐伤肾"肾虚模型就属于病因模型，以可的松制作的肾虚模型则为病理模型。

2. 病证结合的动物模型。

病证结合的动物模型有肝郁型胃溃疡动物模型、肾血管性高血压血瘀证动物模型、溃疡性结肠炎脾虚证动物模型等。

3. 状态反应性动物模型。

状态反应性动物模型有中医“怒伤肝”动物模型、“恐伤肾”动物模型等。

4. 自然病态性动物模型或证候纯系动物模型。

自然病态性动物模型或证候纯系动物模型有自然衰老肾虚模型等。

三、建立中医证候动物模型的目的和意义

1. 验证传统中医基础理论的实质内涵及其科学性，实现中医宏观与微观、结构与功能的有机结合，促进中医理论实现现代化，如脏象本质的研究、证候发生机理的研究、中医病因致病机制的研究以及同病异证、异病同证的发生机理的研究等。

2. 发现新问题，探求新规律，从而丰富和创新中医基础理论，如肾阳虚定位研究等。

3. 与中医临床研究相互补充，为中医治法方药的疗效及其作用机理提供科学客观的依据。如同病异治、异病同治的机理，中医治则、治法及其复方，中药单体以及针灸的疗效和治疗机理的研究等。

4. 为中药新药的研制开发以及进入国际市场提供科学依据，如中药复方的剂型、质量控制研究等。

四、中医证候动物模型研制概况

1. 五脏证候动物模型的研究。

五脏证候动物模型的研究成果有以下特征：

(1) 五脏虚证动物模型的研究内容较为丰富，形成一个较为完整的体系，近几年也陆续开展了脏腑实证动物模型的研究，如采用仙台病毒原液复制肺热证，采用束缚法复制肝气上逆证等。

(2) 病证结合动物模型的复制。按照中医辨证与辨病相结合的要求，五脏病证结合动物模型的复制亦日益受到重视，取得一些成果，如脾虚型溃疡性结肠炎、脾阳虚型腹水型肝癌、脾阳虚型实体型肝癌、脾阳虚型肝损伤等模型的复制。

(3) 脏腑相关动物模型的研制。如肺与大肠相表里的动物模型，有助于中医藏象学中脏腑相关理论的研究工作。

2. 气血证候动物模型的研究。

目前主要开展了气虚、血虚、血瘀、气血暴脱等证型的复制，由于血瘀证动物模型有丰富的临床实验研究基础，故尤以血瘀证模型的研究工作进展最快、复制方法最多，如肾上腺皮质激素的应用、凝血酶的应用、大肠杆菌内毒素的应用等。

3. 六淫动物模型的研制。

目前，六淫动物模型的研制是中医证候动物模型研究的薄弱环节，主要是针对风、寒、湿、热等邪气致病有一些模型，其复制依据主要是模拟中医病因病机理论，但由于中医六淫涵盖面较广，概念较为抽象，使得这部分的研究工作进展缓慢，且复制出的模型也争议颇多，例如，如何界定内外湿、内外热、内外寒等。

4. 七情证候动物模型的研制。

七情证候动物模型的研制，目前主要集中在“怒伤肝”、“恐伤肾”动物模型的复制，但

是，由于动物的生理、行为及表情特征与人类差距较大，故而采用大鼠、猫、狗等动物模拟人类的情志变化也存在着颇多争议。

5. “八纲”动物模型的研制。

“八纲”动物模型的研制主要集中在阴阳、寒热等证候动物模型上。阴阳证动物模型的复制，是以临床证候为主要依据，其造模手段主要是通过药物(包括中药和西药)，这都使得阴阳证动物模型的复制带有一定的局限性。由于目前阴阳证模型只涉及“阴虚”、“阳虚”动物模型的复制，而对阴厥、阳厥、亡阳、亡阴等动物模型的复制工作尚未开展。寒热证动物模型的复制目前主要是根据中医体质学说有关理论，采用自然状态下寒热体质筛选以及食物、中药喂饲等途径，这是与中医理论相吻合的。

此外，对温病、伤寒以及舌脉等证候动物模型的复制也取得了一些成果。

五、中医证候动物模型的研制方法

中医证候动物模型的研制方法应当以中医的病因病机理论为准则，原则上既要符合中医的致病因素，又要符合临床自然发病的实际过程。目前，中医证候动物模型的研制方法主要有以下几种。

1. 利用致病因素造模。

如采用高分子右旋糖苷造成微循环障碍以制作瘀滞性血瘀证模型，用大肠杆菌内毒素制作中医温病模型等。

2. 通过改变动物的生理状况造模。

如以甲状腺素造成甲状腺功能亢进，类似于中医的阴虚证候；以束缚制动或夹尾方法引起大鼠愤怒，进而郁而不发，形成中医的肝郁证等。

3. 采用人工方法，改变动物的生活环境造模。

如人工建立风寒环境，制作中医寒邪致病模型；以增强温度和湿度模拟中医所谓“长夏季节气候”，制作湿邪致病模型等。

4. 利用过量中药造模。

如给予动物以过量寒凉药造成中医寒证模型，以过量大黄造成脾虚证模型等。

中医证候动物模型的制作方法应是多样化的，但必须以中医病因病机理论为准则，以尽量符合临床实际为宗旨，并在研究过程中不断地验证、改进、充实和完善。

第五节　转基因动物模型

转基因动物(transgenic animals)是通过基因工程对 DNA 进行体外操作，添加或删除一个特殊的 DNA 序列，然后导入早期的胚胎细胞中，产生遗传结构得以修饰的动物，其改变的性状可以遗传给后代。这些“New Animal”统称为转基因动物。由于“外源DNA”(包括同种动物的 DNA)的导入或删除而产生了可以遗传的改变。这些改变包括：① 外源 DNA 片段至少整合到一条染色体上；② 由于外源 DNA 的插入使任何一个基因发生改变;③ 由于外源 DNA 的插入或内源基因的删除使染色体发生重排;④ 有意识地导入可以持久存在的遗传实体。例如,一条人工染色体可以复制并传递给子细胞的非染色体 DNA 元件。实验动物国家标准中将转基因动物定义为:通过实验手段将新的遗传物质导入到动物胚细胞中,并能稳定遗传,由此获得的动物称为转基因动物。

一、转基因动物的基本原理

转基因动物的基本原理是将改建后的目的基因(或基因组片段)用显微注射等方法注入实验动物的受精卵(fertillzed eggs)或着床前胚胎细胞,然后将此受精卵或着床前胚胎细胞再植入受体动物的输卵管(oviduct)或子宫中,使其发育成携带有外源基因的转基因动物,人们可以通过分析转入基因和动物表型的关系,从而揭示外源基因的功能,也可以通过转入外源基因培育优良品种的工程动物等。常规的基因重组及转移技术在研究基因的结构、功能及调控方面已取得了惊人的进展,但对纷繁复杂的生命科学而言,常规分子生物学技术有时又显得力不从心,人们很难从细胞水平去研究基因表达的组织和时空特异性,也不可能从体细胞水平去改变动物整体的基因组从而产生所需的基因工程动物,而转基因技术具有将分子、细胞及动物整体水平结合起来的特点,为这些领域的研究开辟了新的前景。

二、生产转基因动物的基本方法

在体细胞克隆技术问世之前,生产转基因动物的所有方法都涉及早期胚胎的人工操作。因为转基因的目的是让动物的所有体细胞和性细胞都带有被转移的基因,只有动物胚胎处在一个细胞阶段时进行基因转移,才能有效地实现转基因的目的。目前转基因的方法很多,有显微注射法、通过动物体细胞克隆生产转基因动物、反转录病毒载体介导的基因转移法、胚胎干细胞介导法、精子介导的基因转移技术等,下面主要以显微注射技术介绍转基因小鼠的制作。

1. 采取受精卵。

采取受精卵的方法分为获得自然排卵的受精卵的方法和以激素诱发排卵的方法,还有采取未受精卵,然后在体外受精的方法。在此仅对常用的诱发排卵法进行介绍。当雌性小鼠出生后 6～8 周龄达到性成熟时,给其腹腔内注射 5IU 的孕马血清促性腺激素(PMSG),之后的 48～54h,再将 2.5～5.0 IU 的人绒毛膜促性腺激素(HCG)注射于同一腹腔内使其诱发排卵。在给予 HCG 之后应立即使其与雄鼠合笼。合笼后的次晨检查阴栓,将确认有阴栓的雌性小鼠,以断颈法将其处死。迅速取出输卵管置于 20μl 的 M2 血细胞团培养液中,使包含受精卵的丘细胞团释放出来。小心移出输卵管部分,加透明质酸酶 1mg/ml,消化约 5min,移出已游离的受精卵放入新鲜的 M2 中,洗涤后的受精卵移入 200μl 的 M2 培养液中,用于筛选和注射。

2. 向受精卵雄性原核注入 DNA 溶液。

通过微分干涉显微镜观察受精卵,会看到两个大的原核。两个核不久即可融合,接着核膜消失。雄性原核要比雌性原核能容纳更多的 DNA 溶液,一般都是向雄性原核注入 DNA 溶液。接着,在载玻片上加上覆盖有矿物油的培养液滴,固定在倒置显微镜的载物台上，先将持卵的吸管推进视野，接着，在另外的载玻片上做成有 20 个左右受精卵的培养液滴和 DNA 溶液滴，固定到载物台上。将 DNA 溶液吸到吸管中，同时移动载物台，将针的位置放到视野中心。移动载物台，使针进入含有受精卵的培养液滴中，然后慢慢落下持卵吸管，将 DNA 溶液注入雄性原核。

3. 向假妊雌小鼠移植。

(1) 假妊小鼠的制作方法。小鼠经过交配而刺激子宫颈管，使雌性小鼠的黄体活化。因此预先制备好结扎了输精管的小鼠。将该雄性小鼠与发情期雌性小鼠进行交配(以阴栓来认定)，但未引起受精，获得黄体活化的能继续妊娠的雌性小鼠(称作假孕雌性小鼠)。

(2) 将操作卵移植至输卵管。用戊巴比妥钠将假妊娠小鼠麻醉，剃去腹部中央偏尾侧的毛，切开约 1cm 大的切口。用剪刀剥开皮肤和肌层，剪开约 5mm 的切口。用镊子夹住脂肪将卵巢拉出，输卵管就会跟着露出体外。在倒置显微镜下，直径为 150～200μm 的玻璃管里吸进约 12 个操作卵，切开输卵管伞的上部，将吸管插入进行移植。

4. 转基因动物的检测。

生育出来的仔小鼠，具有导入基因者占全部仔小鼠的 20%～30%。为此，以 Southern blot 印迹法或 PCR 法对导入遗传基因进行分析，以此对转基因小鼠进行鉴定。在判定每个个体是否有导入基因之后，立即将转基因小鼠另行饲养，对不用的小鼠进行处理。

三、转基因动物在医学研究中的应用

转基因动物主要在以下几个方面应用：改良动物品种和生产性能，生产人药用蛋白和营养保健蛋白，生产人用器官移植的异种供体，建立疾病和药物筛选模型，生产新型生物材料。建立诊断、治疗人类疾病及新药筛选的动物模型。

在动物转基因技术问世之前，发现自然突变体几乎是遗传学家获取遗传疾病模型的唯一途径。目前，遗传学家可以通过精确地失活某些基因(如通过“Knock－out”)或增强修复(如通过“Knock－in”)某些基因的表达来制作各种各样的研究人类疾病(AIDS)的动物模型、治疗模型和新药筛选模型。

建立模型首先必须获得转基因疾病动物，这些动物的发育、生理、病理及其他有关表型可以通过缺失或破坏原来正常表达的基因来实现，而实现这一目标是通过转基因使基因加倍或“基因打靶”的方法。“基因打靶”的内容包括破坏或彻底清除某一基因组基因，即“基因敲除”(Knock－out)；也包括在基因组基因中引入定向突变，以研究突变对动物机体的影响；还包括对突变基因的修复(通常是 Knock－in)以及对基因组基因的其他修饰，这方面主要是用于基因治疗，或者利用新型化学和蛋白药物来检测治疗效果。“基因打靶”的分子原理是同源重组(homologous recombination)。目前已有的动物模型约 3000 多种，其中应用“基因敲除”的方法所制作的转基因动物疾病模型占大多数，约 2000 多种，而基因过量表达的动物模型约有 40 种。转基因动物技术在医药领域有广泛的应用前景，大致有这样几个方面：① 在基因组或阶段特异表达的研究；② 通过研究转入外源基因后的新表型，可以发现基因的新功能；③ 导入外源基因后，由于基因的随机插入，可能会导致内源基因的突变，这些突变表型的分析，可以发现新的基因；④ 可用于只在胚胎期才表达的基因结构和功能的研究;⑤ 可以建立研究外源基因表达、调控的动物模型;⑥ 在遗传性疾病方面的研究;⑦ 探讨生殖细胞的基因治疗方法或建立人类疾病的动物模型,为人类的基因治疗提供依据;⑧ 在病毒性疾病方面的研究。此外,转基因动物技术还可以应用于基因表达调控的发育学研究、基因产品的制备、免疫学等方面的研究。

目前我国相关科研机构成功地建立了转人乙型肝炎病毒全长 DNA 转基因小鼠模型(TgHBV)、转人多形性腺瘤相关基因转基因小鼠模型(TgPLAG1)、小鼠骨保护素基因剔除的小鼠(OPGKO)、BKS. Cg - m +/+ $Lepr^{db}$/J Ⅱ糖尿病模型\B6C3 - Tg(APPswe,PSEN1dE9)85Dbo 老年痴呆双转模型、B6. Cg - Tg(Ins2 - cre)25Mgn 胰腺 β 细胞特异表达 Cre 酶、B6. Cg - Tg(Alb - cre)21Mgn 肝特异表达 Cre 酶,这些模型表型明确,是进行科学研究和药物筛选的理想模型,具有重要的应用价值。

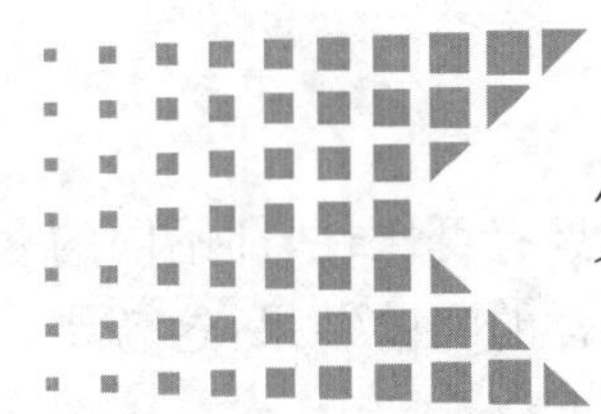

第五章　实验动物的选择和应用

医学实验研究中,绝大部分实验要用实验动物进行。怎样才能在最短的时间内,用最少的人力、物力获得明确且重复性好的动物实验结果,首先需要解决的问题是如何选择合适的实验动物,来模拟人类或另一种动物并进行类比研究。因此,实验动物的选择直接关系到实验的成败。

第一节　实验动物选择的基本原则

一、选用与人的机能、代谢、结构及疾病特点相似的实验动物

医学研究的根本目的是要探索人类疾病的发病机制,寻找预防及治疗方法。因此,动物的物种进化程度在选择实验动物时应该是优先考虑的问题。在可能的条件下,应尽量选择结构、功能、代谢与人类相近的动物做试验。虽然实验动物和人类之间存在着相同的生物学特性,但是由于生活环境不同,生物学特性也存在许多相异之处,研究者在选择动物用于实验之前,应充分了解各种实验动物的生物学特性。通过实验动物与人类之间特性方面的比较,做出恰当的选择。

二、选用解剖、生理特点符合实验目的要求的实验动物

选用解剖、生理特点符合实验目的要求的实验动物做试验,是保证试验成功的关键。实验动物具有的某些解剖、生理特点,为实验所要观察的器官或组织等提供了很多便利条件。本书前面已介绍了各种常用实验动物的解剖、生理特点,熟悉并根据这些特点选择实验动物能简化操作,使实验易于成功。

三、根据实验动物不同品种、品系的特点选择动物

不同种系实验动物对同一因素的反应有其共同的一面,但有的也会出现特殊反应。如何充分利用这些特殊反应,选用对实验因素最敏感的动物,对实验研究也十分有价值。如在猪瘟细胞苗的效力检验中,白兔比灰兔敏感,而长毛兔的反应最敏感,发热反应最典型。用仙居鸡作安全检验合格的鸡新城疫Ⅰ系苗,注射纯种肉鸡、蛋鸡时并不安全,不仅反应重,而且有死亡。

四、根据对实验质量的要求选择标准化的实验动物

现代生命科学研究要求动物实验结果精确可靠，重复性好并具有可比性，即不同的人在不同的时间、不同的空间，做相同的动物实验，能得到完全一样的实验结果，这就要求我们选用标准化的实验动物，在标准的条件下进行实验。

五、符合实验动物选择的一般原则

1. 年龄。

年龄是一个重要的生理指标，动物的解剖生理特征和对实验的反应性随年龄的不同而有明显变化。一般而言，幼龄动物较成年动物敏感，而老龄动物的代谢、各系统功能较为低下，反应不灵敏。因此，一般动物实验应选用成年动物。但不同实验对年龄要求不尽相同，需根据课题的内容而定。一些慢性实验因周期较长，可选择幼龄动物。有些特殊实验如老年病学的研究，则考虑用老龄动物。

2. 动物性别。

不同性别的动物对同一药物的敏感程度是有差异的，如在猪瘟疫苗的效力实验中，雌兔比雄兔表现出较好的热反应，雌性小鼠对四环素毒素的耐受力低于雄鼠。

3. 生理状态和健康状况。

处于怀孕、哺乳等生理状态时，动物对外界刺激的反应常有所改变，如无特殊目的，一般应从实验组中剔除，以减少个体差异。健康动物对各种刺激的耐受性比有病的动物要强，实验时应剔除瘦弱、营养不良的动物。

六、经济性原则

经济性原则是指尽量选用容易获得、价格便宜和饲养经济的动物。实际工作中选择实验动物还必须考虑课题经费有限性这一因素。在不影响整个实验质量的前提下，尽量使用简便的方法并降低成本。这就涉及选用易于获得、最经济和最易饲养管理的实验动物。

七、动物实验结果的可靠性原则

医学研究中，动物模型、动物实验都是为人服务的，一切动物模型和动物实验结果都要外推到人身上去，这就是动物实验结果的外推。因为动物和人毕竟不是同一种属，在动物身上无效的药物不等于临床无效，而在动物身上有效的药物也不等于临床有效。加之不同的动物有不同的功能和代谢特点，所以，肯定一个实验结果最好采用两种以上的动物进行比较观察。所选的实验动物中，一种为啮齿类动物，另一种为非啮齿类动物。常用的实验动物序列是小鼠、大鼠、狗、猴或小型猪。

八、实验动物的选择、应用应注意有关国际规范

国际上普遍要求动物实验达到实验室操作规范和标准操作规程的要求，这些规范对实验动物的选择和应用、实验室条件、工作人员素质及其技术水平和操作方法都要求标准化。所有药物的安全评价试验都必须按规范进行，这是实验动物选择和应用的总要求。

第二节　医学实验中实验动物的选择和应用

一、药效学实验动物选择

1. 临床前药物代谢动力学研究。

临床前进行药物代谢动力学研究，目的在于了解新药在动物体内动态变化的规律及特点，为临床合理用药提供参考。所以，选择动物时，必须选用健康的成年动物，常用的有大鼠、小鼠、兔、豚鼠、犬等。首选动物及其性别应尽量与药效学或毒理学研究所用动物一致。做药物代谢动力学参数测定时，最好使用犬、猴等大动物，这样可在同一动物上多次采样，因为使用小动物可能要采用多只动物的合并样本，此做法应尽量避免。做药物分布试验时，一般选用大鼠或小鼠较为方便。做药物排泄试验时，一般也首选大鼠，其胆汁采集可在乙醚麻醉下做胆管插管引流。

2. 一般药理研究。

一般药理研究指主要药效作用以外广泛药理作用的研究。常选用动物包括小鼠、大鼠、猫、犬等，性别不限，但观察循环系统和呼吸系统时一般不宜用小鼠和兔。

3. 作用于神经系统的药物研究。

促智药研究一般选用健康的成年小鼠和大鼠。除非特定需要，一般不选用幼鼠或老年鼠。镇静催眠药研究一般选用健康的成年小鼠，便于分组实验。镇痛药研究一般选用健康的成年小鼠或大鼠。

镇痛药研究均需在整体动物上进行，常用成年小鼠、大鼠、兔，必要时也可用豚鼠、犬等。一般雌雄兼用，但在热板法或足跖刺激法试验中不用雄性动物，因为雄性动物的阴囊部位对热敏感。中枢性肌松药研究一般选用小鼠。

解热药研究首选兔，因为兔对热原质极为敏感。当然，兔的品种、年龄、实验时室温、动物活动情况等不同，都对发热反应的速度和程度有明显影响，应按《中国药典》中有关规定进行。此外，也可用大鼠进行试验。对神经节传导阻滞影响的药物研究时，首选动物是猫，最常用是颈神经节，因其前部和后部均容易区分。研究药物对神经肌肉接点的影响时，常用动物是猫、兔、鸡、小鼠和蛙。对影响副交感神经效应器接点的药物进行研究时，首选动物是大鼠。

4. 作用于心血管系统的药物研究。

抗心肌缺血药物研究可选用犬、猫、兔、大鼠和小鼠。抗心律失常药物研究可用豚鼠，不宜用小鼠，因小鼠不便操作。用犬试验时，应注意试验药物不能用吐温助溶。降压药物研究一般选用犬、猫或大鼠，肾血管型高血压大鼠(SHR)是良好的动物模型。降压药研究，不宜使用兔，因兔外周循环对外界环境刺激极敏感，血压变化大。治疗心功能不全药物研究常用犬、猫、豚鼠，也可用兔，一般不宜用大鼠，因为它对强心甙和磷酸二酯酶制剂的强心反应不敏感。降血脂药物研究一般选用大鼠、兔，尤其是遗传性高脂血症

(WHHL),兔是良好的实验动物。抗动脉粥样硬化药物研究目前缺乏理想的动物模型,一般可选用兔、鹌鹑,这两种动物对高脂日粮诱发脂代谢紊乱极为敏感,动脉粥样硬化极易形成。但是,兔是草食动物,鹌鹑属鸟类,其动脉粥样硬化发病部位及病理改变情况与人类不一致。抗血小板聚集药物研究一般选用兔和大鼠,个别试验选用小鼠。为避免动物发情周期影响,宜用雄性动物。抗凝血药物研究常用大鼠和兔,也可用小鼠、豚鼠或沙鼠等,且以雄性动物为宜。在研究药物对心脏的作用时,可选择青蛙和蟾蜍,因为它们的心脏在离体情况下仍可有节律地搏动很久。

5. 作用于呼吸系统的药物研究。

镇咳药筛选的首选动物是豚鼠,因为豚鼠对化学刺激和机械刺激都很敏感,刺激后能诱发咳嗽,刺激其喉上神经亦能引起咳嗽。猫在生理条件下很少咳嗽,但受机械刺激或化学刺激后易诱发咳嗽,故猫可用于刺激喉上神经诱发咳嗽,在初筛基础上进一步肯定药物的镇咳作用。犬不论在清醒或麻醉条件下,用化学刺激、机械刺激或电刺激其胸膜、气管黏膜或颈部迷走神经均能诱发咳嗽,犬对反复应用化学刺激所引起的咳嗽反应较其他动物变异小,故特别适用于观察药物的镇咳作用及持续时间。兔对化学刺激或电刺激不敏感,刺激后引发喷嚏的机会较咳嗽为多,故兔很少用于筛选镇咳药。小鼠和大鼠给以化学刺激虽能诱发咳嗽,但喷嚏和咳嗽动作很难区别,变异较大,特别是反复刺激时变异更大,实验可靠性较差。尽管目前也有人以小鼠用氨水或二氧化硫引咳法来初筛镇咳药,但应尽量少用。

支气管扩张药物研究最常用的动物是豚鼠,因其气管平滑肌对致痉剂和药物的反应最敏感。药物引喘时,选用体重不超过200g的幼龄豚鼠效果更佳。大鼠的某些免疫学和药理学特点与人类较接近,如大鼠的过敏反应由IgE介导,大鼠对色甘酸钠反应较敏感。因此,大鼠气管平滑肌标本亦常被选用。另外,大鼠气管平滑肌对氨酰胆碱也较敏感,但对组胺不敏感。

研究祛痰药时一般选用雄性小鼠、兔或猫,用来观察药物对呼吸道分泌的影响。观察药物对呼吸道黏膜上皮纤毛运动影响的试验中,可采用冷血动物蛙或温血动物鸽。兔的气管切开时容易出血,会影响实验结果,不宜采用。

6. 作用于消化系统的药物研究。

胃肠解痉药物研究可用大鼠、豚鼠、兔、犬等,雌雄均可。催吐或止吐药一般选用犬、猫、鸽等,而不选用兔、豚鼠、大鼠,因为这些动物无呕吐反射。

7. 作用于泌尿系统的药物研究。

研究利尿药物或抗利尿药物时一般选用雄性大鼠或犬为佳。小鼠尿量较少,兔为草食动物,实验结果都不尽如人意。

8. 作用于内分泌系统的药物研究。

研究肾上腺皮质激素类药物时可选用大鼠、小鼠,雌雄均可。但做有关代谢试验时,宜选用雄性动物,因便于收集尿样。研究 H_1 受体激动药物或阻断药物时首选动物是豚鼠,其次为大鼠,雌雄各半。

9. 计划生育药物研究。

终止中期妊娠药物或子宫收缩药物的研究常选用雌性大鼠、豚鼠、兔、猫,并根据实验要求选择适当性周期和妊娠状态的动物。女用避孕药常选用雌性大鼠、仓鼠、兔及猕猴，且尽可能选用近交系动物；男用避孕药常选用雄性近交系大鼠或猕猴。

10. 精神药物研究。

抗焦虑药研究一般选用成年的健康小鼠、大鼠、兔等。长期实验选用雄性动物为好，因为雄性动物耐受性强。抗抑郁药可选用小鼠、大鼠，其次为犬、猪。

二、毒理学实验动物选择

为了确保病人用药安全，新药(合成药、中草药制剂)或者虽为已用药物但改变了配伍、剂量或用法时，在临床试用前必须进行较系统的毒性试验，以了解药物的毒性和副作用。中毒和致死剂量(或浓度)等特点，为临床使用剂量和注意事项提供参考和科学依据。

做毒性试验时，选择何种实验动物取决于该动物对药物的反应以及药物在该种动物体内的吸收、分布、代谢和排泄与人类的异同程度。不同种属动物对药物作用的反应有质与量的区别，如犬在毒理方面的反应和人比较接近；大鼠血压和血管阻力对药物反应敏感，但对强心甙的作用敏感性比猫低数百倍。在研究药物对心脏作用时，可选择青蛙和蟾蜍，因为它们的心脏在离体情况下仍能有节律地搏动很久。对神经传导阻滞影响的药物研究时首选动物是猫。研究药物对神经肌肉接点的影响时，常用动物是猫、兔、鸡、小鼠和蛙。对影响副交感神经效应器接点的药物进行研究时，首选动物是大鼠。研究药物对平滑肌的作用，要选犬和猫。总之，研究不同药物时应选择其相适应的动物为对象。

在做药物毒性实验选择实验动物时，还应注意以下几点：

1. 动物的进化程度愈高，对药物毒性的敏感性愈好。如兔和猫的中毒致死量比小鼠低数倍，犬和猴的中毒剂量又比兔和猫为低，而人往往更为敏感。

2. 选用未成年的实验动物较为合适，因在动物迅速生长时期，可以发现药物对生长及各器官(包括对性器官)成熟的影响。慢性毒性试验开始选择的小鼠年龄最好是2～3周，体重为8～10g，而大鼠不超过3周，体重50～60g。当然，避孕药物的毒性试验要求使用性成熟动物，如小鼠应是60日龄以上，大鼠应在120日龄以上。

3. 选择做毒性试验时，动物应雌雄各半，因不同性别的动物对毒性物质的反应有差异；动物数量不宜太少，要满足统计学处理的要求。大鼠至少每组10～20只，犬每组4～6只，并设对照组。

4. 实验要求至少采用两种不同种属的动物，一种为啮齿类动物(大鼠、小鼠、兔等)；另一种为非啮齿类动物(犬、猴等)。一般常采用大鼠和犬，因它们对药物的反应与人比较接近，且体型合适，经济易得。

三、心血管系统疾病研究中的选择

心血管系统疾病，在人类普遍发生，给人类带来严重后果。为了解决这一难题，人们广泛利用相应的动物模型进行研究。

1. 动脉粥样硬化症研究。

过去常选用鸡和兔子复制动物模型，但结果并不尽如人意。它们存在许多缺点，如鸡自发性主动脉粥样硬化症主要是形成脂性斑纹，而兔病变的局部解剖学与人的不同等。目前，发现鸽具有与人类相似的自发性粥样硬化症，且在短期喂胆固醇后，会在主动脉的可预测区域发生病变，可用来研究与病变发生有关的早期代谢变化，故鸽是研究该病的重要实验动物。

小型猪可自发产生动脉粥样硬化，也可用高脂饲料诱发并加速粥样硬化的形成。其病变特点及分布情况都与人类相似，主要分布在主动脉、冠状动脉和脑动脉，由增生的血管平滑肌细胞、少量泡沫细胞、胆固醇结晶等组成。由于小型猪在生理解剖和粥样硬化病变的特点方面接近人类，因而是研究粥样硬化的理想实验动物。

2. 高血压研究。

高血压的研究常选用的动物是犬和大鼠。根据实验目的的不同，通常选择以刺激中枢神经系统反射性引起实验性高血压，或注射加压物质，以及分次手术结扎肾动脉诱发肾原性高血压。

由于医学科学试验的需求，目前已培育了各种高血压大鼠模型，如遗传性高血压大鼠(GH)、自发性高血压大鼠(SHR)、易卒中自发性高血压大鼠(SHR/sp)、自发性血栓形成大鼠(STR)、米兰种高血压大鼠(MHS)、里昂种高血压大鼠(LH)。这样可以根据研究的方向选择适宜的大鼠模型。若要研究高血压的病理、生理和药理，则应选择自发性高血压大鼠，这是由于它与人的自发性高血压很相似。研究降压药时，肾血管型高血压大鼠是较好的动物模型，因为它对药物的反应与人更接近。

3. 心肌缺血实验研究。

不论研究冠心病还是心肌梗死，犬、猪、猫、兔和大鼠都可做冠状动脉阻塞试验。由于犬的心脏解剖特点与人的相似：占体重的比例较大，冠状血管容易操作，心脏抗心律失常能力较强；而且犬容易驯服，因此是心肌缺血试验良好的动物模型。猪心脏的侧支循环和传导系统血液供应类似于人的心脏，易发生心肌梗塞，室颤发生率高。猫耐受心肌梗塞的能力强。若做开胸冠状动脉结扎试验，兔是首选动物。测试心肌耐缺氧试验时应选择大鼠，因为试验可以同时测定心脏的各种血流动力学变化，用于耐缺氧与血流动力学改变的关系分析。

四、消化和呼吸系统疾病研究中的选择

由于兔、羊、豚鼠等草食动物的消化系统与人的截然不同，不能选择此类动物作为研究消化系统疾病的模型。犬有发达的消化系统，拥有与人类极为相似的消化器官，它不仅可用来做消化系统的慢性实验，也可进行齿、部分小肠移植等研究。研究胰腺炎时，可选择年轻雌性小鼠，胆碱缺乏可诱发出血性胰腺炎。中年以上肥胖犬、猫等常会自发慢性胰腺炎，不适合做胰腺炎研究。由于犬的胰腺很小，适合做胰腺摘除手术。80%老龄 NIH 小鼠自发性慢性十二指肠溃疡。牛、犬也易发消化道溃疡。幼猪的呼吸、泌尿及血液循环系统与人的新生儿相似，适合研究营养不良症，如铁、铜缺乏等。猪的病毒胃肠炎可用来研究婴儿的病毒性腹泻。猕猴对人的痢疾杆菌最易感染，是研究人痢疾杆菌病最好的实验动物。

由于大鼠的肝脏库普弗细胞 90%有吞噬能力，肝脏再生能力强，适于做肝切除术。

猴的气管黏膜上腺体数量较多，且至三级支气管中部仍有存在，很适合做慢性支气管炎研究和祛痰平喘药物疗效实验。豚鼠对结核杆菌、白喉杆菌很敏感，适合做结核和白喉病的研究。

五、神经系统疾病研究中的选择

神经系统实验的动物选择，应根据动物神经系统方面的特性进行。C3H/HeN 小鼠对脊髓灰质炎病毒 Lan Sing 株敏感，C_{57}BL/KalWN 小鼠有先天性脑积水，大鼠宜做垂体切除术。研究脑梗死所呈现的中风、术后脑缺血以及脑血流量时，沙鼠是较好的实验动物。因为它的脑血管不同于其他动物，脑底动脉环后交通支缺失为其特点。结扎沙鼠的一侧颈总动脉，数小时后，就有 20%～65%的沙鼠出现脑梗死。另外，沙鼠还具有类似人类自发性癫痫发作的特点。DBA/2N 小鼠在 35 日龄时，听源性癫痫发生率为 100%，是研究癫痫的良好动物模型。树鼩在施行脑外科手术过程中，即使不用任何麻醉，也能忍受切割皮肤、肌肉、硬脑膜等组织引起的疼痛，除大量流涎外，无异常行为，也很少挣扎。如用滴管给它喂牛奶，它依然吮吸。这些现象，在其他动物身上很少见。因此，从比较神经生物学的角度来说，树鼩是一种很好的实验动物。猴的高级神经活动发达，常用于行为学的研究，也可用作脊髓灰质炎（小儿麻痹症）的研究。

六、内分泌和生殖系统疾病研究中的选择

1. 糖尿病实验研究。

糖尿病方面的研究，可选择小鼠、大鼠、地鼠、犬、兔等实验动物。用人工诱导的方法来复制糖尿病。一些自发性的糖尿病动物模型如 db、ob、kk 小鼠和 GK、Zucker 大鼠等所表现的高血糖、糖尿症、酮尿症、酮症、胰岛素缺乏、高血糖素亢进、体重下降等症状与人类糖尿病极为相似，故被广泛应用于糖尿病的发病机理研究和新药研发。猴的自发性糖尿病的临床特征与人类的十分相似，是进一步研究异常糖类代谢的有价值动物。

2. 生殖生理实验研究。

雌激素能中止大鼠和小鼠妊娠，却不能中止人早期妊娠，因而观察具有雌激素活性的化合物用于中止动物妊娠试验时，不宜选用大鼠和小鼠。由于兔是刺激性排卵的动物，利用这一特点可进行生殖生理和避孕药的研究。猴的月经周期为 28d，生殖生理与人非常接近，是研究人类避孕药极为理想的实验动物。哥丁根小型猪易诱发胎儿畸形，适合畸形学的研究。

七、微循环实验研究中的选择

犬的血液循环系统很发达，适合做这些方面的实验研究，如失血性休克、实验性弥漫性血管内凝血等。猴、猪有与人相似的循环系统，且较发达，血压稳定，血管壁较坚韧，对药物有与人一致的灵敏反应，便于手术操作，适于分析药物对循环系统的作用机制。猫还有较强的心搏力，能描绘完好的血压曲线，更适合分析药物对循环系统的作用机制。

外周微循环实验观察常选用小鼠耳廓、金黄地鼠颊囊、兔眼球结膜、兔耳廓透明窗等，还有用蝌蚪和金鱼的尾、青蛙的舌和蹼、蝙蝠和小鸡的翅、蜜蜂的眼、鼠背透明小室，

以及兔的眼底、虹膜、鼻黏膜、口唇、牙龈、舌尖和鼓膜，大鼠的气管及其肩胛提肌和猫的缝匠肌等进行实验。

内脏微循环实验观察，常选用青蛙、大鼠、小鼠、豚鼠、兔、猫和犬的肠系膜、大网膜和肠壁；也可利用脏器“开窗”手术做慢性实验，如动物头颅和腹腔“开窗”术，观察脑和腹腔有关内脏的微循环。还可取用观察部位的活组织进行电子显微镜观察，并做超微结构摄影。

由于肠系膜与肠的关系密切，肠管的血管就行于肠系膜之中，肠系膜的微循环变化很接近肠壁，因此，常以该处微循环变化作为肠管微循环变化的标志。应选择脂肪组织少，微血管分布多、菲薄透明，并有小淋巴管的肠系膜进行观察。回肠部的肠系膜是最好的微循环观察区，因为该区域小而受局限，没有肠蠕动，取出时不易损伤，且脂肪组织少。

八、其他实验研究的选择

1. 甲状旁腺功能实验研究。

兔的甲状旁腺分布在不同部位，摘除甲状腺后仍能保留甲状旁腺，故研究甲状旁腺功能宜选择兔。而犬的甲状旁腺位置固定，适宜做甲状旁腺切除手术，进行甲状旁腺功能的研究。

2. 放射学实验研究。

不同动物对射线敏感程度差异较大，常选用大鼠、小鼠、沙鼠、犬、猪、猴等实验动物进行研究。由于兔对射线十分敏感，照射后常发生休克性反应，并伴有死亡现象，且照射量越大，发生休克和死亡的数量就越多，故不能选用兔进行放射医学的研究。

3. 微生物实验研究。

常选用小鼠、大鼠、沙鼠、豚鼠、地鼠、兔、犬、猴、猫、裸鼠进行微生物实验研究。猫是寄生虫弓形属的宿主，常选猫做寄生虫病研究，也可用于阿米巴痢疾的研究。中国地鼠对溶组织性阿米巴、利什曼原虫病、旋毛虫等敏感，常可选作进行这方面的研究。金黄地鼠对病毒非常敏感，是病毒研究领域的重要实验动物，如小儿麻疹病毒研究。

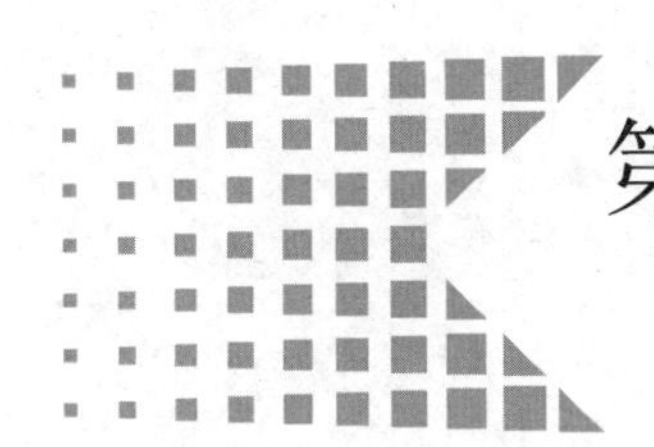

第六章　医学课题动物实验的设计及影响其效果的因素

第一节　医学科学研究设计的基本原则

一、医学科学研究设计的基本原则

1. 需要性原则。选择在医疗卫生保健事业中有重大意义或迫切需要解决的关键问题。

2. 目的性原则。选题必须目的明确，目标集中，不含糊，不笼统。

3. 创新性原则。选择前人没有解决或没有完全解决的问题，善于捕捉有价值的线索，勇于探索、深化。

4. 先进性原则。创新性与先进性是密切相关的，创新往往指科学而言，而先进多对技术而言。

5. 科学性原则。选题必须有依据，要符合客观规律，科研设计必须科学，符合逻辑性（手段、方法、实验）。

6. 可行性原则。要求科研设计方案和技术路线科学可行外，还必须具备一定的条件，如人员、仪器、动物、试剂等。

7. 效能性原则。研究中所消耗的人力、物力、财力同预期成果的科学意义、水平、社会和经济效益等综合衡量。

上述设计原则可归纳为：① 创新性和先进性；② 科学性和重复性；③ 有用性和可控性；④ 经济性和易行性。

二、医学科研工作的基本程序

医学科学研究就方法来说是提出假说、验证假说的过程，其工作程序是紧紧围绕这条主线进行的。

1. 提出假说、确定题目，是战略性决定。

(1) 初始命题或提出问题。

(2) 文献检阅，调查访问。

(3) 假说形成，提出设想。

(4) 陈述问题，开题讨论。

2. 安排实验、验证假说，是战术组织。

(1) 实验设计。

(2) 实验观察。

(3) 数据资料积累。

3. 总结工作、完成论文，是拿出战果。

(1) 数据资料处理。

(2) 统计分析。

(3) 提出结论。

第二节　动物实验的设计

实验设计是实验前根据实验目的和要求，运用有关科学知识和原理，结合统计分析、伦理学和经济学的要求，对实验过程中的材料、手段、方法、步骤、结果分析等全部方案的制订。实验设计是科研活动取得成功的关键。动物实验是以实验动物为研究对象的实验研究。实验动物是和人类一样的生命，在满足研究需要的前提下，人类应该尽可能地为这些为人类健康做出牺牲的动物提供应有的福利。因此，在开始动物实验前，首先应该进行实验设计，优化实验方法，选择最佳实验方案，从而用相对低等、数量较少的实验动物完成研究内容，达到研究目的。

一、动物实验设计的要素

动物实验是实验研究的一种，它具有实验研究的特点，即实验中研究者可以人为设置处理因素，受试对象接受何种处理因素或水平由随机分配确定。动物实验包括三个基本要素：即处理因素、受试对象和实验效应。

1. 处理因素。

处理因素是实验中进行重点考察的实验条件，一般根据在以往研究基础上提出的假设和要求来确定。一般情况下，影响实验结果的因素很多，研究者不可能也没有必要对所有因素进行研究，一次实验中处理因素不宜太多，也不应过少，这就要求研究者根据专业知识和实验条件，对重要的非实验因素进行控制。在整个实验过程中，处理因素应标准化，否则会影响实验结果的评价。

2. 受试对象。

在动物实验中，受试对象是实验中选用的实验动物。根据研究课题不同，首先确定所选用动物的纳入和排除标准，以保证其同质性，即考虑其品种、品系、年龄、性别、体重及窝别等因素。同时，要确定一定的样本含量，即受试对象的总数。

3. 实验效应。

实验效应是指实验因素作用于受试对象后所起的作用，它通过观察指标来体现。

观察指标分为主观指标和客观指标。为保证实验数据的可靠性、对比性，在选择指标时，应尽可能地选择客观指标，并要求有一定的灵敏性和精确性。在观察过程中，应尽可能减少主观影响。

二、动物实验设计的原则

在设计过程中，为了保证研究结果的科学性和准确性，并考虑经济学和伦理学因素，动物实验设计应遵循以下五个原则：

1. 对照原则。

过多的影响因素（如遗传、环境等）在很大程度上影响了实验的结果。因此，利用合理设计对照动物能够最大限度地减少非处理因素对实验结果的影响。一般来说，每个实验都应该有一个对照组。对照的形式有多种，可根据实验目的及内容选用不同的对照，常用的对照包括阳性对照、阴性对照、空白对照等。阳性对照的实验结果是已知的，主要是检验实验方法是否正确，也是实验质量控制的主要质量标准之一。阴性对照不发生已知的实验结果，主要验证实验方法的特异性，防止假阳性结果的产生。阴性对照一定要排除非处理因素的影响，如必须使用安慰剂、采取相同的手术过程等。空白对照是指不给对照组施加任何措施，主要反映研究对象在实验过程中的自身变化。

2. 随机原则。

为了使实验组和对照组之间在非实验因素的分布方面保持一致，应采取随机分组的方法。即运用统计学中"随机数字表"、"随机排列表"或运用计算机产生"伪随机数"实现随机化。尽量运用统计学知识来设计自己的实验，减少外在因素和人为因素的干扰，如实验动物的分组等。

3. 重复原则。

所谓重复原则，就是在相同实验条件下必须做多次独立重复实验。由于动物个体的差异，同一个处理对不同的受试对象所产生的效果不完全相同，因此，在实验研究中必须坚持重复的原则。需要重复的次数及每组的样本量应根据实验的内容、实验的结果，并运用统计学方法给予确定。

4. 均衡原则。

均衡性就是要保证各实验组及其对照组在非处理因素方面，如在遗传背景、性别、年龄、环境等方面力求均衡一致，以保证处理因素各水平组之间不受其他非处理因素的影响，使处理因素的影响真正显露出来。

5. 盲法原则。

为了避免实验过程中的偏倚，在可能的情况下，尤其在用主观指标判断实验结果的情况下，应采取盲法原则，即从动物随机分组接受治疗到数据分析，所有的动物、标本和处理因素都使用代码。例如，病理学家在读毒性实验的病理片时，如果不采取盲法，知道哪个标本是处理或对照，则很容易造成判断上的偏倚或错误。

6. 福利原则（3R 原则）。

动物实验过程中，在一定程度上会对受试对象造成一定的紧张、痛苦或持续性的损伤，因此，必然涉及动物的福利问题。

同时,所有的动物实验开始前,必须得到本单位动物使用管理委员会(Institutional Animal Care and Use Committee,IACUC)(或伦理委员会)的批准。否则,不允许开展研究。

三、实验动物的选择

1. 实验动物选择应考虑的因素。进行动物实验的目的是希望这些动物实验资料能够外推于人类,能够预告受试物对人的危险性。除考虑以上所提到的动物福利外,在选择实验动物时,还必须要考虑到动物对受试物的毒性反应及体内代谢与人类的一致性,便于将实验结果外推。因此,在选择动物时,必须考虑如下因素:

(1) 选用与人的机能、代谢、结构及疾病特点相似的实验动物。医学科学研究的根本目的是要解决人类疾病的预防和治疗问题。因此,动物的种系发展阶段在选择实验动物时应是优先考虑的问题。在可能的条件下,尽量选择那些机能、代谢、结构和人类相似的实验动物做实验。一般来说,实验动物愈高等,进化程度愈高,其机能、代谢、结构愈复杂,反应就愈接近人类。猴、狒狒、猩猩、长臂猿等灵长类动物是最近似于人类的理想动物,但由于灵长类动物价格昂贵,难以获得,又需特殊动物房和饲养,因此,在选择时不能盲目追求使用。

(2) 选用遗传背景明确,具有已知菌丛和模型性状显著且稳定的动物。动物实验研究中的一个关键问题,就是怎样使动物实验的结果正确可靠、有规律,从而能够精确判定实验结果,得出正确的结论。因此,要尽量选用经遗传学、微生物学、营养学、环境卫生学的控制而培育的标准化实验动物,才能排除因实验动物带细菌、带病毒、带寄生虫和潜在疾病对实验结果的影响;也才能排除因实验动物杂交造成的遗传上不均衡,个体差异,反应不一致;才能便于把我们所获得的实验研究成果在国际上进行学术交流。

根据研究的目的要求,可选择采用遗传学控制方法培育出来的纯系动物或称近交系动物,突变系动物,封闭群动物,系统杂交动物即 F1 动物,或采用微生物控制方法而培育的无菌动物,已知菌动物或称悉生动物,无特定病原体动物。

(3) 选用解剖、生理特点符合实验目的要求的动物。很多实验动物具有某些解剖生理特点,为实验所要观察的器官或组织等提供了很多便利条件,如能适当使用,将减少实验准备方面的麻烦,降低操作的难度,使实验容易成功。如家犬的甲状旁腺位于甲状腺的表面,位置比较固定,大多数在两个甲状腺相对应的两端下,因此家犬适宜用来做甲状旁腺摘除实验。

(4) 选择不同种系实验动物存在的某些特殊反应。不同种系实验动物对同一因素的反应虽然往往是相似的,有共性。但也会出现特殊反应的情况,实验研究中常要选用那些对实验因素最敏感的动物作为实验对象。因此,不同实验动物存在的某些特殊反应性是选择实验动物的一个重要参考。如兔对体温变化十分灵敏,适于发热、解热和检查致热原等实验研究,鸽子、家犬、猴和猫呕吐反应敏感,适于作呕吐实验。

(5) 选用人兽共患疾病的实验动物和传统应用的实验动物。选择人兽共患疾病的实验动物。有些疾病的病因不仅对人而且对动物也造成相似的疾病。由此提供研究病因学、流行病学、发病机理、预防和治疗的良好动物模型。猴对痢疾杆菌敏感,其临床过程、病理变化与人类相似，用猴研究痢疾是最好的实验动物。黑热病地区的家犬也感染利朵曼氏原虫发病，当然，犬就成为研究黑热病的最好实验动物。

选择科研、检验和生产传统用的实验动物，是科学工作者长期以来实践经验的积累。如肿瘤研究实验用的小鼠，哪些肿瘤研究用哪些品系都很明确，C57BL 常用于 Lewis 肺癌和 B16 黑色素瘤。

2. 选择的实例和理由。下面以亚慢性、慢性毒性实验和眼刺激性实验中动物的选择为例，对实验动物的选择进行说明。

(1) 亚慢性、慢性毒性实验中动物的选择。这类实验中一般选择两种动物，一种啮齿类动物，一种非啮齿类动物，常用的是大鼠和犬，一般选择健康的年幼动物，啮齿类为 6 周龄，非啮齿类为 4～6 月龄。选择这两种动物的理由：① 对受试物的毒物代谢动力学与人类似；② 对受试物最敏感；③ 实验中选用年幼动物，是因为亚慢性和慢性实验通常实验时间较长，甚至涵盖实验动物的一生；④ 在开始实验前，需对动物进行详细健康检查，并要求动物未进行过其他实验，灵长类动物除外，但不同实验之间应有一定间隔期。从而避免实验中动物非处理因素导致死亡或其他改变；⑤ 啮齿类动物设哨兵动物，以便于监测实验动物健康状况。

(2) 眼刺激性实验中动物的选择。实验动物中，犬和恒河猴的角膜厚度与人相近，约 0.5mm，兔的角膜较薄，约为 0.37mm，但在眼刺激性实验中，通常选用兔作为实验动物。选择兔作为动物模型的理由：① 以兔为动物模型进行的眼刺激实验研究较多，资料丰富；② 兔经济易得；③ 实验中易于操作；④ 兔眼睛较大，无色素沉着，易于进行多种眼科检查。

犬和非人灵长类动物也可用于眼刺激性实验，灵长类动物眼部刺激暴露方式更接近人类，但由于价格较贵，且不容易获得，较少使用。

第三节　动物实验设计的方法和步骤

一、实验假设的提出

在提出实验假设前，需要查阅大量国内外相关研究资料，进行文献检索工作(literature search)，有针对性地查阅相关的杂志、教科书、网络信息等，了解相关的研究和方法，选定合适的动物模型，排除不必要的重复研究。根据以往研究成果，结合国内外研究进展及有关理论知识和现已具备的条件，提出新的假设，确定研究的主题。在该阶段，应考虑到动物福利的“3R”原则，并准备为本单位的 IACUC 审查该项目不是重复性研究、使用实验动物的必要性(无可替代物)、减轻动物疼痛的可行性操作等提供依据。

二、实验方案的制订

制订切实可行的实验方案，要求根据实验目的，选择合适的实验设计方法，确定样本含量，并选定实验数据的统计分析方法。

（一）实验设计方法

根据实验目的的不同，应选择不同的实验设计方法。最常用的实验设计方法包括完全随机设计、随机区组设计和析因设计、配对设计、拉丁方设计、交叉设计、重复测量设计等。针对每种设计方法，其处理因素和实验条件都可以具有一定的灵活性，但是，必须采取相应标准的统计分析方法。

一些统计学教材对这些设计方法都有详细的描述，这里就不再对每个设计方法逐一详细描述，只是简要提示几个常用设计方法的重点注意事项。

1. 完全随机设计。

将实验对象随机分配至各处理组，观察实验效应，是最常用的实验设计方法。该方法只涉及一个处理因素，又称单因素设计。该方法的优点是操作简单，各处理组样本例数可以相等，也可以不等。其缺点是效率低，只能分析一个因素的效应。

2. 随机区组设计。

又称配伍设计，是配对设计的扩大，即将几个受试对象按一定条件划分成配伍组或区组，再将每一配伍组的各受试对象随机分配到各处理组中去，以增加实验的准确性。每个配伍组的动物例数等于处理组的个数，同一区组内的研究对象必须具有同质性。与完全随机设计相比，该方法提高了实验效率，但是，必须采取正确的统计分析方法，通常利用两因素方差分析（two - way ANOVA）方法[注：如果仅有两种处理因素，配对 t 检验（paired t test）方法和两因素方差分析方法具有同样的效果]。

3. 析因设计。

将两个或多个因素的各个水平进行排列组合，交叉分组进行实验，该设计可用于分析各因素间的交互作用，比较各因素不同水平的平均效应和因素间不同水平组合下的平均效应，寻找最佳组合。该方法的主要优点是不仅可以准确估计各实验因素的主效应的大小，还可估计实验因素之间的各级交互作用的效应大小。其缺点是所需要的实验次数很多。

4. 配对设计。

是单因素设计中的一种方法，即将受试对象按一定条件配成对子，随机分配每对中的两个受试对象到不同处理组。配对的因素是影响实验效应的主要非处理因素。如动物实验中，将窝别、性别相同，体重相近的两个动物配成对子，以提高各处理组间的均衡性。

5. 动物实验设计还需注意以下两点。

(1) 由于考虑实验中动物死亡、剔除等因素，实验中各组实际使用的动物数量应比理论上计算的样本量适当增加。

(2) 不均衡设计的应用。在一个研究中，并不要求各组都有相同数量的实验单位。实际上，我们通常可以设计一组的实验单位多于其他组。最常见的不均衡设计是高剂量组动物较多，以弥补研究中动物死亡造成的数据丢失；或低剂量组动物数较多，以提高阈值水平效应检测的灵敏性或确定无效应的可信性。

（二）样本含量的确定

样本含量是指动物实验所需要的动物数量。样本含量过小，抽样误差大，推论总体的精密度和准确度都比较差，不能发现实际存在的差别；样本含量过大，不符合动物福利，同时也浪费人力、物力、财力和时间。

针对不同的研究目的，样本含量有不同的确定方式，有的实验是得到足够的组织标本进行分析，有的实验是利用少量动物进行预实验或初步探索性实验（pilot experiment），有的是进行一个假设的验证的正规实验。

预实验是对一个新的领域的初步探索，由于没有历史资料做参考，无法使用任何统计方法来计算，其样本含量主要是根据经验或猜测来确定。

对于一些要么成功要么失败的动物实验，如转基因动物模型制作等，由于操作程序和人员技术的可变性，很难估计准确的样本含量，该类实验一般需要的样本量比较大，主要取决于实验的成功率。

大部分的实验是验证正式假设的实验。一般所论述的样本含量的估算是指该类实验的样本含量估算。总体来说，该类实验的样本量估算应根据文献资料和研究目的，确定以下几个参数：① 效应的大小，一般指两组间的允许误差，效应越小，即允许误差越小，则所需样本量越大；② 总体标准差，主要反映数据的变异度，其值越大，则所需样本量越大；③ 显著性水平，即第一类错误概率 α，α 越小，样本所需量越大；④ 检验的效能，即 1 - β（第二类错误的概率），β 越小，检验效能越大，所需样本量越大。以上①和②两个参数是随着实验的方法及目的变化，而后③和④两个参数一般比较固定，α 一般取 0.01 或 0.05，β 一般取 0.1 或 0.2。以上参数确定后，根据不同的实验设计方法和研究目的，利用相应的计算公式，估算实验所需的样本量。该计算公式和方法在统计学教科书中都有详细的描述，在此就不再叙述。

（三）数据的统计和分析

几乎所有的实验结果，包括有非常明显的实验效果的实验结果，都需要用适当的统计分析方法进行评价。数据的分析主要围绕研究的目的进行，对实验的假设进行验证。同时，数据分析的主要目标是提取数据中所有能被解释的有用信息，考虑生物的变异和实验所产生的误差对研究结果的影响，尤其是防止抽样误差对于实验（治疗）效果的错误判断。当然，也存在统计学有显著性差异，而不存在生物学意义的现象。

1. 资料的类型及其统计分析方法。

根据资料类型不同，应选用不同的统计分析方法。实验数据的资料分为两类，即计量资料和计数资料。

计量资料一般以均值和标准差表示。两样本定量资料的比较一般用 t 检验和秩和检验。多组定量资料的比较一般使用方差分析的方法，包括单因素方差分析和多因素方差分析。定性资料分析常用的方法有 χ^2 检验和秩和检验。针对每一种分析方法，由于实验设计方法、数据表现的形式和研究（分析）的目的不同，有多种的特殊要求和方法。

在数据分析过程中，如果研究两个变量的相关性，可采取关联性分析的方法，但不能推断两变量的因果关系；如果研究一个变量和另外一些变量间的线性关系，可采取线性回归分析的方法。在线性回归分析中，如果一个变量（应变量）随另外一个变量的（自变量）变化而变化，且呈直线变化趋势，则为简单线性回归，如果涉及多个自变量，则称为多重线性回归。

2. 历史资料及多个同类实验资料的汇总分析。

历史资料的价值在于它的质量和可靠性。每个研究的研究结果受到各种因素的影响,如动物的品系、动物饲养的方法和环境、指标测量的方法等,这也体现了每个实验设立对照的必要性。即使对同一个研究目开展的研究,各研究者在研究对象、设计方案、干预措施、样本含量等多个方面并不完全相同,研究结果也不完全一致。但是,这并没有影响历史资料的使用价值。

(四) 数据的整理和结果报告

实验结束后,在数据分析前,应建立数据库,将数据输入计算机,这可能发生数据人工输入的错误。当然,目前一些数据的采集直接计算机化,避免了数据人工输入错误的产生。但是,一些实验的数据库是由大量数据组成,需要对数据库进行连接,在该过程中也可能产生一些人为的错误。因此,在进行数据分析前,一定要建立对数据进行错误检查的方法和程序,实验设计应该包括这部分内容。

资料分析后,应对资料分析的结果(实验指标)进行描述,对实验结果进行解释和分析。对于不同的实验目的,结果的表达形式不同,主要以平均值或百分比表示。如果实验是描述某定量指标在数量上的变异程度,应使用标准差。但最好不要使用"±"符号表示。应使用平均值=XX(标准差为 XX),以避免混淆标准差和标准误。如果是描述某个指标平均值的精确度,应使用"可信区间",如均值 8.2[95%CI=6.8-9.8],或使用标准误,如均值 8.2[SE 0.9]。如果进行两个均值的比较,应给出每组的样本量。统计分析的 p 值应给出实际值,一般避免使用 p<或>XX(如 0.05 或 0.01 等)。如果实验结果缺乏统计学意义,我们在对结果进行解释时,一定要小心下定论,不能武断地断定该实验没有影响或作用,可能是由于实验的样本量太小或个体间的差异太大造成的。

统计表和统计图是对资料进行描述的重要工具,也是使实验结果最直接表现的重要形式。统计表的原则是重点突出,简洁明了。一般来说,如果在表中比较均值,这些值应以列的形式,而不是行的形式表现。统计图对数据的描述更为直观和易于理解。常用的统计图有线图、散点图、条图、百分条图、饼图等。如果通过统计图比较均值,应在线图或条图上标出每个点值的变异程度,并明确指出是标准误、标准差或可信区间。在某些情况下,在统计图上给出所有的数据加线图比线图加标准误更能清楚地显示出数据的自然情况。

第四节　干扰动物实验结果的影响因素

在实验过程中,由于非处理因素的干扰,导致实验结果出现偏差。生命活动是最复杂的活动现象,由物理活动、化学活动、代谢活动组成,因此,动物间存在一定的个体差异,对周围环境的反应也有一定的差别。在动物实验过程中,人为因素、动物因素、实验环境因素以及实验操作技术等均可影响动物实验的结果。

（一）人为因素

在影响动物实验效果的因素中，人是最主要的。动物实验中，人负责饲养管理动物、进行具体的实验操作、观察实验结果、分析数据等，不同人进行上述工作时可能有不同的方式，对同一现象的观察可能得出不同结果。为尽量减小在同一工作中，不同人的影响，需要制定统一的标准操作程序，如药品非临床研究质量管理规范(Good Laboratory Practice，GLP)，对所有工作人员进行统一培训。在实验中，对动物分组实施盲法，不告知动物管理人员、实验结果观察者和动物分组情况，这样可减小对实验结果的影响。

（二）动物因素

1. 种属。

不同种属哺乳动物的生命现象，特别是一些最基本的生命过程，有一定的共性，这正是在医学实验中可以应用动物实验的基础。但是，另一方面，不同种属的动物，在解剖、生理特征和对各种因素的反应上，又各有个性。例如，不同种属动物对同一致病因素的易感性不同，甚至对一种动物是致命的病原体，对另一种动物可能完全无害。因此，熟悉并掌握这些种属差异，有利于动物实验的进行，否则可能贻误整个实验。

2. 种系。

实验动物由于遗传变异和自然选择作用，即使同一种属动物，也有不同品系，经过采用不同遗传育种方法，可使不同个体之间在基因型上千差万别，表现型上同样参差不齐。因此，同一种属不同种系动物，对同一刺激的反应有很大差别。不同品系的小鼠对同一刺激具有不同反应，而且各个品系均有其独特的品系特征。例如，DBA/2 小鼠100%的可发生听源性癫痫发作，而 C57BL 小鼠根本不出现这种反应。

3. 年龄和体重。

年龄是一个重要的生物量，动物的解剖生理特征和反应性随年龄而有明显的变化。一般情况幼年动物比成年动物敏感。如用断奶鼠或仔鼠做实验，其敏感性比成年鼠要高。这可能与机体发育还未健全，解毒排泄的酶系尚未完善有关。然而，有时由于敏感而与成年动物的实验结果不一，所以一般认为幼年动物不能完全取代成年动物的实验。老年动物的代谢功能低下，反应不灵敏，不是特别需要一般不选用。因此，一般动物实验设计应选成年动物进行实验。一些慢性实验，观察时间较长，可选择年幼、体重较小的动物。观察性激素对机体影响的实验，一定要用幼年的或新生的动物。

实验动物年龄与体重一般是成正比关系的，小鼠和大鼠常根据体重来推算其年龄。但其体重和饲养管理有密切关系，动物正确年龄应以其出生日期为准。

4. 性别。

许多实验证明，不同性别动物对同一药物的敏感性差异较大，对各种刺激的反应也不尽一致，雌性动物性周期不同阶段和怀孕、授乳时的机体反应性有较大的改变，因此，科研工作中一般优先选雄性动物或雌雄各半做实验，动物性别对动物实验结果无影响的实验或一定要选用雌性动物的实验才选用雌性动物。

5. 生理状态。

动物的生理状态如怀孕、授乳时，其对外界环境因素作用的反应性常较不怀孕、不授乳的动物有较大差异。因此，在一般实验研究中不宜采用这种动物。但为了某种特定的实验目的，如为了阐明药物对妊娠及子代在胎内、产后的影响时，就必须选用这类动物。

6. 健康状况。

一般情况下，健康动物对药物的耐受量比有病的动物要大，所以有病动物易中毒死亡。动物发炎组织对肾上腺激素的血管收缩作用极不敏感。有病或营养条件差的兔不易复制成动脉粥样硬化动物模型。犬食量不足，体重减轻10%～20%后，麻醉时间显著延长。有些犬因饥饿、创伤等原因尚未正式做休克实验时，即已进入休克状态。动物发热可使代谢增加，体温升高1℃，代谢率一般增加7%左右。

动物潜在性感染，对实验结果的影响也很大。如观察肝功能在实验前后变化时，必须要排除实验用兔是否患有球虫病，如果兔的肝脏上已有很多球虫囊，肝功能必然发生变化，所测结果波动很大。

健康动物对各种刺激的耐受性一般比不健康、有病的动物要大，实验结果稳定，因此一定要选用健康动物进行实验，患有疾病或处于衰竭、饥饿、寒冷、炎热等条件下的动物，均会影响实验结果，选用的动物应没有该动物所特有的疾病，如小鼠的脱脚病（鼠痘）、病毒性肝炎和肺炎、伤寒，大鼠的沙门菌病、病毒性肺炎、化脓性中耳炎，豚鼠的维生素C缺乏症、传染性肺炎、沙门菌病，兔的球虫病、巴氏杆菌病，犬的狂犬病、犬瘟热，猫的传染性白细胞减少症肺炎，猕猴的结核病、肺炎、痢疾等。

由上述可见，动物的种属、品系、年龄、性别、生理状态、健康状况等对实验结果有重要影响，因此，在同一实验中，所选用动物应尽量为同一品系、年龄相近的动物。由于不同产地、厂家生产的同一品系的动物，其特性也可能因饲养环境、方式、饲料等因素的不同而发生变异，因此，同一实验最好选择同一产地、厂家生产的同一批动物。同时，应根据实验要求选用适宜生理状态和疾病模型的动物。尽量避免由于动物的因素而影响实验效果。

（三）环境和营养因素

实验室环境如温度、湿度、空气清洁度等都可对动物产生影响，从而影响动物实验效果；动物营养状况则直接影响动物的各种生理机能，因而对实验结果有重要影响。因此，在动物实验中，应严格控制各种环境及营养因素，在饲养及实验过程中尽可能保持一致，以降低其对动物实验的影响。

1. 温度。

温度变动缓慢，在一定范围内，机体可以本能地进行调节与之适应。但变化过大或过急，对机体行为和生理将产生不良影响，影响实验结果。一般哺乳类实验动物，当温度过低时，常导致性周期的推迟，而温度超过30℃时，雄性动物则出现睾丸萎缩，产生精子的能力下降；雌性动物出现性周期的紊乱，泌乳能力下降或拒绝哺乳，妊娠率下降。因此实验环境温度过高或过低，都能导致机体抵抗力下降，使动物易于患病，均可影响实验结果的正确性，甚至造成动物死亡。动物实验时最适宜的环境为21℃～27℃。各种动物，甚至同种动物不同品系间，其最适宜温度都有差别。室温应保持在各种动物最适宜温度±3℃范围内。

2. 湿度。

湿度过高，微生物易于繁殖，过低（如低于40%）易致灰尘飞扬，对动物的健康不利。

空气的相对湿度，也与动物的生理有密切关系，在高湿情况下其影响尤为明显。如湿度在40%以下大鼠易发生环尾病；在低湿度条件下，小鼠和大鼠的哺乳雌鼠常发生食仔现象，此外仔鼠也常出现发育不良。一般动物在高温高湿情况下，易发生某些传染性和非传染性疾病。一般实验动物，相对湿度在40%～70%之间是完全可以适应的，50%±5%最好。

3. 空气的流动及清洁度。

实验动物其单位体重的体表面积一般均比人大，因此气流对实验动物的影响也较大。实验动物大多饲养在窄小的笼具内，其中不仅有动物，还有排泄物，因此，实验动物比人对空气的要求更高。污浊的空气易造成呼吸道传染病的传播。空气中氨的含量是衡量空气质量的指标，劳动卫生标准中对空气中氨浓度的限度，对实验动物要求不超过20ppm。空气中氨含量增多可刺激动物黏膜而引起流泪，咳嗽等，严重者可引起黏膜发炎，肺水肿和肺炎。因此，动物饲养室和动物实验室的空气应尽量保持新鲜，注意通风换气；要求氨浓度小于14ppm，气流速度10～25cm/s，换气次数10次/小时以上。

4. 光照。

光照与动物的性周期有密切关系，光照过强，对动物有害，易引起某些雌性动物的食仔现象和哺育不良。因此，动物房应根据不同种类动物的生活习性，设置照明设备及照明时间和光照强度。

5. 噪音。

噪音可引起动物紧张，并使其受到刺激。即使是短暂的噪音也能引起动物在行为上和生理上的反应，豚鼠特别怕噪音，可导致其不安和骚动，引起孕鼠的流产或母鼠放弃哺育幼仔。此外，动物能听到人类所听不到的更高频率的音响，即动物能听到较宽的音域，如小鼠能听到频率为1000～5000Hz的音响，而人类只能听到1000～2000Hz的范围，所以噪音对动物的影响不能忽视。一些国家规定，动物室的音响应在60dB以下。

6. 动物饲养密度。

动物饲养密度应符合卫生标准，有一定的活动面积，不能过分拥挤，不然也会影响动物的健康，对实验结果产生直接影响。各种动物所需笼具的面积和体积因饲养目的而异，并有相应的国家标准。

7. 动物营养。

保证动物足够量的营养供给是维持动物健康和提高动物实验结果的重要因素。实验动物对外界环境条件的变化极为敏感，其中饲料对动物的关系更为密切。动物的生长、发育、繁殖、增强体质和抗御疾病以及一切生命活动无不依赖于饲料和决定于饲养。动物的某些系统和器官，特别是消化系统的机能和形态是随着饲料的品种而变异的。实验动物品种不同，其生长、发育和生理状况都有区别，因而对各种营养成份的需求也不一致。其中，猴和豚鼠在配制饲料时应特别注意加入足够量的维生素C，以免因缺乏而引起坏血病。兔的饲料中应加入一定数量的干草，以便提高饲料中粗纤维的含量，这对防治兔腹泻至关重要。小鼠的饲料中，蛋白质的含量不得低于20%，否则就容易产生肠道疾病。

（四）动物实验技术环节因素

动物实验技术环节涉及多个因素，如动物的选择、实验季节、昼夜过程、麻醉深度、手术技巧等，要降低这些因素对实验结果的影响，就要结合以往研究资料，慎重选择实验动物，密切注意季节、昼夜变化等引起的动物生理功能的规律变化，并设立恰当的对照来消除季节、昼夜变化的影响。麻醉和手术需熟练掌握动物解剖结构，并多加练习，方可熟能生巧，减少因麻醉及手术失误而影响实验结果。

1. 动物选择。

选择好适合研究需要的实验动物是获得正确实验结果和实验成功的重要环节。应按照不同实验的要求选择合适的动物。如做肿瘤的研究工作，就必须了解哪种动物是高癌种，哪种是低癌种，各种动物自发性肿瘤的发生率是多少。

2. 实验季节。

生物体的许多功能随着季节产生规律性的变动。目前已有大量资料表明，动物对化学物质作用的反应也受到季节的影响。不同季节，动物的机体反应性有一定改变。如不同季节对辐射效应有影响。因此，我们在进行跨季度的慢性实验时必须注意这种季节波动的影响。

3. 昼夜过程。

机体的有些功能还有昼夜规律性变动。经实验证明实验动物的体温、血糖、基础代谢率、内分泌激素的分泌均发生昼夜节律性变化。因此，这类实验的观察必须设有相应的对照，并注意实验中某种处理的时间顺序对结果的影响。为了得到可比性的实验结果，所有实验组动物应在同一时间内进行各种实验处理。

4. 麻醉深度。

动物实验中往往需要将动物麻醉后才施行各种手术和实验。要求麻醉深度要适度，而且在整个实验过程中要保持始终恒定。因此，不能不分实验要求和动物品种(或品系)而用同一种麻醉剂，也不能乱用麻醉剂。因为不同的麻醉剂有不同的药理作用和不良反应，应根据实验要求和动物种类而加以选择。使用合适的麻醉剂，麻醉深度的控制是顺利完成实验获得正确实验结果的保证。如果麻醉过深，动物处于深度抑制，甚至濒死状态，动物各种正常反应受到抑制，那是不能做出可靠的实验结果的。麻醉过浅，在动物身上进行手术或实验，将会引起强烈的疼痛刺激，使动物全身，特别是呼吸、循环功能发生改变，消化功能也会发生改变，如疼痛刺激会使动物反射性地长时间中止胰腺的分泌，所以麻醉深度必须合适。由此可见，在整个实验中保持麻醉深度的始终一致是非常必要的，因为麻醉深度的变动，会使实验结果产生前后不一致的变化，给实验结果带来难以分析的误差。

5. 手术技巧。

动物实验中除了要注意选择合适的实验动物，所用试剂要纯正，仪器要灵敏，方法要准确外，还必须注意操作技巧，即操作技术的熟练。手术熟练可以减少对动物的刺激，动物所受创伤、出血等就少，将会提高实验成功概率和实验结果的正确性。要达到动物手术操作熟练，必须要了解各种动物的特征，组织、器官的位置，神经、血管的走行特点，通过在动物身上反复实践，即可达到熟能生巧、操作自如。

6. 实验药物。

动物实验中常常需要给动物体内注入各种药物以观察其作用和变化。因此，给药的途径、剂型和剂量是影响实验结果的重要问题。如有的激素在肝脏内被破坏，经口给药就会影响其效果。给药的次数对一些药物也有关系，如雌三醇与细胞核内物质结合的时间非常短，所以，每天1次给药的效果就比较弱，如将一天剂量分为8次给药，则效果将大大加强。药物的浓度和剂量也是一个重要问题，太高的浓度，太大的剂量都会得出错误的结果。在动物实验中常遇到的问题是动物和人的剂量换算。若按体重把人的用量换算给动物则剂量太小，做实验常得出无效的结论，或按动物体重换算给人则剂量太大。动物和人用药剂量换算以体表面积计算比以体重换算要好一些，但仍需慎重处理。

7. 对照问题。

在动物实验中设立对照问题也是非常重要的问题，常有忽视或错误地应用对照的情况，从而造成实验失败。一般对照的原则是"齐同对比"。

（五）仪器设备因素

不同厂家的同类仪器设备，其准确性、灵敏度等有所不同，同一仪器在不同测量过程中可能存在误差。为减小仪器检测的误差，在同一实验中，应选用同一仪器，由专人操作，在每次检测前应进行仪器的校准，同时样本应设空白对照和(或)标准对照。

第五节　动物实验记录的规范要求

实验记录是指在实验室进行科学研究过程中，应用实验、观察、调查或资料分析等方法，根据实际情况直接记录或统计形成的各种数据、文字、图表、图片、照片、声像等原始资料，是科学实验过程中对所获得的原始资料的直接记录，可作为不同时期深入进行该课题研究的基础资料。

实验记录必须做到及时、真实、准确、完整，并妥善保存，保持整洁、完好、无破损、不丢失。

一、记录的一般性要求

（一）实验记录的主要内容

实验记录应包括以下内容：项目(课题)名称、实验目的、研究内容、实验日期、实验条件、参考文献、实验材料、实验设计原理和方法、实验过程、实验结果、实验讨论及记录者签名。

1. 项目(课题)名称。

要求写明本项目的全名、课题来源、资助单位、项目编号。

2. 实验目的。

写明本次实验的名称和具体目的。

3. 研究内容。

本次实验具体要研究的内容及所要解决的问题。

4. 实验设计原理。

根据实验的目的和内容，采用统计学原理设计实验，以便实验结束后数据的分析和统计，有利于得出科学客观的实验结论。

5. 研究方法。

根据实验设计确定本次实验的方法，详细记录本次实验所要采取的具体实验设计、技术路线、实验方法、工艺流程，详细叙述每个实验步骤。

6. 实验日期。

本次实验的年、月、日、时。在记录本的每一页右上角填写日期。

7. 实验条件。

实验室的温度、湿度、动物实验室的级别，合格证书号及发证单位。

8. 实验材料。

详细记录标本、样品的来源，取材的时间，实验原料的来源、特性，购买时的相关票据复印件(动物合格证要贴在实验记录本上)。

所用试剂、标准品、对照品等的名称、来源、厂家、批号、规格及配制方法等，应保留称量的原始记录纸，并贴在实验记录本上。

所使用的仪器、设备的名称、厂家、出厂日期、生产批号、规格型号。

9. 实验过程。

详细记录本次实验过程中所出现的具体情况及所观察到的反应过程。需保留所有的原始记录于实验记录本上。

10. 实验结果。

详细记录实验所获得的各种实验数据及反应现象，并做简要分析。不得在实验记录本上随意涂改实验结果，如确需修改应保留原结果，修改的结果写在边上并要附有说明和课题负责人签字。

11. 实验讨论。

对本次实验结果进行分析、讨论，详细说明在实验过程中所发现的问题及解决的方法，为下一步的实验制订实施方案。

12. 参考文献。

详细记录所参考的文献资料的作者、文题(书名)、刊物(出版社)、页码，发表时间及卷、期号等。要求保留参考文献的复印件。

13. 记录者签名。

参加记录的人需在实验记录本上签名，最后由课题组长审核后签名。

(二) 实验记录的书写和保存

1. 实验记录应书写规范，字迹工整，须用蓝色或黑色的钢笔或签字笔书写。不得使用铅笔或其他易褪色的书写工具书写；实验记录应使用规范的专业术语，计量单位应采用国际标准计量单位，有效数字的取舍应符合实验要求；常用的外文缩写(包括实验试剂的外文缩写)应符合规范，首次出现时必须用中文加以注释；属外文译文的应注明其外文名称。

2. 实验记录不得随意删除、修改或增减数据。如必须修改，须在修改处画一斜线，不可完全涂黑，保证修改前记录能够辨认，并应由修改人签字，注明修改时间及原因。

3. 计算机、自动记录仪器打印的图表和数据资料等应按顺序粘贴在记录本或记录纸相应位置上，并在相应处注明实验日期和时间；不宜粘贴的，可另行整理装订成册并加以编号，同时在记录本相应处注明，以便查对；实验图片、照片应粘贴在实验记录的相应位置上，底片、磁盘、声像资料等特殊记录媒体应装在统一制作的资料袋内，编号后另行保存；用热敏纸打印的实验记录，须保留其复印件。

4. 实验记录必须做到及时、真实、准确、完整，防止漏记和随意涂改。严禁伪造和编造数据。

5. 实验记录应保持完整，每次实验必须按年、月、日顺序记录实验日期和时间。

6. 实验记录应妥善保存，避免水浸、墨污、卷边，保持整洁、完好、无破损、不丢失。

7. 实验记录中应记录所有参加实验的人员，每次实验结束后应由实验负责人或记录人在记录后签名，课题负责人或实验室负责人或上一级研究人员应定期检查实验记录，并签署检查意见。

8. 每项研究课题应使用一本专用的实验记录本，不同研究课题的实验不得混合记录。

9. 每项研究课题结束后，原始实验记录必须按归档要求整理归档，实验者个人不得带走；实验研究人员可复制实验记录供个人使用。

二、实验记录

（一）实验准备过程的记录

在实验准备过程中，需将所用实验材料、仪器，以及自制试剂的配制方法、时间等详细记录。

1. 实验动物的种属、品系、微生物控制级别、来源及合格证编号。
2. 实验用菌种(含工程菌)、瘤株、传代细胞系及其来源。
3. 实验原材料的特性、来源、生产单位等。
4. 实验仪器设备名称、型号。
5. 主要试剂的名称、生产厂家、规格、批号及有效期。
6. 自制试剂应标明配制方法、配制时间和保存条件等。
7. 实验材料如有变化，应在相应的实验记录中加以说明。
8. 实验准备过程所有参与人签名。

（二）动物设施和实验室运转的记录

应对动物设施和实验室的运转情况进行详细记录，内容应包括光照时间、温度、湿度、风速、压力、消毒方式及频率，实验室负责人签名等。

（三）实验操作的记录

实验操作过程的记录应详尽、准确。

1. 实验操作时的微小气候(如光照、通风、洁净度、温度及湿度等)。
2. 常规实验方法应在首次实验记录时注明方法来源，并简述主要步骤。改进、创新的实验方法应详细记录实验步骤和操作细节。

3. 实验过程中应详细记录具体操作，观察到的现象，异常现象的处理，产生异常现象的可能原因及影响因素的分析等。

4. 实验操作人员签名。

（四）仪器操作的记录

仪器操作记录应详细记录仪器使用前状态、使用后状态、使用过程中出现的问题及处理办法，仪器操作人员签名。

三、记录的归档及实验结果的处理

（一）实验记录的归档

实验记录是科技档案的主要文件，项目（课题）结束或结题时应及时收、交实验记录，并与其他科技档案文件一起统一编目、装订、归档，交档案室统一保管。科研结果未公开前，经课题负责人同意，本课题组成员可以借阅，其余按档案管理办法进行。各种原始资料应仔细保存，与实验研究有关的任何原始资料都应贴在记录本上。

（二）实验结果的处理

实验结果记录应准确、真实。详细记录定量观察指标的实验数据和定性观察指标的实验变化；每次（项）实验结果应做必要的数据处理或统计分析，或实验结果分析，并有明确的文字小结。

第六节　论文写作中常出现的有关动物实验问题

科研论文主要包括研究背景、资料与方法、研究结果、讨论、参考文献五个部分，在有关动物实验研究论文中，与动物实验有关的部分是资料与方法、研究结果和讨论，其中，有关动物实验的问题主要包括实验设计、动物及环境的描述、动物伦理、实验结果的描述和解释等。

一、实验设计

在论文“资料与方法”部分，应准确完整地阐述实验设计内容。除阐述动物实验设计的方法、对照的选择、偏倚的控制外，一个重要部分是数据的统计和分析方法的描述，应包括数据的质量控制、统计分析方法、实验指标的数据表现形式等。

二、动物和环境的描述

在“资料与方法”部分，除对实验设计进行描述外，还应对所使用的实验动物进行准确详细的描述，如动物名称、种类、级别、数量、来源、性别等，动物的名称应禁止使用不规范的俗名，如“大白鼠”、“小白鼠”等。同时，还应对动物的饲养及实验环境进行描述，包括营养、理化、温度、湿度、压力、空间等是否符合国家标准。

三、动物伦理

在“资料与方法”部分，还应阐明实验所涉及的动物伦理问题。在动物实验设计阶段选用动物时，是否遵循“3R”原则，应描述实验中采用减轻动物疼痛和动物安乐死的方法和试剂是否符合有关动物福利原则。在进行动物实验前，应将动物实验方案提交动物使用管理委员会(IACUC)进行伦理审查，通过审查后方可开始实验研究，一些杂志需要提供 IACUC 批准文件或批准号。

四、实验结果的描述和解释

在“研究结果和(或)讨论”部分，应根据研究目的，对研究资料的结果进行准确描述，包括对指标数值变异度的描述、统计分析结果的描述，正确使用统计图、统计表。统计图和统计表要附有的注解，一般包括实验方法、统计分析结果、样本量等。对于“无统计学意义”的研究结果，在下定论时一定要小心，必要时应对该实验结果进行讨论。

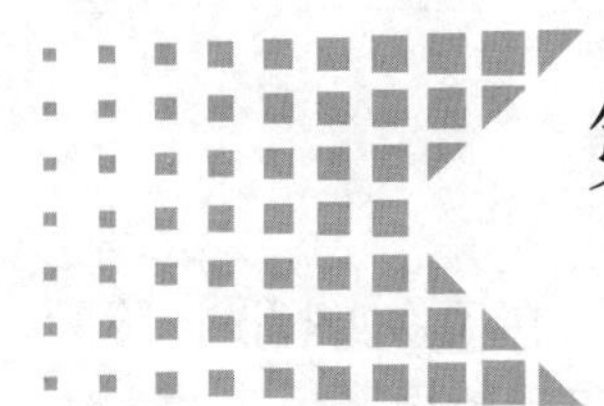

第七章　实验动物福利和伦理学要求

动物实验是医学研究的基本手段之一。纵观医学的发展历程，每一次重大进步，几乎都与动物实验息息相关。许多医学新知识的获得、医疗新方法的应用都得益于动物实验。然而，动物实验也带来了备受社会关注的伦理问题和实验动物福利问题。

第一节　动物实验带来的伦理问题和实验动物福利问题

一、动物实验带来的伦理问题

伦理学原本是研究人类道德以及人与人之间关系的学科。随着社会的进步和人类文明程度的不断提高，人与自然、人与动物的关系都被纳入伦理学研究的范畴，因而出现环境伦理、生命伦理和动物伦理等学科。动物伦理学提出了诸如人类应该如何认识动物、对待动物、利用动物、保护动物等一系列问题。

（一）动物保护运动的兴起

早在19世纪初期，英国人就开始关注虐待动物问题。1822年，英国人道主义者理查德·马丁(Charls Martin)在国会会议上提出禁止虐待动物的议案，获得上下两院通过。这项法案被称为“马丁法令”(Martin's Act)，是世界上第一个有关动物福利的法令，被公认为动物福利保护史上的里程碑。

受“马丁法令”的影响，法国在1850年也通过了反虐待动物法律。随后，又有一些欧洲国家，如爱尔兰、德国、奥地利、比利时和荷兰等先后通过了反虐待动物法案。1866年，美国通过了《反虐待动物法案》；到了20世纪后期，世界上大多数国家，包括亚洲和拉美非洲一些国家都先后制定了反对虐待动物的法律或者有关动物福利的法规。从19世纪到现在，动物保护运动从未停止过，保护的对象越来越广泛，从最初的农场动物、工作动物，到后来实验动物、观赏动物和宠物；从陆生动物到水生动物。

（二）动物实验遭到动物保护主义的反对

如果说19世纪之前，人们关注的重点是工作动物和农场动物，从那么19世纪开始，人们关注的重点逐渐转移到实验动物方面来了。

19 世纪，一批科学家通过动物实验在生物医学方面取得了一系列重大成就，做出了不可估量的贡献，成为当时科技进步的新亮点。然而，伴随这些成就和贡献而来的不仅是掌声和鲜花，还有强烈的反对和指责。动物实验刚刚兴起，就遭到英国"防止虐待动物协会"的反对，从此，反对用动物进行医学实验的浪潮一波接一波的出现。一些旨在反对动物实验的社会组织也应运而生。1866 年，美国防止虐待动物组织(American Society for the Prevention of Cruelty to Animals, ASPCA)成立；1877 年，美国善待动物组织(American Humane Association, AHA)出现；1883 年，美国抗活体解剖动物组织(American Anti-Vivisection Society, AAVS)成立。这些组织多年来多次企图迫使国会立法，禁止在科研和教学中使用动物，虽未成功，但引起科技界的警惕，也促使动物设施条件有所改善，实验设计和操作有所改进。目前，世界上形形色色动物保护组织至少有 4000 多个，在对待动物实验的问题上，虽然程度有所不同，但基本上都持反对的态度，其中有一些激进分子强烈主张全面禁止动物实验。对于公众而言，反对动物实验并非反对科学，人们往往从伦理、道德的角度，出于对动物的可怜、同情和关心而做出的选择。

20 世纪，随着生命科学的迅速发展，实验动物和动物实验也相应地进入快速发展时期。然而，反对动物实验的运动也随之不断升级。值得一提的是，1975 年，澳大利亚哲学家彼得·辛格(Peter Singer)出版了名为《动物解放》一书。揭露了在某些动物实验中虐待动物的行为。正是这本书的出版，导致了动物保护主义对动物实验更加强烈的反对。据媒体报道，国外抗议动物实验的集会、游行活动、捣毁实验室、放生正在进行实验的动物、威胁恫吓从事动物实验的科研人员等现象时有发生。

二、实验动物福利问题

(一) 实验动物福利概念的提出

动物福利(animal welfare)是指为了使动物能够健康快乐而采取的一系列行为和给动物提供相应的外部条件，包括生理上和精神上两方面。这是一个人性化的理念，体现了人们提倡善待动物的一种观念。

就动物实验而言，面对动物保护主义者的反对，政府方面和科研人员虽然不能接受他们的所有观点和主张，但也领悟到，即便是为了科学的发展，为了人类的健康，也不能违背甚至抛弃伦理与道德，与动物保护主义者一样，政府官员和科研人员也应反对虐待动物，也应提倡和支持善待动物，这是动物福利运动的社会基础。其实，这也是政府方面和科研人员向动物保护主义者做出的让步。

1966 年，美国制定了《实验室动物福利法》，从此，"动物福利"、"实验动物福利"等字样开始流行。并逐渐地取代"仁慈地对待动物"和"反对虐待动物"等字样。不难看出，"动物福利"就是"仁慈地对待动物"、"反对虐待动物"和"善待动物"的化身。但时至今日，无论是"动物福利"还是"实验动物福利"都没有确切的定义。只有国际普遍认可的"满足动物需求的五项标准"。这五项标准是：① 享有不受饥渴的自由，即保证充足清洁的饮用水和食物；② 享有生活舒适的自由，即提供适当的生活栖息场所；③ 享有不受痛苦伤害的自由，即保证动物不受额外的痛苦，并得到充分适当的医疗待遇；④ 享有生活无恐惧和悲伤感的自由，即避免各种使动物遭受精神创伤的状况；⑤ 享有表达天性的自由，即提供适当的条件，使动物天性不受外来条件的影响而压抑。对于实验动物福利，这五项标准并不全面。实验动物福利有其更深刻的内涵。

（二）实验动物福利的内涵

1. 从伦理学的角度来看。

人必须善待动物，必须尊重和珍惜生命，避免给动物带来伤害和痛苦，在一切可能的条件下为动物提供更多的福利，这些是动物福利理念的基本观点。

2. 从社会学的角度看。

实验动物福利是建立和谐社会的需要，是人类文明的标志。和谐社会不仅仅是人与人之间的和谐，也包括人与自然、人与环境、人与动物之间的和谐。和谐是建立在公平、公正的基础之上，没有这个基础，和谐就是一句空话。

善待动物也是社会文明建设的需要。只有重视人与所有生命的关系，人类社会才会变得文明起来。一个国家的国民对待动物态度如何，是衡量一个社会文明程度的重要标志。虐待动物是道德败坏的表现，残酷地对待动物，会使人堕落，同时也反映出一个社会的虚伪与冷漠，与人类追求的文明背道而驰。

3. 从环境学的角度看。

善待动物，就是善待人类自身。经过无数的实践和教训，人类已经充分认识到，保护环境，就是保护人类自己。我们人类赖以生存的地球，不但包括大自然的山山水水，更包括种类繁多的动物、植物，这些有生命的机体和人类共同享有这个星球，在一个相互依赖的生态系统里共存。在这个生物圈中，任何一环遭到破坏，都有可能对人类造成难以弥补的损失，历史已充分地证实了这一点。可以说，重视动物福利，保护好动物，也是保护人类自己。

4. 从哲学的角度看。

动物福利和动物的利用是对立统一的两个方面。提倡动物福利，不等于人类不能利用动物，不能做任何的动物实验。重要的是应该怎样合理、人道地利用动物。要尽量保证那些为人类作出贡献和牺牲的实验动物享有最基本的权利，避免对其造成不必要的伤害。

我们说的"动物福利"不是片面地一味保护动物，而是在使用实验动物的同时，兼顾动物的福利状况，并反对使用那些针对动物的极端手段和方式。动物福利法也是基于这样一个利益平衡的出发点而产生的。

5. 从实验动物学的角度看。

实验动物福利是影响动物实验结果科学性和准确性的重要因素。实验动物是为了科学研究的目的而在符合一定要求的环境条件下饲养的动物，其整个生命过程完全受到人为的控制，并在人为控制的条件下承受实验处理。因此，如何保证实验动物福利，不仅是实验动物自身的需要，也是保证动物实验结果科学、可靠的基本要求。

6. 从政治经济学的角度看。

实验动物福利是经济发展到了一定阶段的必然产物，它的出现在诸多方面产生了影响。特别是对我国的经济发展起着越来越显著的正向推动和反向抑制作用。我国已加入了世界贸易组织（WTO），在享受世贸组织各项权利的同时，也受到各项规则的制约。WTO的规则中有多处关于动物福利条款，如果我们不重视动物福利方面的立法，在今后的国际贸易中可能会遇到更大的困难，遭受更大的损失。

7. 从动物保护的角度看。

实验动物福利与“动物权利”、“动物解放”有本质区别。“动物权利”和“动物解放”是世界上一些动物保护组织和个人在动物保护问题上提出的一种苛刻的观点，他们强烈反对进行动物实验，认为动物实验是非人道的做法，主张取消动物实验，只有这样才能达到保护动物的目的。我们主张的是动物福利，而不是动物权利，这是一个关键性的立场问题。

第二节　医学研究中使用动物的伦理原则

医学研究中使用动物的伦理原则：总的原则是“尊重生命，科学、合理、仁道地使用动物”。在具体工作中，则应遵循“3R”原则。

一、尊重生命，科学、合理、仁道地使用动物

（一）尊重生命

实验动物和人类一样是有血有肉的生命体，一样有感知、感情和喜怒哀乐。为了人类的健康和幸福，无数实验动物贡献了它们的生命。今天，为了人类和动物的长远利益，人类在找到有效的替代方法之前，不得不继续进行动物实验，但人类必须尊重生命、尊重动物，以神圣的责任感和同情心善待实验动物，这是每一个实验动物工作者必须具备的伦理道德。

（二）科学

动物实验自始至终贯穿着科学精神。科学地使用动物表现在：实验目的必须要有科学价值；进行实验之前，必须科学地选择动物的品种、品系和动物模型，制订好科学的实验方案和实施计划；在实验过程中，要采用科学的实验方法；实验结束后，要采用科学的手段进行数据处理。偏离科学的实验是没有价值的实验。

（三）合理

即合乎情理，讲究伦理，体现在实验方案和实施计划中。如果有可靠的替代方法就绝不选择动物实验的方法，能少用动物就绝不多用，能用低等级动物的绝不用高等级动物，没有实际意义的实验和不必要的重复实验既不合情理，也有悖于伦理。

（四）仁道

仁者仁慈、仁爱、仁义也，从事动物实验工作者，虐待动物之心不可有，善待动物之心不可无。使用动物时，要尽一切努力避免或减轻动物的疼痛和痛苦。在动物出现极度痛苦而无法缓解时，应选择仁慈终点；处死动物时应采取无任何痛苦的方式结束其生命。

尊重生命，科学、合理、仁道地使用动物是医学研究中使用动物总的原则，具体到实

际工作中，还要贯彻“3R”原则。“3R”原则是“尊重生命，科学、合理、仁道使用动物”的具体体现。

二、“3R”原则

动物实验替代方法的研究是在科学研究领域，采用科学的方法研究动物福利，在符合科学目的前提下通过采用更为合理的手段，充分体现动物福利的科学实践活动。而“3R”研究的最终目的则是为生命科学及相关领域的研究提供有效的研究手段，使科学研究方法更加科学化，试验结果更加准确、可靠。

（一）动物实验替代方法（3R）理论的提出

以动物作为替身接受各种试验，使人们避免因受试验而可能导致的危害是科学技术发展史上的一大进步。随着科学技术的发展，特别是生物科学研究领域中实验动物的使用量猛增，引起了社会公众的极大关注。1954 年，动物福利大学联合会（U－FAW，创建于 1926 年）Charles Hume 教授制订了一项有关动物试验人道主义技术的科学研究计划。这项计划由诺贝尔奖金获得者免疫学家 Sir Peter Medawar 和英国研究保护协会秘书长 Lane－Petter 领导，美国动物福利委员会奠基人 Christine Stevens 提供研究经费，指定英国的动物学家 W. M. S. Russell（也是一名心理学家）和微生物学家 R. L. Burch 承担这项工作。1959 年，他们在研究工作的基础上发表了《人道主义实验技术原理》（*The Principles of Humane Experimental Technique*）一书。在这本书中，他们提供了大量的资料，展现了许多卓越的思路和见解，第一次全面系统地提出了包括动物实验和实验动物的减少（Reduction）、替代（Replacement）与优化（Refinement）的动物实验替代方法（简称 3R）理论。可以说，他们的研究工作和《人道主义试验技术原理》这本书的出版，对启动 3R 研究在世界范围内的广泛开展起到了非常重要的作用。

尽管《人道主义试验技术原理》中提出的理论具有独创性和学术性，但在发表后的一段时期内并没有对人们的思想和行为产生太大的影响。一直到了 1969 年，Dorothy Hegarty 教授创建了医学试验中动物替代方法基金会（FRAME），再一次提出了 Russell 和 Burch 的观点，认为 3R 的系统性研究及合理的应用将极大地丰富研究手段，对科学的发展起到不可估量的作用。并在他们的工作中鼓励和支持在生物医学研究中实施 3R 原则。1978 年，David Smyth 教授出版了 *Alternatives to Animal Experiments* 一书，用 Alternatives 给 3R 下了定义。从此，3R 内容受到各国政府和科学界的高度重视，3R 研究工作及研究成果得到广泛开展和应用。

（二）3R 的概念及内涵

3R 是 Reduction、Replacement 和 Refinement 的简称。

1. Reduction（减少）。

是指在科学研究中，使用较少量的动物获取同样多的试验数据或使用一定数量的动物获得更多实验数据的科学方法。

在减少动物使用量的问题上，对不同的实验应采用不同的处理方式。如在药品、食品等产品的法定检验中，要减少某一实验中使用动物的数量，应采取非常慎重的态度和科学的程序。只有经过反复的验证并写入有关规程之后，才可在实际检测工作中应用。

相反，在科研工作中，减少动物使用量是比较容易做到的。科研与法定检验的不同点就在于研究方案的“多样性”和“可调整性”。不同课题研究的最终目的千差万别，为达到其研究特有的目的，研究手段（或研究方案）各不相同。即使要求达到同一目标，也可以采取不同的研究路线，正所谓“条条道路通罗马”。因此，研究又具有其复杂性。如何在研究工作开始之前，选择最佳的实验方案，以达到减少实验中动物使用量的目的，是每一位科研人员应该认真考虑的问题。

2. Replacement（替代）。

是指使用其他方法而不用动物所进行的试验或其他研究课题，以达到某一试验目的。或者是使用没有知觉的试验材料代替以往使用神志清醒的活的脊椎动物进行试验的一种科学方法。

替代有不同的分类方法：① 根据是否使用动物或动物组织，其替代方法可分为相对性替代和绝对性替代两个方面，前者是指采用人道的方法处死动物或使用细胞、组织及器官进行体外试验研究，或利用低等动物替代高等动物的实验方法；后者则是在实验中完全不用动物。② 按照替代物的不同，可分为直接替代（如志愿者或人类的组织等）和间接替代（如鲎试剂替代家兔热原试验）。③ 根据替代的程度，又可分为部分替代（利用其他替代实验手段来代替动物实验中的一部分或某一步骤）和全部替代（用新的替代方法取代原有的动物实验方法）。

在替代方法使用方面，需要注意的是，在基础研究、医药、化学试剂和化妆品的安全检测、危险环境的检测、危险物品的检测等领域之间存在着差距，在应用替代方法时应具体考虑。特别是在法定的检验工作中，如果非动物实验要作为动物实验的替代方法被采纳的话，则需经过严格的验证后被法规所认可，方可在法定检验中使用。

3. Refinement（优化）。

是指在符合科学原则的基础上，通过改进条件，善待动物，提高动物福利；或完善实验程序和改进实验技术，避免或减轻给动物造成的与实验目的无关的疼痛和紧张不安的科学方法。

优化包括诸多内容，总体讲是一个科学化、规范化、标准化的过程，包括实验动物和动物实验两个方面。研究内容涉及试验设计、实验技术、仁慈终点、人员的培训、饲养环境及设施、动物运输、动物自然习性等方面，其中动物实验程序的优化是一项主要内容。

由于条件所限，特别是观念上的差别，动物实验的优化过程在不同国家、不同地区表现出较大的差别，发达国家比发展中国家做得好些，发展的进程也较快。在欧、美等发达国家，一个动物实验设计方案要经过实验动物管理委员会或伦理审查委员会的审批才能得以实施，主要内容必须包括：

(1) 充分阐明实验的必要性，并证明没有任何其他方法可以取代该动物实验。

(2) 充分阐明实验的合理性，即所用的实验动物种类、品系、数量、性别、日龄等都是科学合理的。能用小动物进行实验就不能选用非人灵长类以及犬、猫等动物，用10只动物能完成实验就不许用11只动物。

(3) 明确实验过程可能给动物造成的疼痛、痛苦有多大，有些国家制定了疼痛等级的评分标准。

(4) 如果是用非人灵长类动物做实验,对实验完成后退役的动物必须有妥善安置措施。如1999年美国在佛罗里达州的沙漠上建造了一个相当舒适的场所,将十几年来研究退役的上百只大猩猩放在这里"颐养天年"。

第三节 实验动物福利立法

实验动物和动物实验是生命科学,特别是现代医学研究的基础和重要支撑条件。由于动物实验涉及伦理问题,引起了社会的广泛关注。有关国际组织和各国政府都以不同的立法形式加强对实验动物和动物实验的管理。

一、国际组织实验动物福利立法概况

实验动物福利问题不但引起世界各国的重视,某些国际组织对此也十分关注,并通过立法的方式,规范其成员国对实验动物的管理,保证实验动物的福利。

(一)《保护在实验中或为达到其他科学目的使用脊椎动物的欧共体条例》

该条例于1986年11月24日在欧洲议会获得通过,其主要内容包括:规范了在实验室中使用动物的行为;制定了动物照料及食宿的最低标准,实验动物供应规则;规定了所有在实验室中使用的动物都应保证适宜的住所环境、运动空间、食物、水以及健康和福利;保证所有实验动物都能享受其肉体及精神健康的权利。规定所有实验必须由专业人士操作或在专业人士指导下进行等。条例还充分体现了"3R"原则。

欧委会在该条例上签了字,这意味着,条例已经在欧盟成员国内生效,即使新成员国的政府没有单独在条例上签字,条例也适用于这个国家。

(二)欧盟关于化妆品检验的决定

欧盟为了在不损害消费者利益的前提下,尽可能保护动物,1993年,通过了一个有关化妆品检验的修正案,其中增加了一项很重要的内容,这就是当经过验证非整体动物的替代方法可行时,应停止动物实验。

2000年4月14日,欧盟做出相应决定,要求成员国在2000年7月1日开始禁止使用动物对化妆品及原料进行安全性检测。这个通知发出后,由于某种缘故,欧盟在6月28日又宣布再次推迟本决定的执行时间2年(即从2002年7月1日开始)。

2002年11月7日,欧洲议会与欧盟理事会在布鲁塞尔再次达成协议,决定从2009年起在欧盟范围内禁止用动物进行化妆品毒性和过敏实验,也不允许成员国从外国进口和销售违反上述禁令的化妆品。欧盟希望化妆品公司在2009年以前能够找到替代检测方法。如果出现特殊安全需要,欧盟委员会可以允许成员国在经过特殊程序后,在动物身上进行化妆品成分安全性能测试。目前,英国、奥地利和荷兰已经禁止用动物进行化妆品成分测试,但并未禁止进口和销售此类产品。

(三)《动物运输法规草案》

2003年8月22日,欧委会通过了《动物运输法规草案》,该草案对欧盟现行的有关

动物运输的指令进行了大规模修订，旨在全面提高动物在运输过程中的福利。

（四）《识别、评估和使用临床症状对试验用动物在安全状态下实施仁慈终点的指导文件》

除了立法和国际公约之外，某些国际组织还发布了有关动物福利方面的指导性文件或指南。2000年12月，经济合作与发展组织（OECD）发布《识别、评估和使用临床症状对试验用动物在安全状态下实施仁慈终点的指导文件》。

经济合作与发展组织现行实验方针规定：凡是濒死或处于明显疼痛和持久痛苦中的动物均应实施人道主义处死。这一指导性文件目的是为了使“3R”原则应用于做毒性实验的动物。该文件为确定动物是否处于或即将处于濒死状态或承受严重疼痛及痛苦从而须实施安乐死提供指导方针及标准。

（五）《实验动物饲养与管理指南》

《实验动物饲养与管理指南》是1982年世界卫生组织与国际实验动物科学委员会根据双边合作计划与协议共同编写的。这部指南的重要内容之一是有关实验动物福利、健康和动物保护。

（六）世界贸易组织（WTO）有关实验动物福利保护的规则

实验动物属于实验用的动物，故WTO有关动物福利保护的规则显然也适用于实验动物的福利保护领域。涉及实验动物福利的保护规则，即动物生命、健康的保护和尊严的维护等与社会公共道德相关的规则，主要有：

1. 1994年《关贸总协定》第20条。
2. 《服务贸易总协定》第14条。
3. 《技术性贸易壁垒协议》的序言。
4. 《实施动植物卫生检疫措施的协定》第2条第1款和第3条第2款。
5. 《补贴与反补贴措施协定》第8条第2款。
6. 《反倾销措施协议》。《反倾销措施协议》明确规定：如出口国的非国有企业采取虐待实验动物的方式或没有给予实验动物以必须的福利，致使出口实验动物和实验动物产品的价格明显低于国际市场的同类可比价格，进口国可以针对该产品征收一定的反倾销税。

二、国外实验动物福利立法概况

自1822年“马丁法令”在英国诞生以来，全世界已经有100多个国家或地区制定了禁止虐待动物法或动物福利法，其中专门为实验动物福利制定的法规越来越多。这里仅介绍部分国家实验动物福利立法概况，其中有经济发达国家，也有发展中国家。

在美洲，实验动物福利立法方面处于领先地位的国家是美国和加拿大。

美国的动物福利立法是从1866年开始起步的。100年后，即1966年，出台了第一部专门针对实验动物福利的法规《实验室动物福利法》。该法先后于1970年、1976年、1985年、1990年和2003年进行了大规模的修订，其中，1985年修订时通过了《提高实验动物福利标准法》修订案。确认保护的动物有犬、猫、非人灵长类、豚鼠、地鼠、兔、水生哺育类动物以及其他温血动物。1999 年修改时将该法的名称改为《动物和动物产品法》。

《动物和动物产品法》是属于美国联邦法律，由美国动植物检疫局起草制定，国会参众两院正式通过，联邦政府委托美国农业部执法。该法规收集在《美国联邦法规第 9 篇第 1 卷第 1 章》，总题目是《动物和动物产品》，包括《犬、猫的人道管理、照顾、治疗和运输规则》等 5 个规则。

美国在实验动物福利管理方面的另一重要文件是《关于在测试、科研和培训中脊椎动物的管理和使用原则》，该原则是 1985 年由美国“部门间研究用动物委员会”制定的。委员会成立于 1983 年，作为联邦各级机构讨论涉及生物医学研究和测试中使用的所有动物种类的各种问题的一个中心。委员会主要关心的是动物的保护、使用、管理和福利等问题，它的职责包括情报交流、计划协调和政策制定。

英国是欧洲最有代表性的国家。英国在动物福利立法方面有五个显著特点，一是最早，二是最多，三是对世界影响最大，四是最先提出动物实验的“3R”原则，五是非政府机构参与法规的制定和执行。

三、我国实验动物福利立法概况

与国外相比，我国实验动物福利立法相对落后，不但落后于美、英等发达国家，而且落后于某些发展中国家。

到目前为止，我国已经有两部专门为实验动物福利制定的法规。其一是科技部发布的《关于善待实验动物的指导性意见》，其二是香港特区发布的《实验动物照料与使用守则》。除这两部法规外，我国地方性法规，如《北京市实验动物管理条例》、《湖北省实验动物管理条例》、台湾地区《动物保护法》等都有实验动物福利方面的内容。其中，《北京市实验动物管理条例》有关实验动物福利的内容并不很多，而且可操作性不强，其后发布了《北京市实验动物福利伦理审查指南》，其内容充实、具体，可操作性强。

（一）《关于善待实验动物的指导性意见》

2006 年 9 月 3 日，科技部发布了《关于善待实验动物的指导性意见》。该指导性意见使我国在动物福利立法方面迈出了可喜的第一步，结束了我国没有专门的动物福利法规的历史，填补了我国实验动物福利管理法规的空白，促进了我国在实验动物管理方面与国际接轨。对如何在饲养、使用和运输过程中善待实验动物提出了具体意见，同时提出了与善待实验动物有关的行政措施。

（二）《实验动物照料与使用守则》

《实验动物照料与使用守则》由香港动物福利咨询小组拟备，并由香港渔农自然护理署编制，2004 年 12 月发布。从内容上看，这份守则是一部完整的实验动物福利法规，是香港大学、研究实验室和香港特区政府所采取的整体策略中的一环，其目的是确保香港的机构在使用动物进行研究时，能以人道方式对待动物，并将所使用动物的数目减至最少，而在可能的情况下，更应改用无需涉及动物的其他实验方法。

该守则提出一些比较有特点的规定和观点。如：

1. 动物如果受到极大痛苦，必须立即施以人道处死，“减轻动物所受的该等痛楚或痛苦较完成实验项目更为重要”。

2.“所有研究人员，包括总研究人员，辖下研究人员及进行实验的任何小组成员，均须根据香港法例第340章的有关条文领有适当的许可证”。

3. 必须为怀孕的动物提供巢窝物料。

第四节　医学研究中应善待实验动物

一、动物福利问题对动物实验结果的影响

动物实验能够在医学科学研究中发挥重要作用，其前提是必须选择符合标准的、健康的、遗传背景清楚的实验动物，同时还要排除各种干扰因素，消除不利影响。干扰和影响动物实验结果的因素很多，有人的因素，实验环境的因素，仪器、设备的因素，动物的因素等。其中动物的因素包括动物品种、品系、模型的选择，动物质量是否符合标准。具体地说，动物体内是否被致病微生物感染，动物的营养状况是否良好，动物的发育是否正常，生理特性，如血压、心率、呼吸频率是否正常等。这些因素又取决于动物在饲养过程、运输过程、抓取过程和实验过程中的各种福利因素，简单地说，就是动物受到的待遇是虐待还是善待。

受污染的动物、受虐待的动物及营养不良、发育欠佳的动物用于实验，其结果必然失去准确性、真实性和可靠性，甚至会得出错误的结论。所以，实验动物生命的全过程都应当得到良好的照顾，保持实验动物稳定的心理、生理状态，使动物实验得到理想的结果。

某些动物实验需要设立对照组。理论上讲，对照组与实验组的动物个体差异越小越好。实践表明，在良好的善待氛围内培育的动物身体健康，质量好，个体差异小；而遭遇虐待的动物身体状况和微生物学、寄生虫学质量不如前者，个体之间差异较大，从而增加了干扰因素，影响了对照效果。

二、应激反应及其对动物实验的干扰和影响

应激反应(alarm reaction)是动物的保护性反应。环境、噪音、追赶、抓取、戏弄、挑逗、刺激等都能引起动物的应激反应。动物从出生到死亡，会不可避免地多次受到来自各方面的刺激，因而会产生频繁的应激反应。过度和持久的应激反应会影响内脏功能，使之失调，导致多种病变：如心理失衡、情绪变异形成神经衰弱，自主神经功能紊乱，内脏血管过度紧张收缩，形成多种内脏病变及内分泌失调等，严重的可使内在功能下降。在这种情况下进行动物实验，其结果难以评价。

动物在面对高温、严寒等环境变换及强大噪音、野蛮抓取、戏弄、挑逗、猛烈刺激或危及生命时，会表现出愤怒或惊恐，精神处于高度紧张状态，其行为或挣扎反抗，或隐藏躲避，这是应激反应的外在表现。应激反应的内在表现是交感神经兴奋、垂体和肾上腺皮

质激素分泌增多、血糖升高、血压上升、心率加快、呼吸加速等。这就要求在实验动物饲养、运输、抓取和保定过程中，特别是在实验实施之前和实施过程中，一定要善待动物，尽量减少动物应激反应，以保证动物实验的真实性和准确性。实验实施之前，如果对动物进行温柔地抚慰，动物会显得比较平和、温顺，有的甚至能够配合操作者进行实验。反之，如果操作者态度恶劣、动作野蛮粗暴，动物也会产生一种反抗的情绪，有时动物会有意与人作对，拒不配合，实验很难继续进行。即使勉强进行下去，也得不到真实、准确的实验结果。

三、善待实验动物的要求和相关措施

善待实验动物贯穿实验动物生命的全过程，只有始终保持实验动物稳定的心理、生理状态，才能得到理想的实验结果。科技部 2006 年 9 月发布《关于善待实验动物的指导性意见》，其主要精神和内容如下。

1. 善待实验动物是指在饲养管理和使用实验动物过程中，要采取有效措施，使实验动物免遭不必要的伤害、饥渴、不适、惊恐、折磨、疾病和疼痛，保证动物能够实现自然行为，受到良好的管理与照料，为其提供清洁、舒适的生活环境，提供充足的、保证健康的食物和饮水，避免或减轻疼痛和痛苦等。

2. 实验动物生产及使用单位应设立实验动物管理委员会（或实验动物道德委员会、实验动物伦理委员会等），其主要任务是保证本单位实验动物设施、环境符合善待实验动物的要求，实验动物从业人员得到必要的培训和学习，动物实验实施方案设计合理，规章制度齐全并能有效实施，并协调本单位实验动物的应用者尽可能合理地使用动物以减少实验动物的使用数量。

3. 善待实验动物包括倡导“减少、替代、优化”的“3R”原则，科学、合理、人道地使用实验动物。

4. 饲养管理过程中善待实验动物的要求。

（1）实验动物生产、经营单位应为实验动物提供清洁、舒适、安全的生活环境。饲养室内的环境指标不得低于国家标准。

（2）实验动物笼具、垫料质量应符合国家标准。笼具应定期清洗，消毒；垫料应灭菌、除尘，定期更换，保持清洁、干爽。

（3）各类动物所占笼具最小面积应符合国家标准，保证笼具内每只动物都能实现自然行为，包括转身、站立、伸腿、躺卧、舔梳等。笼具内应放置供实验动物活动和嬉戏的物品。孕、产期实验动物所占用笼具面积，至少应达到该种动物所占笼具最小面积的110%以上。

（4）对于非人灵长类实验动物及犬、猪等天性喜爱运动的实验动物，应设有运动场地并定时遛放，运动场地内应放置适于该种动物玩耍的物品。

（5）饲养人员不得戏弄或虐待实验动物。在抓取动物时，应方法得当，态度温和，动作轻柔，避免引起动物的不安、惊恐、疼痛和损伤。在日常管理中，应定期对动物进行观察，若发现动物行为异常，应及时查找原因，采取有针对性的必要措施予以改善。

（6）饲养人员应根据动物食性和营养需要，给予动物足够的饲料和清洁的饮水。其营养成分、微生物控制等指标必须符合国家标准。应充分满足实验动物妊娠期、哺乳期、术后恢复期对营养的需要。对实验动物饮食、饮水进行控制时，必须有充分的实验和工作理由，并报实验动物管理委员会（或实验动物道德委员会、实验动物伦理委员会等）批准。

（7）实验犬、猪分娩时，应有兽医或经过培训的饲养人员进行监护，防止发生意外。对出生后不能自理的幼仔，应采取人工喂乳、护理等必要的措施。

5. 应用过程中善待实验动物的要求。

（1）实验动物应用过程中，应将动物的惊恐和疼痛减少到最低程度。实验现场避免无关人员进入。在符合科学原则的条件下，应积极开展实验动物替代方法的研究与应用。

（2）在对实验动物进行手术、解剖或器官移植时，必须进行有效麻醉。术后恢复期应根据实际情况，进行镇痛和有针对性的护理及饮食调理。

（3）保定实验动物时，应遵循“温和保定，善良抚慰，减少痛苦和应激反应”的原则。保定器具应结构合理、规格适宜、坚固耐用、环保卫生、便于操作。在不影响实验的前提下，对动物身体的强制性限制宜减少到最低程度。

（4）处死实验动物时，须按照人道主义原则实施安死术。处死现场，不宜有其他动物在场。确认动物死亡后，方可妥善处置尸体。

（5）在不影响实验动物判定的情况下，应选择“仁慈终点”，避免延长动物承受痛苦的时间。

（6）灵长类实验动物的使用仅限于非用灵长类动物不可的实验。除非因伤病不能治愈而备受煎熬者，猿类灵长类动物原则上不予处死，实验结束后单独饲养，直到自然死亡。

6. 运输过程中善待实验动物的要求。

实验动物的国内运输应遵循国家有关活体动物运输的有关规定，国际运输应遵循有关规定，运输包装应符合 IATA 的要求。实验动物运输应遵循的原则如下：

（1）最直接的途径本着安全、舒适、卫生的原则尽快完成。

（2）运输实验动物，应把动物放在合适的笼具里，笼具应能防止动物逃逸或其他动物进入，并能有效防止外部微生物侵袭和污染。

（3）运输过程中，能保证动物自由呼吸，必要时应提供通风设备。

（4）实验动物不应与感染性微生物、害虫及可能伤害动物的物品混装在一起运输。

（5）患有伤病或临床的怀孕动物，不宜长途运输，必须运输的，应有监护和照料。

（6）运输时间较长的，途中应为实验动物提供必要的饮食和饮用水，避免实验动物过度饥渴。

（7）在装、卸过程中，实验动物应最后装上运输工具。到达目的地时，应最先离开运输工具。

（8）地面或水陆运送实验动物，应有人负责照料；空运实验动物，发运方应将飞机航班号、到港时间等相关信息及时通知接收方，接收方接收后应尽快运送到最终目的地。

（9）高温、高热、雨雪和寒冷等恶劣天气运输实验动物时，应对实验动物采取有效的防护措施。

(10) 地面运送实验动物应使用专用运输工具,专用运输车应配置维持实验动物正常呼吸和生活的装置及防震设备。

7. 善待实验动物的相关措施。

(1) 生产、经营和使用实验动物的组织和个人必须取得相应的行政许可。

(2) 使用实验动物进行研究的科研项目,应制订科学、合理、可行的实施方案。该方案经实验动物管理委员会(或实验动物道德委员会、实验动物伦理委员会等)批准后方可组织实施。

(3) 使用实验动物进行动物实验应有益于科学技术的创新与发展,有益于教学及人才培养,有益于保护或改善人类及动物的健康及福利或有其他科学价值。

(4) 各级实验动物管理部门应根据实际情况制定实验动物从业人员培训计划并组织实施,保证相关人员了解善待实验动物的知识和要求,正确掌握相关技术。

(5) 有下列行为之一者,视为虐待实验动物。情节较轻者,由所在单位进行批评教育,限期改正;情节较重或屡教不改者,应离开实验动物工作岗位;因管理不善屡次发生虐待实验动物事件的单位,将吊销单位实验动物生产许可证或实验动物使用许可证。

● 非实验需要,挑逗、激怒、殴打、电击或用有刺激性食品、化学药品、毒品伤害实验动物的。

● 非实验需要,故意损害实验动物器官的。

● 玩忽职守,致使实验动物设施内环境恶化的,给实验动物造成严重伤害、痛苦或死亡的。

● 进行解剖、手术或器官移植时,不按规定对实验动物采取麻醉或其他镇痛措施的。

● 处死实验动物不使用安死术的。

● 在动物运输过程中,违反本意见规定,给实验动物造成严重伤害或大量死亡的。

● 其他有违善待实验动物基本原则的。

8. 相关术语。

(1) 保定。为使动物实验或其他操作顺利进行而采取适当的方法或设备限制动物的行为,实施这种方法的过程叫保定。

(2) 安死术。是指用公众认可的、以人道的方法处死动物的技术。其含义是使动物在没有惊恐和痛苦的状态下安静地、无痛苦地死亡。

(3) 仁慈终点。是指动物实验过程中,选择动物表现疼痛和压抑的较早阶段为实验的终点。

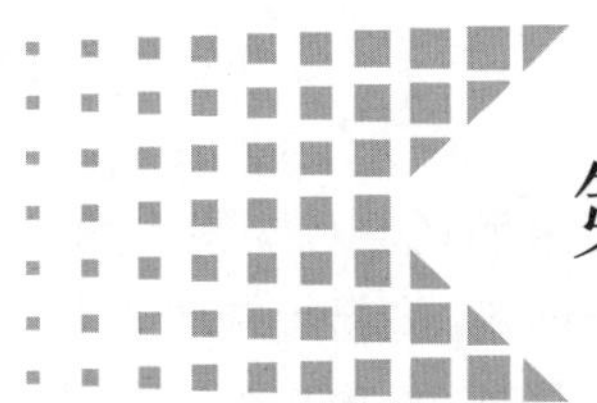

第八章　医学动物实验与生物安全

医学动物实验是生命科学研究的基础和重要支撑条件。几乎所有的生命科学领域的科研、教学、生产、检定、安全评价等都离不开医学动物实验。动物实验存在生物安全的危险，这种生物安全的危险来自于实验动物本身所携带的人兽共患病感染和动物实验实验室获得性疾病感染以及动物性气溶胶。动物实验造成的生物危害，已引起微生物学、生物医学工作者的极大关注。动物性气溶胶、人兽共患病和实验室相关疾病感染是形成动物实验生物危害的三大重要因素。

第一节　实验动物重要的人兽共患病及传染病

按照世界卫生组织的定义，人兽共患病是指脊椎动物与人类之间自然传播和感染疾病，即人类和脊椎动物由共同病原体引起，在流行病学上又有关联的疾病。它是由病毒、细菌、衣原体、立克次体、支原体、螺旋体、真菌、原虫和蠕虫等病原体所引起的各种疾病的总称。多数的人兽共患病，人是其终端宿主。高度致死性和传染性的人兽共患病，不仅影响动物实验的结果，而且严重影响人的健康，破坏生态平衡。因而对人兽共患病的早期发现和快速诊断及预防显得极其重要。

一、流行性出血热

由流行性出血热病毒(epidemic hemorrhagic fever virus)引起的主要发生于大鼠的烈性传染病，也是一种人兽共患的自然疫源性传染病。主要特征为高热、出血性肾脏损伤。1981 年世界卫生组织统一命名为肾综合征出血热(Hemorrhagic Fever with Renal Syndrome，HFRS)。

HFRS 的自然宿主主要是小型啮齿动物，如姬鼠属、家鼠属、仓鼠属和小鼠属的动物。黑线姬鼠为姬鼠型 HFRS 的主要传染源，褐家鼠为家鼠型 HFRS 的主要传染源，大鼠为实验动物型 HFRS 的主要传染源。

HFRS 主要为动物源性传播，人类主要是由于接触带病毒的宿主动物及其排泄物而受感染。污染的尘埃飞扬形成气溶胶吸入感染被认为是主要传播途径，实验动物型 HFRS 爆发主要经此方式传播。该病潜伏期 14d，人类主要表现为高热、头痛、肌肉痛、结膜水肿、充血(点状)、最后肾衰竭，出现尿毒症，严重的可导致死亡。大鼠感染后一般无临床症状，也不发生死亡。

防治措施：

(1) 综合性预防措施。① 开展灭野鼠运动，从根本上清除传染源；② 对实验大鼠、小鼠群定期检查，发现感染鼠及时处理；③ 加强实验室管理，防止饲料、垫料等被野鼠排泄物污染，杜绝外来传染源，特别是在冬、春季节，野鼠繁殖活动高峰期，更应该注意管理工作；④ 加强防护，实验人员与鼠接触或进入动物设施应戴口罩、手套等，并防止被鼠咬伤。

(2) 疫苗接种。

二、淋巴细胞性脉络丛脑膜炎

由淋巴细胞脉络丛脑膜炎病毒(Lymphocytic Choriomeningitis Virus，LCMV)引起的一种急性传染病，也是人兽共患病。主要侵害中枢神经系统，呈现脑脊髓炎症状。

LCMV 是人和多种动物共患的病毒性疾病，小鼠、大鼠、豚鼠、仓鼠、犬、猴、鸡、马、兔均易感。但只有持续感染的小家鼠和急性感染的金黄仓鼠才能传播病毒。在带毒小鼠的所有器官(包括肾脏和唾液腺)中，终身含有高滴度的病毒，带毒小鼠可经唾液、鼻分泌物和尿液向外排毒。含病毒的鼻分泌物可以经呼吸道传播，随后，病毒在鼠群内散播，许多小鼠成为无症状的带毒者，并通过子宫和乳汁传给后代，其后代可成为终身带毒者。

LCMV 在家鼠之间存在的主要方式是通过子宫内传播。除带毒小鼠以外，能使 LCMV 在各动物之间传播或散发到其他物种的动物只有金黄仓鼠。节肢动物(蚊、蜱、臭虫、虱等)可在实验条件下传播本病，但自然条件下是否传播，尚待证实。污染的尘埃可能是本病的传播媒介。

防治措施：消灭家鼠，避免进食可能被鼠类污染的食物。

三、狂犬病

由狂犬病毒(Rabies Virus，RV)引起的急性直接接触性为主的人兽共患病。主要特征为侵害中枢神经系统，呈现狂躁不安、意识紊乱，最后麻痹死亡。

存在于自然状况下的狂犬病病毒称“街毒”，在实验室中通过连续的动物继代培养而且有固定特性的狂犬病毒则称为“固定毒”。病毒可在小鼠、大鼠、兔和鸡胚等的脑组织及地鼠肾、猪肾及人的二倍体细胞上培养。

几乎所有温血动物都对 RV 易感。最易感动物包括狐、犬、豺、狼、袋鼠，次易感动物包括仓鼠、臭鼬、浣熊、猫、蝙蝠、豚鼠、兔等啮齿类动物，中度易感动物包括牛、绵羊、马、灵长类动物。野生啮齿类动物，如野鼠等，在一定条件下可成为本病长期存在的危险疫源。

本病一年四季均可发生，春夏季发病率稍高，可能与犬的性活动以及温暖季节人兽移动活动频繁有关。本病流行的连锁性特别明显，以一个接着一个的顺序呈散发形式出现。伤口的部位越靠近头部和前肢或伤口越深，发病率越高。

防治措施：对犬只接种狂犬疫苗。加强管理，不散养，控制数量，做好引进新犬的检疫，定期免疫注射易感动物，饲养人员注射狂犬疫苗，发现病犬或可疑犬，立即捕杀，并焚烧或深埋。

四、猴B病毒病

由猴B病毒(simian bvirus infections)又称疱疹病毒引起的人和猴共患的一种传染病。猴是B病毒的自然宿主,感染率可达10%～60%。多数情况下仅在口腔黏膜出现疱疹和溃疡,之后病毒可长期潜伏在呼吸道或泌尿生殖器官附近的神经节,也可长期潜伏在组织器官内,产生B病毒抗体。人类感染主要表现出脑脊髓炎症状,多数病人发生死亡。

B病毒只有1个血清型,抗原性稳定,不易发生变异。它与人单纯疱疹病毒(HSV－1、HSV－2)和非洲绿猴疱疹病毒(SA_8)具有密切的抗原关系。B病毒可在原代猴、兔、猪、犬和猫肾细胞,鸡胚绒毛尿囊膜细胞以及Vero细胞、Hela细胞、KB细胞和Hep－2细胞上良好增殖,其中以兔肾细胞最为易感。B病毒也可在鸡胚绒毛尿囊膜上生长,形成痘斑。

防治措施:被猴抓伤后要立即用肥皂水洗净伤口,再用碘酒消毒,病人观察三周。

五、弓形虫病

本病是由属孢子纲的弓形虫引起的,能够在人与动物之间传染的重要人兽共患病。小鼠、大鼠、地鼠、豚鼠、犬和猴为中间宿主,猫为终末宿主。弓形虫在终末宿主的肠上皮细胞内完成有性生殖随粪便排出卵囊,在体外完成孢子化过程成为侵袭性卵囊,中间宿主动物吞食侵袭性卵囊后,在其体内进行无性生殖,主要经消化道感染,吸血昆虫也是本病传播者。

防治措施:加强饲养管理,防止猫类对饲料、饮水的污染。淘汰动物应进行焚烧处理,严防被猫吞食。

六、沙门菌病

沙门菌(salmonella sp)是1880年由Eberth首先发现的。至今已发现沙门菌属的细菌有2000多种血清型。我国发现200个血清型,是一类重要的人兽共患疾病病原体。对实验动物威胁较大的是鼠伤寒和肠炎菌。在动物中可交叉感染,或同时感染两种沙门菌。

豚鼠对沙门菌高度敏感,感染后可发生严重的临床疾病。小鼠和大鼠也很敏感,并常以亚临床感染的形式长期带菌。兔、地鼠和沙鼠不常受到感染,但也曾爆发过沙门菌病。沙门菌主要通过消化道传染,即动物食入污染沙门菌的粪便或被粪便污染的饲料、饮水、垫料等。患沙门菌病后存活下来的动物,其消化道仍然隐性带菌,并不断向外界环境排出。人接触其他种类带菌动物(牛、马、禽等)后,也可能成为传染源。动物感染沙门菌不分年龄、性别和品系,但表现疾病的严重程度有差异,幼年和老年动物更敏感。在豚鼠繁殖群中,以怀孕母鼠和刚断奶的仔鼠损失最严重。

防治措施:本病无治疗价值,一旦发现应全群淘汰。主要是以预防为主,对实验动物群定期进行检测,采取综合措施预防本病。

七、钩端螺旋体病

钩端螺旋体病(leptospirosis)是一种重要而复杂的人兽共患病和自然疫源性传染病。临床表现形式多样,主要有发热、黄疸、血红蛋白尿、出血、流产、皮肤和黏膜坏死、水肿等。

钩端螺旋体的动物宿主非常广泛,几乎所有温血动物都可感染,其中啮齿目的鼠类是最重要的贮存宿主。鼠类带菌时间长达1～2年,甚至终生。鼠类繁殖快,分布广,带菌率高,是本病自然疫源的主体。钩端螺旋体侵入动物机体后,进入血液,最后定位于肾脏的肾小管,生长繁殖,间歇地或连续地从尿中排出,污染周围环境如水源、土壤、饲料、用具等,使动物和人感染。鼠类、家畜和人的钩端螺旋体感染常常相互交叉传染,构成错综复杂的传染锁链。本病主要通过皮肤、黏膜和经消化道食入而传染,也可通过交配、人工授精和在菌血症期间通过吸血昆虫如蜱、蚊、蝇等传播。

防治措施:预防主要是对动物房舍进行经常性消毒、防止饮水、饲料污染,动物运输时减少损伤。治疗一般用青霉素、金霉素等抗生素,口服或肌肉注射。

八、结核分支杆菌病

由结核分支杆菌(mycobacterium tuberculosis)引起的人和动物共患的一种细菌性疾病。人感染后形成结核病,猴、犬、豚鼠、兔和猫等均可感染,以猴发病率最高。

结核分支杆菌主要分为三个类型,即人型、牛型和禽型。猴主要对人型及牛型结核分支杆菌敏感。

结核病患者及结核病患畜为本病的传染源,尤其开放性结核病患者,能通过多种途径向外界散播病原。猕猴可以经消化道及呼吸道感染。一般认为猕猴结核病的传染源是人类和家养动物的带菌者。结核病患猴可通过痰液、粪、尿等排出大量结核杆菌,被这种排泄物污染的尘埃就成为主要的传播媒介。

防治措施:对结核菌素检测阳性的实验动物立即捕杀淘汰,一般无治疗价值。

九、志贺菌病

由志贺菌(shigella)或称痢疾杆菌引起人和实验动物肠道感染的一种细菌性疾病。人和猴以细菌性痢疾为主要症状。

本属细菌有A、B、C、D四个群45个血清型,对人和实验动物均有致病性。志贺菌在自然界分布较窄,主要是在人类和非人灵长类动物间传播。研究表明,猕猴在天然情况下,可能因接触被人类污染的物品而感染上志贺菌,尤其在被捕获之后,带菌率不断增加,由此说明人类带菌者是猕猴痢疾的传染源。传播途径是病原菌经口腔进入胃肠道。在人与猴,猴与猴,以及猴与人的相互传染过程中,苍蝇和蟑螂是重要的传染媒介。

人们普遍认为新来猴群痢疾的发病率和死亡率比基本猴群高得多。在过分拥挤和不卫生情况下,发病率可高达100%,死亡率可高达60%以上。据研究,3岁以下的猴最易感,猴痢疾的发病率没有季节性差异。各国学者比较一致的看法是,在诸多病原当中,福氏志贺菌占绝大多数，其次是宋内志贺菌。

防治措施：口服痢疾菌苗，或以药物进行大群体预防。治疗应及时，痢特灵口服，50mg/次，2次/d，7d为一疗程。

十、鼠痘

小鼠痘(Mousepox，MPV)是小鼠的一种毁灭性、高度传染性疾病，其病原为脱脚病病毒(Ectromelia Virus)，小鼠痘的特点在于感染后不但引起全身或局部皮肤的痘疹，还可发生肢、尾肿胀，发炎和坏疽，肢体脱落呈“缺肢”的畸形，故被称为传染性脱脚病(Infectious Ectromelia)。小鼠痘在世界各地广为流行，常造成小鼠大批死亡，有的呈隐性感染，但在实验条件下，病毒可转化为显性感染，从而严重影响和干扰实验研究的顺利进行。

本病的自然宿主为小鼠，但不同品系小鼠的易感性差异较大。DBA、CBA、BALB/c、A和C_3H最为易感，而$C_{57}BL/6$和AKR品系小鼠对致死性感染较有抵抗力，呈隐性感染，是主要的潜在疫源。本病的传染源主要是病鼠和隐性带毒鼠，经皮肤病灶和粪、尿向外排毒，污染周围环境。小鼠痘的传染可经呼吸道、消化道、皮肤伤口等途径。被感染动物10d后的皮肤局部出现特征性病变，便开始排毒。康复小鼠可经粪便排毒长达116d。饲养人员、蚊子、苍蝇、体外寄生虫、蟑螂等可能是本病的传播者。

防治措施：经常进行检测，对死亡小鼠进行无害化处理，自繁自养净化种群，定期免疫接种。

十一、兔出血症

由兔出血症病毒(rabbit hemorrhagic disease virus)引起的兔的一种烈性传染病，又称“兔瘟”。主要特征是病兔突然死亡，临死时兴奋、挣扎、抽搐、惨叫。

本病只发生于兔，不同品种的兔均易感，不同性别兔的易感性无差异。不同年龄兔的易感性差异很大，主要发生于60日龄以上的青年兔和成年兔，发病急，死亡率高，断乳后育成兔死亡率稍低，哺乳期仔兔很少发病死亡。

本病的传染来源主要是病兔和带毒兔，健康兔与其接触直接感染，也可通过被排泄物、分泌物等污染的饲料、饮水、用具、器械等及人员来往间接传播。自然条件下，空气传播是主要的传播方式，人工感染经口服、皮下、腹腔、滴鼻等途径接种均可引起发病，但无迹象表明可通过昆虫或啮齿动物机械传播或经胎盘垂直传播。

本病发病急，死亡率高，常呈爆发性流行，引起毁灭性损失。一年四季均可发生，北方以冬春季多发，可能与气候寒冷、饲料单一、兔抵抗力下降有关。

临床症状有如下几种：

(1) 超急性型。感染兔迅速死亡，无任何症状。

(2) 急性型。病兔食欲骤减，蜷缩不动，皮毛无光，体温高达41℃以上，喜饮水，迅速消瘦，一般病程为12～48h。死前突然兴奋挣扎，在笼内狂奔、嘴咬笼具，然后两前肢伏地，后肢支起，全身颤抖，侧卧，四肢抽搐，死前惨叫。

(3) 慢性型。多见于3月龄小兔。病兔精神欠佳，食欲减少或废食，喜饮水，被毛无光，消瘦，体温41℃左右，病程较长，多数病兔可耐受而逐渐康复。

防治措施：发现病兔及时淘汰，定期进行免疫监测，加强饲养管理，搞好卫生和消毒。

第二节 常见的实验动物微生物和寄生虫感染

在实验动物的饲养环境及动物体内，存在着种类繁多的微生物和寄生虫。这些微生物和寄生虫对实验动物可以是致病性的、条件致病性的和非致病性的，有的还可能是人兽共患病的病原体。有些疾病呈隐性感染，常不引起死亡，但可影响动物自身的稳定性和反应性，如改变机体的免疫功能，改变肿瘤的形成，或与其他病原微生物起协同、激发或拮抗作用，使实验结果受到干扰，以致得出错误的结果，甚至影响人类健康。

一、仙台病毒感染

小鼠仙台病毒感染是最难控制的病毒之一，临床表现两种病型。急性型多见于断乳小鼠，主要表现呼吸道症状，多数情况下呈隐性感染，有时可引起肺炎，对大鼠的麻醉实验和吸入毒理学研究等均可产生严重干扰。

自然条件下，仙台病毒可感染小鼠、大鼠、仓鼠和豚鼠。以未感染过仙台病毒的易感鼠群新生乳鼠和未成年小鼠最为易感，常发生严重的肺炎，3～4d内死亡；在感染过仙台病毒的鼠群，母鼠血清内常有较高滴度的母源抗体，因此不易感。断乳后，由于母源抗体水平逐渐下降，抵抗力降低，易感性增加。直接接触和空气传播是仙台病毒主要的传播方式。

不同品系小鼠对仙台病毒的易感性明显不同。较易感的小鼠品系有NIH、SSB、129/ReJ、129/J、Swiss裸鼠、DBA/2、C3H/Bi等；抵抗力较强的品系有SJL/J、RF/J、C57BL/6、Swiss、AKR/J、BALB/CJ等。

临床症状：类似感冒症状，患病鼠打“呼噜”、被毛粗乱、发育迟缓、体重下降、易继发支原体感染。

防治措施：定期进行免疫监测，发现病鼠马上淘汰。

二、小鼠肝炎

由小鼠肝炎病毒（Mouse Hepatitis Virus，MHV）引起的一种高度传染性疾病。随毒株、品种和年龄不同而呈现出肝炎、脑炎、乳鼠肠炎和进行性消耗综合征为特征的疾病。小鼠肝炎病毒被列为影响科学研究实验的主要病原体之一。它侵害小鼠，引起乳鼠、裸鼠和某些基因型的成年小鼠发病与死亡，直接干扰研究工作顺利进行；小鼠感染小鼠肝炎病毒后，机体的免疫反应、吞噬细胞的吞噬功能、肝脏的代谢功能和酶活性均受到影响。

现在认为，MHV只感染小鼠。感染通常是隐性的或亚临床的，但具有高度的传染性。

MHV 呈世界性分布，在中国的小鼠群中广泛流行，鼠群中的感染率可达20%～100%。

MHV 的自然传染途径是经口和呼吸道。感染的小鼠经粪便向环境中排出病毒。直接接触感染小鼠或污染的粪便和垫料是群体内的传染源。病毒在宿主体外的粪便或器具上可存活数天。随着小鼠年龄的增长，其对 MHV 致死性感染的抵抗力也增强。MHV 病毒一般致病性低，成年远交系小鼠感染后不发生死亡，不带母源抗体的乳鼠感染后发病率和死亡率较高。

防治措施：定期进行监测，搞好环境卫生。一旦感染，淘汰整个群体。

三、支原体病

支原体病是介于病毒和细菌之间的一群多形性微生物，能引起人和动、植物疾病，称支原体病。此病传染性很强，可使疾病迅速蔓延，常与其他实验动物疾病合并感染。

该病呈世界范围性分布，是啮齿类实验动物慢性呼吸道病的主要病原体。它广泛存在于大鼠和小鼠生产群中，感染率甚至超过仙台病毒、小鼠肺炎病毒的感染率。

支原体的自然宿主是大鼠和小鼠。不同品系、年龄的动物对支原体的易感性有所不同。从地鼠、豚鼠、兔和马也可分离到支原体，在兔则可引起关节炎和葡萄膜炎。从野生大鼠的鼻咽部常可分离到支原体，因此，加强实验大、小鼠的饲养管理，严防野鼠的进入非常重要。

本病的传染源主要是患病鼠和支原体隐性带菌鼠，经呼吸道分泌向外排毒，污染饲料、垫料、用具和周围环境。支原体主要是通过直接接触和空气传播，也可经胎盘垂直传播。另外，动物的运输转换也可能是重要的传染散播方式。

实验动物感染支原体而致病主要由肺炎支原体、溶神经支原体和关节炎支原体，其中尤以肺炎支原体危害最严重。肺炎支原体主要导致大鼠、小鼠的肺炎及雌性生殖器官疾患（化脓性卵巢炎、输卵管炎及子宫积脓）。

防治措施：动物饲养密度过大，饲养环境中氨浓度过高以及细菌或病毒的并发感染，会增加鼠群中的发病率。所以，预防本病应当降低动物饲养密度，杜绝其他疾病的感染。

四、巴氏杆菌病

由多杀性巴斯德杆菌（Pasteurella multocida）和嗜肺巴斯德杆菌（Pasteurella pneumotropica）所引起的多种实验动物疾病，特别是兔和啮齿类动物疾病称巴氏杆菌病（Pasteurellosis）。

多杀性巴斯德杆菌对多种动物和人均有致病性。嗜肺巴斯德杆菌经常感染常规饲养的小鼠、大鼠，偶尔也可从维持在屏障系统中的动物群中分离出。地鼠偶然也对此菌敏感，其他隐性携带者有豚鼠、兔和人等。

嗜肺巴斯德杆菌不仅以隐性携带状态存在于宿主的上呼吸道，它还常从口腔、胃肠道和子宫中被分离出。因而它可能是嗜肠道菌而不是嗜呼吸道菌。水平传播可能通过呼吸道气雾、粪便、舐咬和子宫内污染等方式进行。

兔感染多杀性巴斯德杆菌症状尤其明显，鼻腔充满黏液，呈卡他性鼻炎症状。被毛逆乱，食欲降低或废食，可见呼吸困难。病菌侵入内耳，可使头偏向一侧。结膜充血，大量流泪，眼睑肿胀。

防治措施：早期检测，发现感染实验动物马上隔离，并在饲料中投药进行预防，如痢特灵50g/d效果较好，也可用四环素肌肉注射，然而却很难消灭细菌或从动物群中清除感染。

五、呼肠孤病毒Ⅲ型感染

由呼肠孤病毒(Reovirus)Ⅲ型引起的小鼠、豚鼠、仓鼠感染的传染病，主要特征是下痢。

Reo－3具有广泛的宿主范围，如人类、小鼠、猴、牛、犬、鸡等，另外还从大鼠、猪、马、羊、兔、有袋动物和爬行动物中检出Reo－3抗体。小鼠发生感染时，急性病例主要见于新生乳鼠和断乳小鼠，慢性病例见于28日龄以上的小鼠。小鼠不同品系之间易感性略有差异，NIH小鼠、BALB/c、KM小鼠易感性高。成年鼠呈隐性感染，幼鼠感染后呈脂肪性下痢。

防治措施：剖腹取胎是控制和净化鼠群中Reo－3感染的重要措施。Reo－3可通过蚊子等昆虫传播，因此，应严格采取隔离措施，保持房舍的内环境稳定。

六、球虫病

实验动物的球虫病主要发生于兔，是由艾美尔球虫寄生于兔胆管和肠上皮细胞所引起的以严重腹泻为特征的一种原虫病。本病经消化道感染，兔极易感。球虫发育史非常复杂，无性生殖、有性生殖是在兔肠壁和胆管上皮细胞内进行和完成的，孢子生殖是在体外完成的。即卵囊随粪便排出后，在适宜的条件下形成侵袭性卵囊，感染兔可发病。

兔球虫病可分为肠球虫病和肝球虫病，多数情况下为混合感染。表现为精神沉郁、行动迟缓、食欲减退或废绝，腹泻和便秘交替出现。肝球虫病主要表现出黏膜黄染，腹部膨大，后期出现四肢痉挛或麻痹。肠球虫病主要表现出消化机能紊乱，体况消瘦，常因衰竭而死亡。

防治措施：加强饲养管理和卫生措施，保证饲料和饮水不被污染，保持兔舍干燥，定期对笼具进行火焰或蒸汽消毒。一旦发现病兔，应立即隔离并及时清洁消毒。

七、犬瘟热

犬瘟热是由犬瘟热病毒(Canine Distemper Virus，CDV)引起的，感染肉食兽中的犬科(尤其是幼犬)、鼬科及一部分浣熊科动物的高度接触传染性、致死性传染病。早期表现双相热型、急性鼻卡他，随后以支气管炎、卡他性肺炎、严重的胃肠炎和神经症状为特征。少数病例出现鼻部和脚垫的高度角化。

CDV的自然宿主为犬科动物。本病一年四季均可发生，以冬春季多发，有一定的周期性。据报道，每隔三年有一次大的流行。不同年龄、性别和不同品种的犬均可感染，以不满1岁的幼犬最为易感，犬群中自发性犬瘟热发生的年龄与幼犬断乳后母源抗体的消失有关。纯种犬和警犬比土种犬的易感性高，且病情严重，死亡率高。

病犬是本病最重要的传染源，病毒大量存在于鼻汁、唾液中，也见于泪液、血液、脑脊髓液、淋巴结、肝、脾、心包液、胸腹水中，并能通过尿液长期排毒，污染周围环境。主要传播途径是病犬与健康犬直接接触，通过空气飞沫经呼吸道感染。

临床症状有以下几种：

(1) 超急性型。突发高热40℃以上，2～3d死亡。

(2) 急性。潜伏期7d，高热40℃以上，被毛粗乱，食欲减少。眼屎多、流鼻涕呈脓性，结膜炎、角膜混浊。

(3) 消化道症状。食欲减少或废绝，急性胃肠卡他炎，呕吐，吐出物有胆汁的黄色黏液块。大便恶臭，呈稀液状，混有黏液或血液。

(4) 神经症状。全身有如癫痫样痉挛发作呈阵发性，有时呈现强直性痉挛，口吐白沫。

(5) 皮肤症状。发生皮疹，腹壁和腹内侧少毛处可见小红色斑点，最后变小脓疱，结痂脱落。

防治措施：隔离饲养，引进犬进行2周检疫期，幼犬注射血清预防，进行疫苗注射。

八、传染性犬肝炎

传染性犬肝炎(Infectious Canine Hepatitis，ICH)是由犬腺病毒1型(CAV-1)引起的一种急性败血性传染病。主要发生于犬，也可见于其他犬科动物。在犬主要表现肝炎和眼睛疾患。犬不分年龄、性别、品种均可发病，但1岁以内的幼犬多发。幼犬死亡率高，可达25%～40%，成年犬很少出现临床症状。

ICH的传染来源主要是病犬和康复犬。传播途径主要是通过直接接触病犬(唾液、呼吸道分泌物、尿、粪)和接触污染的用具而传播，也可发生胎内感染造成新生幼犬死亡。

ICH自然感染潜伏期6～9d。最急性病例在呕吐、腹痛和腹泻等症状出现后数小时内死亡。急性型症状是怕冷，体温升高(39.4℃～41.1℃)，精神抑郁，食欲废绝，渴欲增加，呕吐，腹泻，粪中带血，黄疸在急性病例不常见。亚急性病例症状较轻微，咽炎和喉炎可致扁桃体肿大，颈淋巴结发炎可致头颈部水肿。特征性症状是角膜水肿，即“蓝眼”病。角膜水肿的病犬表现眼睑痉挛、羞明和浆液性眼分泌物。角膜浑浊通常由边缘向中心扩展。

防治措施：加强饲养管理和环境卫生消毒，防止病毒传入。从外地购入动物，必须隔离检疫，合格后方可混群。一旦发病，需立即控制疫情发展。应特别注意，康复期病犬仍可向外排毒，不能与健康犬合群，需疫苗接种。

九、犬细小病毒感染

犬细小病毒(Canine Parvovirus Infections，CPV)感染是犬的一种烈性传染病。临床表现以急性出血性肠炎和非化脓性心肌炎为特征。

犬是主要的自然宿主。犬感染CPV发病急，死亡率高，常呈爆发性流行。不同年龄、性别、品种的犬均可感染，但以刚断乳至90日龄的犬较多发，病情也较严重，尤其是新生幼犬，有时呈现非化脓性心肌炎而突然死亡。纯种犬比杂种犬和土种犬易感性高。

病犬是主要的传染来源。感染后7～14d粪便可向外排毒,粪便中的病毒滴度常达109TCID50/g。本病一年四季均可发生,但以冬春季多发。天气寒冷、气温骤变、饲养密度过高、拥挤,有并发感染等均可加重病情和提高死亡率。

CPV感染在临床上表现各异,但主要可见肠炎和心肌炎两种病型。有时某些肠炎型病例也伴有心肌炎变化。

防治措施:本病发病迅猛,应及时采取综合性防疫措施,及时隔离病犬,对犬舍及用具等用2%～4%烧碱水或10%～20%漂白粉液反复消毒。定期预防接种。

第三节 医学动物实验室的生物危害及安全防护

一、实验室生物安全的概念及分级

生物安全是随着生物技术发展而出现的概念。生物安全有狭义和广义之分。狭义生物安全是指防范由现代生物技术的开发和应用(主要指转基因技术)所产生的负面影响,对生物多样性、生态环境及人体健康可能构成的危险或潜在的风险。广义生物安全不但针对现代生物技术的开发和应用、生物医学的研究与实验,而且包括了更广泛的内容:人类的健康安全、人类赖以生存的农业生物安全、与人类生存有关的环境生物安全。因此,广义生物安全涉及多个学科和领域,包括生物医学、化学、生物学、环境学、微生物学等及环境保护、植物保护、野生动物保护、生态、农药、林业等方面。

实验室生物安全(laboratory biosafety)是指从事病原微生物的实验室,为避免病原微生物对工作人员、相关人员、公众的危害以及对环境的污染,保证试验研究的科学性或保护被试验因子免受污染,而采取包括建立规范的管理体系、配备必要的物理、生物防护设施和设备,建立规范的微生物操作规程和方法等综合措施。

生物安全实验室(biosafety laboratory)是指通过防护屏障和管理措施,达到生物安全要求的生物实验室。

世界通用生物安全水平标准是由美国疾病控制中心(CDC)和美国国家卫生研究院(NIH)建立的。根据操作不同、危险度等级、微生物所需的实验室设计特点、建筑构造、防护设施、仪器、操作以及操作程序,实验室的生物安全水平可以分为基础实验室——一级生物安全水平、基础实验室—二级生物安全水平、防护实验室—三级生物安全水平和最高防护实验室—四级生物安全水平(表8-1)。

实验动物生物安全实验室(Animal Biosafety Laboratory, ABSL)是一类特殊的动物实验室,以实验动物为载体,在特定条件下,通过人工或自然感染进行动物实验,或用于动物传染病临床诊断、治疗、预防研究等工作。动物实验室常会出现动物性气溶胶和人兽共患病危害,因此动物实验室无论在操作技术规范的制订、个人安全防护设备的设置,以及实验室设施的设计和建设上,都应具备特殊的要求。动物性气溶胶危害要用实验室设施来防范,通过静态隔离、动态隔离和排风处理(HEPA过滤)等措施,把产生的动物性气溶胶牢固地控制在污染区内，确保不向外环境扩散。人兽共患病危害，则要用个人安全防护设备来防止病原微生物对实验人员的感染。

从一般原理看，动物实验室的生物安全水平标准与一般进行传染性病原体试验研究的微生物学实验室基本相似。动物实验生物安全水平同样分四个等级(表 8－2)。

表 8－1　实验室生物安全水平分级

分级	危害程度	处理对象
一级	低个体危害，低群体危害	对人体、动植物或环境危害较低，不具有对健康成人、动植物致病的致病因子
二级	中等个体危害，有限群体危害	对人体、动植物或环境具有中等危害或具有潜在危险的致病因子，对健康成人、动植物和环境不会造成严重危害。具有有效的预防和治疗措施
三级	高个体危害，低群体危害	对人体、动植物或环境具有高度危险性，主要通过气溶胶使人传染上严重的甚至是致命疾病，或对动植物和环境具有高度危害的致病因子。通常有预防治疗措施
四级	高个体危害，高群体危害	对人体、动植物或环境具有高度危险性，通过气溶胶途径传播或传播途径不明，或未知的、危险的致病因子。没有预防治疗措施

表 8－2　生物安全实验室(BSL)环境的技术指标

名称	洁净度级别	换气次数(次/h)	与室外方向上相邻相通房间的最小负压差(Pa)	温度(℃)	相对湿度(%)	噪声dB(A)	最低照度(lx)
一级生物安全实验室	/	可开窗	/	18～28	≤70	≤60	200
二级生物安全实验室	/	可开窗	/	18～27	30～70	≤60	300
三级生物安全实验室	7～8	15 或 12	－10	18～25	30～60	≤60	350
四级生物安全实验室	7～8	15 或 12	－10	18～24	30～60	≤60	350

备注：

1. BSL－3 主实验室相对于大气的最小负压不应小于－30Pa，BSL－4 主实验室相对于大气的最小负压不应小于－40Pa。

2. ABSL－3 主实验室相对于大气的最小负压不应小于－40Pa，其中解剖室不应小于－50Pa；ABSL－4 主实验室相对于大气的最小负压不应小于－50Pa，其中解剖室不应小于－60Pa。

3. 本表中的噪声不包括生物安全柜、动物隔离器的噪声，如果包括上述设备的噪声，则最大不应超过 68dB(A)。

表 8－3　实验动物生物安全实验室(ABSL－1、ABSL－2)环境的有关技术指标

名称	洁净度级别	最小换气次数(次/h)	与室外方向上相邻相通房间的最小负压差(Pa)	温度(℃)	相对湿度(%)	噪声dB(A)	最低照度(lx)
一级实验动物生物安全实验室	/	8	/	19～26	40～70	≤60	150
二级实验动物生物安全实验室	7	15	－10	20～26	40～70	≤60	150

备注：

1. 动物生物安全实验室内的参数应符合 GB14925《实验动物环境及设施》的相关要求。

2. ABSL－2 应为负压屏障环境，压力梯度应保证洁净走廊＞动物实验区＞解剖室。

表 8-4 动物生物安全实验室的其他要求

危害等级	防护水平	实验室操作和安全设施
一级	ABSL-1	限制出入,穿戴防护服和手套
二级	ABSL-2	在达到 ABSL-1 条件的基础上,还应具备生物危害警告标志,可产生气溶胶的操作应使用 BSC(生物安全柜)。废弃物和饲养笼舍在清洗前先清除污染
三级	ABSL-3	在达到 ABSL-2 条件的基础上,还应有准入控制。所有操作应使用 BSC,并穿着特殊的防护服,离开时淋浴
四级	ABSL-4	在达到 ABSL-3 条件的基础上,还应严格控制出入。进入前更衣。配备Ⅲ级 BSC 或正压防护服。离开时化学淋浴(正压服型)。所有废弃物在清除出设施前,应先清除污染

备注:

1. 在设计和建造动物生物安全实验室时,还应考虑减少人流和物流交叉污染的危险。ABSL-1 至 ABSL-4 除了要满足 BSL-1 至 BSL-4 的要求外,还应满足以上要求。

2. 实验室的动物尸体及废弃物必须经过高压灭菌消毒后方能运出屏障设施。

二、实验动物生物安全实验室

(一) 一级实验动物生物安全实验室(ABSL-1)

一级实验动物生物安全实验室适用于饲养接种了危险度一级微生物的动物,实验对实验室工作人员和环境可能有微弱危害。应制订动物操作和进入动物设施的规程和方案,要求应用微生物学操作技术规范,工作人员应制订适宜的医学监测方案,制订并执行安全操作手册。

一级实验动物生物安全实验室的设计和设施应注意以下要求(图 8-1):

1. 选址应符合实验动物设施环境的要求。

2. 实验室应具有防止昆虫、野鼠等动物进入和实验动物外逃的措施。

3. 应考虑人流、物流、动物流的合理设置,动物进入宜与人员和物品进入通道分开。

4. 在实验室门口处应设一更衣室,个人服装与实验室工作服分别放置。

5. 每个实验室宜设洗手池,设置靠近出口处。

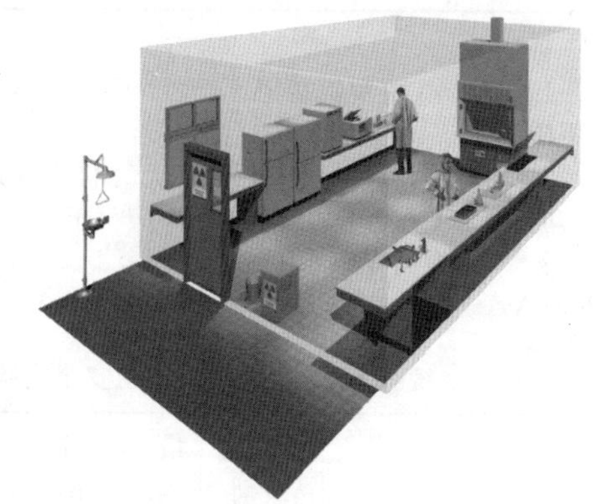

图 8-1 典型的一级生物安全实验室

6. 实验室的墙壁、天花板和地面应平整、易清洁、不渗水、耐化学品和消毒剂的腐蚀。地面应防滑、无缝隙,不得铺设地毯。实验台面应防水,耐腐蚀、耐热。

7. 实验室内应考虑到动物照度。实验操作时均应保证工作照明,避免不必要的反光和闪光。

(二) 二级实验动物生物安全实验室(ABSL-2)

二级实验动物生物安全实验室(ABSL-2)(图 8-2)适用于对人及环境有中度危害

的微生物实验工作。ABSL－2是在ABSL－1的操作规范、处理方法、安全设备和实验室要求的基础上建立起来的。产生气溶胶的操作要在生物安全柜内进行。门应保持关闭，且悬挂生物危害标志牌，有害污染废弃物要与一般废弃物分开放置。

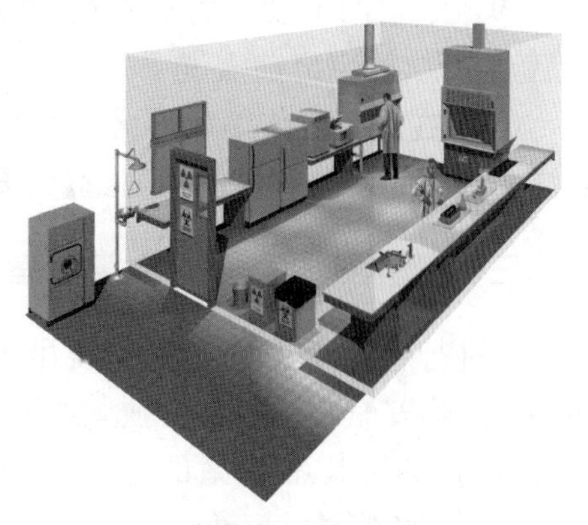

图8－2　典型的二级生物安全实验室

1. 二级实验动物生物安全实验室建设注意事项。

（1）满足ABSL－1实验动物生物安全实验室的要求。

（2）应分别设置动物饲育室和实验操作室、检疫观察室。动物实验宜在隔离器、IVC和生物安全柜内进行。

（3）门应带锁、可自动关闭。实验室的门应具有可视窗。动物实验室不宜设下水地漏。

（4）应设置恒温恒湿空调通风系统和空气净化机组，一般宜采用全新风。

（5）应配备高压蒸汽灭菌器。污物处理应保证满足实验室运转和控制污染的要求。固体废弃物经高压蒸汽灭菌后交环保部门统一处理，污染的废水必须经过有效消毒。

（6）负压屏障环境设施的用电负荷不宜低于二级，或设置备用发电机，以保证动物笼具、生物安全柜、冰箱等重要设备的正常运转。

（7）应按规定设置火灾报警、消防器材以及洗眼设施。

（8）宜具备应急照明，以保证人员安全离开实验室。出口应有发光指示标志。

2. 二级实验动物生物安全实验室操作规范。

（1）必须制定实验动物相应的规章制度和程序方法，编制生物安全手册，应制定应对意外事故的规章及处理办法。

（2）限制外人进入实验室。实验前，实验室负责人要告知实验人员及辅助人员在实验室内可能发生和存在的潜在生物危害。

（3）实验室所有工作人员应接受及时的免疫接种和必要的检测。

（4）处理与传染物有关的工作结束后，尤其是当传染物明显溢出、溅出或受传染材料污染后，实验设备和操作台面应进行彻底消毒。发生明显感染性材料的溢出和其他事故时要及时报告实验室主任，并立即进行危害评估、应急处理，并做好记录。

（5）所有操作应仔细小心，使气溶胶和溅出物产生降至最低限度。

（6）对所有传染性样品进行跟踪收集，明确标注，稳妥运输，仔细处理，以杜绝有害病原体向外界传播。与实验有关的废弃物、被污染的器具需先经高压灭菌后，再清洗或丢弃。

（7）针头和注射器或其他锐利器材严格控制在实验动物生物安全实验室内使用，只在无可替代时才能使用。只能用固定针头或一次性注射器抽取或注射感染性材料。使用过的一次性针头，应重新套上保护套管；处理破碎的玻璃制品，应用刷子、夹子或镊子等工具，禁止用手直接拿取。

(8) 培养物、组织或体液在收集、储存、运输过程中,宜放在塑料防漏容器里。

(9) 实验室内,要穿着实验衣,离开前要脱掉。处理完培养物和实验动物,脱掉手套之后,离开实验室之前需洗手。

(10) 在进行有传染病原体实验的动物实验室入口处,应悬挂"生物危害"标志牌。需注明现用的传染病原体、实验室负责人姓名和电话号码,以及其他特殊要求。

三、实验动物生物安全实验室的安全设备

在进行感染性动物实验时,要尽量避免人体与病原微生物的接触,包括通过空气的接触。生物安全柜、隔离器、独立通风笼具系统可以起到这样的作用,这是动物实验中使用最普遍、最基本、最有效的安全防护设备。其他的安全防护设备还包括离心机等。

1. 生物安全柜(Biological safety cabinets,BSCs)。

生物安全柜是为操作原代培养物、菌毒株以及诊断性标本等具有感染性的实验材料时,用来保护工作人员、实验室环境以及实验品,使其避免暴露于上述操作过程中可能产生的感染性气溶胶和溅出物而设计的。根据结构设计、入口气流风速、排气方式和循环方式及保护对象和程度的不同,生物安全柜通常分为三个大的级别,即Ⅰ级、Ⅱ级、Ⅲ级。Ⅱ级生物安全柜又分 A_1、A_2、B_1、B_2 四种。

Ⅰ级生物安全柜适合中等以下传染性材料的操作。Ⅰ级生物安全柜可保护工作人员和环境而不保护样品。Ⅰ级生物安全柜本身无风机,依赖外接通风管中的风机带动气流,由于不能对试验品或产品提供保护,目前已较少使用。

Ⅱ级生物安全柜适合中等传染性材料的操作。气体从外部流入Ⅱ级生物安全柜,进气流能够防止微生物操作时产生的气溶胶从安全柜前面操作窗口逃逸到实验室内。Ⅱ级生物安全柜的一个独特之处在于经过 HEPA 过滤器过滤的垂直层流气流从安全柜顶部吹下。下沉气流不断吹过安全柜工作区域,以保护柜中的试验品不被外界尘埃或细菌污染。所有的Ⅱ级生物安全柜都可提供工作人员、环境和产品的保护。

A_1 型安全柜前窗气流速度最小量或测量平均值应至少为 0.38m/s。70%气体通过 HEPA 过滤器再循环至工作区,30%的气体通过排气口过滤排出。A_2 型安全柜前窗气流速度最小量或测量平均值应至少为 0.5m/s。70%气体通过 HEPA 过滤器再循环至工作区,30%的气体通过排气口过滤排出。A_2 型安全柜的负压环绕污染区域的设计,阻止了柜内物质的泄漏。

Ⅱ级 B 型生物安全柜均为连接排气系统的安全柜。连接安全柜排气导管的风机连接紧急供应电源,目的在断电下仍可保持安全柜负压,以免危险气体泄漏到实验室。其前窗气流速度最小量或测量平均值应至少为 0.5m/s。B_1 型 70%气体通过排气口 HEPA过滤器排出,30%的气体通过供气口 HEPA 过滤器再循环至工作区。B_2 型为 100%全排型安全柜,无内部循环气流,可同时提供生物性和化学性的安全控制。

2. 隔离器(Isolator)。

隔离器是采用无菌隔离装置使实验动物生存环境(小环境)与外界大环境完全隔离,可饲养无菌动物的设备,一般为密闭箱体状。根据隔离室内与外界的气压差,分为正压隔离器与负压隔离器两大类。正压隔离器用于饲养无菌动物、悉生动物等。负压隔离

器是常用于饲养感染中等危险级别病原体动物的实验装置。

隔离器的空气进入要经过高效过滤。一切物品均需灭菌后通过传递仓传入。动物饲养空间完全处于隔离状态，人不能和动物直接接触，工作人员通过橡胶手套进行操作。

负压隔离器主要用于饲养感染动物、放射性同位素污染动物等。从材质上分为钢质隔离器和塑料隔离器。塑料隔离器分为硬质塑料隔离器和软质塑料隔离器(薄膜隔离器)。

隔离器一般由隔离仓、灭菌渡槽、独立的送排风系统、空气过滤器、排气阀等构成。空气由送风机送入，经空气过滤器处理后送入隔离室内。隔离室上装有橡胶手套，隔离室内部的操作都利用这个手套进行。排气阀是防止隔离室内空气向外排出时发生外排空气的逆流而设置的。近年来多在排气部也装有空气过滤器。负压隔离器的排气都必须装有空气过滤器，在其后部装置排风机。隔离器的换气次数较高，仓内的气流速度不宜过快。

在应用隔离器进行动物实验前后，必须对隔离器进行严格的灭菌消毒。隔离器的灭菌主要包括空气过滤器的灭菌及隔离室的灭菌两部分。贴好聚酯薄膜的空气过滤圆盘需经真空高压灭菌(121℃ 30min)，将灭菌过的空气过滤器装到隔离室后，再对隔离室用2%过氧乙酸喷雾消毒，然后密闭渡槽外盖，放置1～2h。灭菌结束后划破空气过滤器与隔离室连接处的薄膜，用送风机进行通风、排气。感染性实验结束后，需对隔离器进行2%过氧乙酸喷雾消毒后方可清洗、处理。

3. 独立通风笼具系统(Individual Ventilated cages，IVC)。

独立通风笼具是微环境净化屏障笼具之一。IVC的工作原理是利用隔离器的密闭净化通气技术，把每个饲养单元缩小到最低程度，用进排风管道连接成一个组合件，使单元与单元之间完全隔离，最大限度地避免了饲养中的交叉污染，提高了洁净空气的利用效率，达到微环境净化屏障的目的。同时，利用超净工作台(或生物安全柜)中实验操作技术和方法，确保动物实验安全进行。

IVC由主机、笼架和笼盒3部分组成。室内空气经送风过滤系统进入导风通道笼架上所有笼盒，为实验动物提供均匀的、低流速洁净空气，动物排放的废气经笼架回风管道进入主机排风系统，再经过过滤后排放到室外，有效地防止动物交叉感染，保障实验工作人员的健康安全。

IVC适用SPF动物的培育、繁殖、保种和各类动物实验，尤其适用于饲养免疫缺陷动物和转基因动物。IVC具有操作简单、节约能源、设备维护和运行费用低等特点。在动物生物安全实验室中使用感染动物型负压式IVC，并在Ⅱ级生物安全柜中操作及实验，是感染性实验所常用的有效、可靠、方便的方法。

四、实验室生物安全管理体系

实验室生物安全管理工作在国外起步较早，世界卫生组织和一些发达国家编写出版了很多相关法规和技术指南，这对我国实验室生物安全工作起到了积极的推动作用。但由于国内外绝大多数生物安全实验室的感染事件和泄漏事故都是由于管理疏忽导致的，因此，在我国目前病原微生物实验室硬件设施条件还比较薄弱的情况下，完善实验室生物安全组织管理体系，建立实验室生物安全管理体系尤为重要。

1. 生物安全管理组织体系。

我国的实验室生物安全管理组织体系由国家、地区、单位上级主管部门、实验室所在单位和实验室五个层面构成。为履行对病原微生物实验室生物安全管理职责，各级、各部门应成立相应的实验室生物安全专家委员会和管理机构。

(1) 国家级。

国家级应成立病原微生物实验室生物安全专家委员会。《病原微生物实验室生物安全管理条例》第四十一条规定："国务院卫生主管部门和兽医主管部门会同国务院有关部门组织病原学、免疫学、检验医学、流行病学、预防兽医学、环境保护和实验室管理等方面的专家，组成国家病原微生物实验室生物安全专家委员会。该委员会承担从事高致病性病原微生物相关实验活动的实验室的设立与运行的生物安全评估和技术咨询、论证工作。"

(2) 地区级。

地区级应成立病原微生物实验室生物安全专家委员会。《病原微生物实验室生物安全管理条例》第四十一条同时规定："省、自治区、直辖市人民政府卫生主管部门和兽医主管部门会同同级人民政府有关部门组织病原学、免疫学、检验医学、流行病学、预防兽医学、环境保护和实验室管理等方面的专家，组成本地区病原微生物实验室生物安全专家委员会。该委员会承担本地区实验室设立和运行的技术咨询工作。"

(3) 实验室所在单位上级主管部门。

病原微生物实验室所在单位上级主管部门应成立实验室所在单位上级主管部门生物安全委员会。该委员会的主要职责应包括：制定下属单位的生物安全规章制度、操作规范和标准操作程序等，对涉及感染性因子、动物使用、重组 DNA 以及基因修饰物质时的研究方案进行审查和风险评估，负责下属单位生物安全的日常监督、检查，负责制定新的安全政策以及仲裁安全事件纠纷。生物安全委员会的成员应能体现其组织及学科的专业范围。

(4) 实验室所在单位。

病原微生物实验室所在单位应成立单位病原微生物实验室生物安全委员会。该委员会的主要职责应包括：制定所在单位的生物安全规章制度、操作规范和标准操作程序等，对涉及感染性因子、动物使用、重组 DNA 以及基因修饰物质时的研究方案进行审查和风险评估，负责下属单位生物安全的日常监督、检查，负责制定新的安全政策以及仲裁安全事件纠纷，对本单位在二级生物安全实验室开展的第一、第二类病原微生物的实验活动进行审查。生物安全委员会的成员应能体现其组织及学科的专业范围。

单位病原微生物实验室生物安全委员会需听取不同领域专家的建议，必要时可求助于地方和国家生物安全专家委员会。

(5) 实验室。

《病原微生物实验室生物安全管理条例》第四十二条规定："实验室的设立单位应当指定专门的机构或者人员承担实验室感染控制工作，定期检查实验室的生物安全防护、病原微生物菌(毒)种和样本保存与使用、安全操作、实验室排放的废水和废气以及其他废物处置等规章制度的实施情况。”负责实验室感染控制工作的机构或人员应当具有与该实验室中的病原微生物有关的传染病防治知识，并定期调查、了解实验室工作人员的健康状况。

实验室负责人：实验室负责人对所有员工和实验室来访者的安全负责，最终责任由实验室负责人或指定的与其地位相当者承担，必要时可任命一名有适当资质和经验的实验室生物安全负责人协助负责安全事宜。

实验室生物安全负责人：实验室生物安全负责人应为微生物学专家或专业人员，必须具备微生物学、生物化学、基础的物理学和生物科学的技术背景、实验室知识、临床实践知识、安全(包括防护设备)知识以及与实验室设施的设计、操作和维护有关的工程原理方面的知识。实验室生物安全负责人还应能与行政、技术与后勤保障人员有效沟通。

2. 人员的安全管理。

动物实验的安全防护应列入实验人员的培训内容。对实验中各类不安全因素要有阐述。让实验人员掌握必要的防范技能，要经常对实验人员进行安全教育，不断提高安全意识，一旦出现突发事件，能够迅速冷静地处理和排除事故。

实验动物环境中可能存在的某些微生物和病原体会使人感染引起疾病，由人体携带的病原体也可能传染给实验动物。来源于动物的气溶胶是一种漂浮在环境空气中的物理胶状颗粒，它一般包含动物的排泄物、皮毛等对人十分活跃的致敏原。例如，动物粪便过高的氨气对人的呼吸道有较强的刺激。动物实验室的管理人员有责任对上述有损健康的因素加以控制，以免给工作人员健康造成威胁。实验动物工作人员发生变态反应是最为常见的问题之一。不少工作人员会对动物灰尘、血液和粪便产生过敏反应。

关注工作人员的健康状况并进行严格管理是保证实验工作人员安全的基础。对每位工作人员要建立安全健康医务监督检查登记制度，并有针对性地对上述危险因素做好防御工作。

(1) 工作人员上岗前除了技术培训外，必须进行健康检查，确认没有传染病(含微生物和寄生虫)和其他影响工作的疾病者才能上岗。上岗前对其抽血，留血清低温保存，以备后用。

(2) 必须定期(半年或1年)进行健康检查。每日上班前测量并记录体温，超过37.5℃或有明显不适者不能进行传染性实验。有明显的过敏反应人员亦应考虑更换工作岗位。

(3) 如果进行已知的传染性实验，要对工作人员进行特异性血清抗体检测并留存，以后要进行定期特异抗体检测，以便了解工作人员是否在工作中受到了感染。

(4) 进行传染性特别是强传染性工作，有条件者要进行药物和血清抗体预防治疗或备用，有相应疫苗的要进行预防免疫。

(5) 进行传染性特别是强传染性工作，要聘请或指定传染科专家对实验室工作人员进行医疗监督，一旦实验室感染，能够及时发现并进入指定医院或备用医疗病房进行有效治疗。

(6) 在实验动物工作中外伤防护是安全工作的一个重点，引起外伤的因素主要有以下几个方面：① 设施表面划伤。因此，实验室各种表面，含门、窗(把手)、墙(角)尽可能做成圆弧状,不可有锐利的棱角,以防划伤皮肤。动物笼架和一切用具,如狗链、猴链要求光滑、无刺无锐。② 操作中动物咬、抓伤。一旦发生及时处理(包括上述预防治疗)。做好个人防护,包括安全防护帽、眼镜、手套、服装、鞋袜等。③ 使用注射针头、手术刀、锐利的器械和仪器时小心受伤。不要用手安装拆卸针头,不用手直接处理用过的针头和锐利器具。用屏障原理和普遍防御的原则防止身体各部位暴露于血液和普遍防御所规定的其他体液。

3. 实验动物安全管理。

人兽共患病的防护:世界卫生组织已列出150～200种直接或间接由动物传播给人的传染病。最常见的动物疾病有结核病、布鲁菌病、炭疽病、沙门菌病、狂犬病、弓形虫病、绦虫病等。在饲养有关动物时必须采取以下措施:

(1) 分析可能会有哪些人兽共患病存在,并做针对性预防。

(2) 使用的实验动物质量应符合国家标准。新购进的实验动物宜进行隔离观察,隔离观察时间:小鼠、大鼠、沙鼠、金黄地鼠和豚鼠为3～5d,兔、猫和犬为10～14d,非人灵长类动物为40～60d。

动物健康管理:创造动物良好的合格的生活环境,保证所需食物营养,进行科学卫生管理。动物中发生疫情或疑有传染应立即隔离检疫,不能控制则坚决处死,彻底灭菌,消灭传染源,并对相关动物进行检疫。必要时把同一饲养的动物全部处死。

4. 生物安全管理体系的建立。

生物安全管理体系是通过管理文件来体现的。生物安全管理体系是金字塔形体系,管理体系文件一般分成三个或四个层次,目前采用较多的是四个层次的文件,通常包括生物安全管理手册、程序文件、作业指导书和各种记录表格。

管理体系通常由组织结构、程序、过程和资源四个方面构成。

(1) 组织结构。组织结构是一个组织为执行其职能而设置的机构和岗位职责、权限及相互关系,是实现质量方针和质量目标的组织保证。

(2) 程序。程序是指实验室为完成某项具体工作或开展某项活动所需要遵循的方法和步骤。程序应该对这项工作和活动规定为什么做(Why)、应做什么事(What)、由谁来做(Who)、在什么时间(When)和什么地点做(Where)、如何做(How),包括用什么材料和设备以及如何控制和记录等,即为“5W1H”。

(3) 过程。过程指实验室为完成检测认为所需的各种技术工作和对检测工作实行质量管理开展的各项质量活动。

(4) 资源。资源指实验室通过建立管理体系及过程而实现质量方针和质量目标的必要条件。实验室应首先根据自身检测的特点和规模确定所需要的资源,并由管理层全面负责。确保实验室运作过程所需的资源,包括人力资源、物质资源和工作环境。

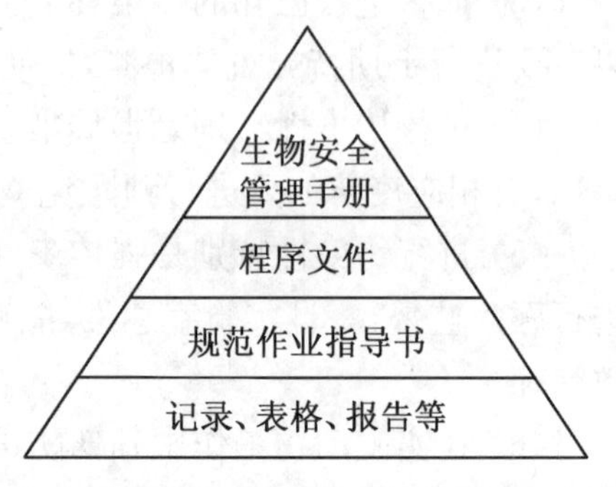

图8-3 管理体系文件架构图

管理体系文件的架构如图8-3。其中,上层次文件应有下层次文件的支持,下层次文件比上层次文件更具体、更有可操作性，上下层次之间要相互衔接，内容要协调一致。

编写管理体系文件是一项系统工程，具体编写过程和组织形式由实验室根据本单位的实际情况而定，管理体系文件一般由生物安全管理部门组织管理体系文件编写小组人员负责初稿的编写工作。编写过程一般分学习培训、调查策划、文件编写、宣传贯彻及试运行、正式运行等五个阶段。

5. 动物实验室生物安全应急预案。

实验动物突发重大事件是指对实验动物从业人员和社会公众健康与生命安全，以及实验动物生产、教学、科研和检定工作造成或可能造成严重危害的突发性事件。制订应急预案是为了发生突发事件时能快速有序地实施应急反应，达到尽快控制事态发展，降低突发事件造成的危害，减少损失的目的。

应急预案的制定要以人为本，保障科学研究工作的正常进行，要遵循属地为主、预防为主的原则，并且要与相关专项应急预案衔接。

突发事件的应急工作是一项科学性很强的工作，应在开展科学分析和论证的基础上，提出科学、严谨、统一、完善的应急反应方案。应急预案应符合实验动物工作的特点和实验动物突发重大事件的具体情况，具有实用性。应急工作是在紧急状态下开展的，所制定的应急预案应明确应急工作者的管理体系、应急行动的指挥权限、各个应急机构的职责和任务等一系列的管理规定，以保证应急工作的统一指挥。

为加强浙江省病原微生物实验室生物安全管理工作，确保实验活动进行，维护社会稳定，保障公众健康，积极预防及有效应对病原微生物实验室生物安全事件，浙江省卫生厅制定了《浙江省病原微生物实验室生物安全事件应急处置工作预案》，该预案于2008年8月8日发布。

(1) 信息报告制度。

根据病原微生物实验室生物安全事件的性质、危害程度和涉及范围，将病原微生物实验室生物安全事件分为重大生物安全事件、一般生物安全事件和生物恐怖事件。病原微生物实验室设立单位发现发生病原微生物实验室生物安全事件，应在2小时内向所在市县卫生行政部门报告。对重大病原微生物实验室生物安全事件或生物恐怖事件，病原微生物实验室设立单位在向所在市县卫生行政部门报告的同时，可直接上报省卫生厅；必要时，还需同时上报所属市县公安局和国家安全部门。

市县卫生行政部门在接到病原微生物实验室生物安全事件信息报告后，应立即组织有关人员进行现场调查确认，初步判断事件级别。对于重大病原微生物实验室生物安全事件或生物恐怖事件，应在2小时内向本级人民政府和省卫生厅报告。

省卫生厅在接到病原微生物实验室生物安全事件信息报告后，应立即组织实施现场处置，采取救援、洗消防护等相应处置措施，根据情况组织专家现场进行危害评估。如病原微生物实验室生物安全事件已造成突发公共卫生事件，省卫生厅接到报告后，应按《浙江省突发公共卫生事件应急预案》要求，在2小时内上报省委、省政府及卫生部。相关市县卫生行政部门应视情况及时互相通报信息。

各病原微生物实验室设立单位、各市县卫生行政部门等有关单位为病原微生物实验室生物安全事件的责任报告单位。

● 初次报告。报告内容包括病原微生物实验室设立单位名称、实验室名称、事件发生地点、发生时间、涉及病原体名称、涉及的地域范围、感染或暴露人数、发病人数、死亡人数、密切接触者人数、发病者主要症状和体征、可能原因、已采取的措施、初步判定的事件级别、事件的发展趋势、下一步应对措施、报告单位、报告人员及通讯方式等。

● 进程报告。报告事件的发展与变化、处置进程、势态评估、控制措施等内容。同时,对初次报告内容进行补充和修正。

重大病原微生物实验室生物安全事件或生物恐怖事件至少按日进行进程报告。

● 结案报告。事件处置结束后,应进行结案信息报告。在上级部门确认事件终止后2周内,对事件的发生和处理情况进行总结,分析其原因和影响因素,并提出今后对类似事件的防范和处置建议。

(2) 应急处置程序。

● 重大病原微生物实验室生物安全事件应急处置程序。

病原微生物实验室设立单位应立即启动本单位应急预案,并立即关闭事件发生的病原微生物实验室,对周围已经污染或可能污染的环境进行封闭、隔离,组织专业消毒人员消毒现场,核实在相应潜伏期时间段内进出实验室人员及密切接触感染者人员的名单,配合有关部门做好感染者救治及现场调查和处置工作,提供病原微生物实验室布局、设施、设备、实验人员等情况。

市县卫生行政部门应核实事件信息,初步认定事件等级,组织现场救援,立即上报本级人民政府和省卫生厅,协助上级部门控制事件发展。

省卫生厅应立即组织应急人员组成现场处置组,进行现场采样和流行病学调查;调查丢失或泄漏病原微生物菌(毒)种或样本种类、规格、数量、包装等信息;追踪丢失病原微生物菌(毒)种或样本去向。对感染人员及疑似感染人员进行医学观察,必要时给予预防性用药;对在相应潜伏期时间段内进出实验室人员及密切接触感染者的人员进行医学观察。根据事件涉及病原微生物类别组成相应专家组,由专家组对事件发生原因以及存在的生物安全隐患进行分析,认定事件等级,提出指导和评估意见,制订防控和医疗救治方案。当事件已造成突发公共卫生事件时,按《浙江省突发公共卫生事件应急预案》进行应急响应。

受污染区域得到有效消毒,病原微生物实验室生物安全事件造成的感染者已妥善治疗、安置,在最长的潜伏期内未出现新的患者,明确丢失病原微生物菌(毒)种或样本得到控制。经专家组评估确认后应急处置工作结束。

事件信息由省卫生厅统一负责对外发布。

● 一般病原微生物实验室生物安全事件。

病原微生物实验室设立单位应立即启动本单位应急预案,并对被感染人员进行医学观察,立即关闭事件发生病原微生物实验室,对周围环境进行封闭、隔离,组织专业消毒人员消毒现场,对在事件发生时间段内进出实验室人员进行医学观察,必要时进行隔离,有相关疫苗的进行预防接种,配合市县卫生行政部门做好感染者救治及现场调查和处置工作。

市县卫生行政部门应组织有关人员组成现场处置组进行现场采样、流行病学调查,调查丢失或泄漏病原微生物菌(毒)种或样本种类、规格、数量、包装等信息,追踪丢失病原微生物菌(毒)种或样本去向。做好感染人员治疗服务工作,对在事件发生时间段内进出实验室人员及感染者、密切接触人员进行医学观察和追踪。根据事件涉及病原微生物类别组织相应专家组,由专家组对事件发生原因以及存在的生物安全隐患进行分析,提出指导和评估意见,制订改进措施以及必要的培训计划。将事件发生及处理情况书面报送上级部门。

被感染人员得到有效治疗,受污染区域得到有效消毒,在最长的潜伏期内未出现感染者。经专家组评估确认后应急处置工作结束。

● 生物恐怖事件。

病原微生物实验室发生生物恐怖事件后,病原微生物实验室设立单位应立即向所在市县卫生行政部门、公安局和国家安全局报告,并启动本单位应急预案。

各有关单位接到生物恐怖事件的报告后,应立即向所在市、县卫生行政部门、公安局、国家安全局和省卫生厅报告,由公安机关的反恐怖机构全权负责处理,各级卫生行政部门配合。生物恐怖事件应急处置参照本预案重大病原微生物实验室生物安全事件应急处置程序执行。

病原微生物实验室设立单位应建立病原微生物实验室生物安全应急小分队,责任到人、措施到位,保持通讯畅通,对小分队成员及相关人员进行生物安全培训,使其熟悉病原微生物实验室生物安全事件报告程序和处置方法。病原微生物实验室设立单位要确定病原微生物实验室生物安全管理负责人,涉及高致病性病原微生物的关键岗位须安排备班。

五、实验动物生物安全实验室安全防护

生物安全防护是针对生物危害提出的,生物危害主要是指病原微生物或具有潜在危险的重组 DNA 直接或间接给人或动物带来的影响或损伤。生物安全防护主要是用来描绘在实验室环境下,工作人员对感染材料进行处理、保存的一种方法。防护的目的是排除或减少潜在危害病原因子对实验室工作人员、外环境的影响。

动物实验中的安全防护主要指在实验过程中可能对实验人员造成的危害和对公共环境造成的污染等各种不安全因素进行的防护。这些不安全因素主要来自化学、物理和生物等方面。动物实验一定要根据实验的性质选择实验设施,设施内设备和防护装置应该完善,严格遵守各项规章制度和操作规程。

动物实验中的安全防护包括防动物咬伤、防动物传染,特别要防来自动物的气溶胶吸入感染。为了保护工作人员、实验者及其周围的人群安全,可采取以下几点有效措施:① 建立强有力的安全防护组织;② 制定严密的安全制度;③ 抓好深入的教育工作;④ 进行必要的医学监测;⑤ 推广安全的操作技术;⑥ 提供良好的防护设备;⑦ 设计合理的实验室布局;⑧ 采取有效的消毒方法。

生物安全防护要求每个单位都必须根据本单位的需要、实验室工作的类型以及本地的情况来制订和实施特定的实验室生物安全保障规划。因此,实验室生物安全保障功能应能满足所在单位的不同需求,必要时应由科技主管、研究负责人、生物安全官员、实验室的科研人员、后勤保障人员、管理人员以及执法机构和安全机构等人员共同参与、策划来完成。

第四节　感染动物的饲养管理

感染动物在饲养及使用过程中，会产生废气（气溶胶、臭氧）、废水（洗刷用水、手术用水、其他用水）、废物（垫料、动物尸体或组织、一次性物品等），如果操作或实验材料处理不当，可造成病原体逸出，病原散播，对环境造成污染，甚至暴发疫病。

一、感染动物的健康管理

合理的环境设施是保证动物健康的前提，在规划建设设施时要严格区分饲养繁殖区和动物试验区，为动物创造良好的合格的生活环境。制定科学的饲养管理制度，保证实验动物所需食物营养，进行科学卫生管理。建立隔离检疫制度，人员、物料进出管理制度，饲养人员的培训与健康定期检查制度，卫生、灭菌和消毒制度等，以保证实验正常进行。

严格执行动物健康状况监护措施及严格执行隔离检疫的安全管理。隔离是防止动物疾病传播的重要措施之一，其目的在于将感染源控制在最小范围内，防止病原体向周围环境扩散。隔离区的工作人员必须遵守相关制度，隔离区的用具、饲料、粪尿污物等应彻底消毒后运出，禁止闲杂人员和健康动物出入隔离区。

隔离防疫包括新购入动物的隔离观察、患病动物及可疑感染动物的隔离。隔离区应远离健康动物区，在隔离期间应对动物进行检疫，并根据检疫结果对隔离动物进行封锁、捕杀、销毁、隔离治疗（针对大动物）等。

二、感染动物的饲养管理

许多实验动物隐性感染后，可在唾液、尿液或粪便中带毒。在未能保证实验动物完全健康的情况下，所有感染动物都应被视为潜在的病原携带者。管理此类实验动物的细则如下：

1. 饲养笼具、食物盒、饮水设备应同时高压蒸汽灭菌；在饲养、加水、处理和搬运感染实验动物时应戴手套，严禁徒手操作。

2. 更换垫料时要小心谨慎，减少饲养笼具中尘埃的飞散。

3. 及时检查笼具，发现尸体应立即运走。动物尸体应装在防漏的容器中，并标明日期、试验内容、“生物危险”或“感染”、笼具编号等，在尸检前应放置在指定的冰柜中储藏。

4. 给实验动物注射生物危害性物质时，饲养人员应佩戴具有保护性作用的手套，实验人员戴外科手套，防止实验动物出现应激反应，避免生物危害性物质的扩散，做好实验动物和人员的防护。

5. 暴露于生物危害性气溶胶的实验动物应饲养于密闭的通风笼具中，或使用独立通风笼具来保护饲养人员的安全；除气溶胶形式以外接种的实验动物应饲养于相应级别的笼具中；实验动物转运时应放置于密闭的笼具或其他可防止气溶胶扩散的笼具中进行。

三、兽医管理

兽医管理是实验动物管理和使用中的一个重要组成部分。完善的兽医管理包括：预防兽医学；监督、诊断、处理和控制疾病，包括人兽共患病的控制；实验引起的相关疾病、残疾或其他后遗症的处理；麻醉处理；手术和术后护理；动物安乐死等。

兽医护理程序是主治兽医师的职责，主治兽医师需通过注册认证，或在实验动物科学、医药方面受过培训或有相关工作经历。兽医应提供对实验者及实验动物从业人员的管理和合理使用实验动物，以确保对动物实施适当的处理、保定、镇静、麻醉及安乐死等措施。

四、人兽共患病的防护

尽管发生人兽共患病传染的危险性随动物等级、种类的不同而有很大的差异，但必须把所有动物都看成潜在的传染病源。

通过正确的兽医管理并认真履行实验操作规程，通常可以避免由动物将传染病传播给人。在有地方流行性人兽共患病的地区存在特殊的危险性，一定要按规定实施严格的检疫。建议操作不明来源实验动物的人员，实际上包括所有接触不明来源动物的人员都应该接受相应疫苗接种。为确保从业人员及实验动物的安全，应做到：

(1) 接触动物组织时佩戴防护手套。

(2) 对有过敏史的人员在工作前进行有针对性的过敏反应实验，而且无论何时，都应着防护服以杜绝或减少同感染动物接触的机会。

(3) 要求在动物室内穿着专门配发的工作服，不能将工作服穿出动物室以外的地方。

(4) 对工作中接触有害微生物的工作人员进行免疫预防接种和血清学检查，并建立具有参考意义的血清样本库。

要特别重视非人灵长类实验动物的检疫和质量检测工作，因为这类动物本身对人常见传染病很敏感，而且是几种严重人兽共患病的潜在传染源。因此，要对非人灵长类动物工作人员的医疗史和结核病进行调查，除此之外，建议工作中要遵循下列事项：

(1) 拥有灵长类动物饲养设施的机构都应负责提供适当的兽医和医疗服务，以确保实验人员、实验动物的健康与安全。

(2) 新引进的黑猩猩可能携带甲肝病毒，相关工作人员应事先接受人免疫球蛋白预防注射。还应该对动物进行人肝炎抗原检测，如果出现阳性，就要严格检疫，合理处置。

(3) 所有与猴接触过的人员必须排除结核病，每年至少进行 1 次结核菌素皮肤试验及 X 光检查。

(4) 进饲养室工作时一定要穿防护服、工作鞋、防护帽及口罩，不可以裸手接触猴，或接触猴直接接触过的东西。离开动物室时一定要脱下防护服装，并彻底洗手。

(5) 严禁在猴类饲养室内吸烟，严禁将食品和饮料带进实验室。

(6) 应注意凡是带有外伤的人员不得接触灵长类动物。在不得已时，必须在进入猴饲养室前，用敷料把伤口彻底包扎好，一离开猴区就应换掉敷料。

(7) 对检疫隔离期内死亡的猴进行尸体剖检时，应该采取专用防护措施，包括戴防护帽、口罩及橡胶手套等。

(8) 所有直接接触过猴或其排泄物的物品在洗涤前应先经过高压消毒。

第五节　动物实验后废弃物的无害化处理

动物实验过程中,会产生许多废弃物,主要包括污水、污物和动物尸体等。这些都必须按照国家有关环境保护的规定进行妥善处理,以达到不污染环境的目的。

一、组织管理

废弃物无害化处理工作往往是各单位从事动物实验工作的薄弱环节。因此,在各单位实验动物管理委员会的指导下,所属的动物实验中心(或室)应对废物的无害化实行专人领导和专人负责制,并制定相应的规章制度强化动物实验中的废弃物的无害化处理的管理。

二、实验室废弃物管理的原则

废弃物管理的总体原则是从实验室废弃物的产生、分类收集、警示标记、密闭包装和运输、贮存、集中统一无害化处置的整个流程实行全过程严格控制,确保使感染性、损伤性废物得到有效安全处理。

三、污水的无害化处理

动物实验中的污水来自动物的尿粪液、笼器具洗刷、废弃的消毒液、实验中的废弃的试液等,并且使用量大。因此,动物实验应有相对独立的污水初级处理设备,尤其是新建或改建动物实验室,在建设过程中,应将污水处理设备和设施建议纳入计划。负责污水监测管理人员应具有一定污水处理知识。

实验室、动物感染实验所产生的污水应首先集中在贮水池中进行消毒。消毒方法使用最多的是化学处理。向污水中通以氯气(1000～2000mg/L,作用 2～6h),或是通以臭氧(100～750mg/L,作用 30～90min)。臭氧通过氧化作用,除可杀菌外还可使其他污染物质无害化,故使用日益增多。除化学处理外,实验室污水还可用加热法处理。一般认为,加热法较化学法更为可靠。污水消毒可加热至 93℃作用 30 min,如有炭疽杆菌芽孢存在时需加热至 127℃作用 10min,然后才能排入公用下水管道。

四、污物的无害化处理

(一) 实行专人管理和处理

要设置专职人员管理和处理污物,不要任意更换。

(二) 分类收集

1. 污物应分类收集,实验动物废垫料与实验废弃品要分开,不得混放。

2. 实验后收集的污物不得直接向垃圾道内倾倒，应用污物处理容器盛装，汇总于标记“感染性物品”专用污物袋(红色或橘黄色聚乙烯或聚丙烯包装袋)，进行一次性封闭处理。

3. 有机垃圾盛装器应密封有盖，防渗漏、防蝇、防鼠，并便于搬运及消毒。

(三) 无害化处理

1. 一次性口罩、帽子等使用后应装入专用垃圾袋。一次性使用的注射器、针头、手套等物品使用后经消毒剂浸泡清洗，按要求统一进行无害化处理。绝不可自行处理和随意扔掉。

2. 用过的废垫料要装入垃圾袋中或专用的垫料容器内，注意防蝇、防渗漏。

3. 以上污物应及时交有资质的环保部门回收处理，统一进行无害化处理。

五、废弃动物及动物尸体的无害化处理

实验结束后，受试动物尚未死亡，应采用安乐死处理；如实验过程中怀疑受试动物是因其他疾病死亡，应及时查明原因。动物尸体需经高压灭菌处理(121℃，30～60min)后，方可运出设施外，并装入专用尸体袋中存放冰柜待统一交有资质的环保部门处理。较大受试动物尸体需经过适当肢解后再进行高压灭菌处理。

第六节　实验室生物安全的相关规范与标准

近几年来，我国陆续出台了多部有关实验室生物安全的规范与标准，实验室的生物安全越来越受到人们的重视。

一、病原微生物实验室生物安全管理条例及配套文件

2004年11月12日，国务院发布第424号国务院令，公布《病原微生物实验室生物安全管理条例》。条例分为7章：总则、病原微生物的分类和管理、实验室的设立与管理、实验室感染控制、监督管理、法律责任、附则，共72条。该条例是我国制定的第一个具有指导性和法律效力的病原微生物安全方面的法规，颁布后，农业部和卫生部出台了配套文件。

农业部文件包括《动物病原微生物分类名录》、《致病性动物病原微生物菌(毒)种或者样本运输包装规范》和《高致病性动物病原微生物实验室生物安全管理审批办法》。

卫生部文件包括《人间传染的病原微生物名录》和《可感染人类的高致病性病原微生物菌(毒)种或样本运输管理规定》。

二、医疗废物管理条例及配套文件

《医疗废物管理条例》(第380号国务院令)于2003年6月4日国务院第十次常务会议通过，并予公布，自公布之日起施行。条例分总则、医疗废物管理的一般规定、医疗卫生机构对医疗废物的管理、医疗废物的集中处置、监督管理、法律责任、附则，共7章57条。

该条例适用于医疗废物的收集、运送、贮存、处置以及监督管理等活动。根据条例规定,任何单位和个人有权对医疗卫生机构、医疗废物集中处置单位和监督管理部门及其工作人员的违法行为进行举报、投诉、检举和控告。

根据《医疗废物管理条例》,卫生部和国家环境保护总局制定了《医疗废物分类目录》、《医疗废物管理行政处罚办法》。卫生部颁布实施了《医疗卫生机构医疗废物管理办法》(2003 年 8 月 14 日经卫生部部务会议讨论通过)。国家环保总局颁布实施了《医疗废物专用包装物、容器标准和警示标识规定》(环发〔2003〕188 号)和《医疗废物集中处置技术规范》(试行)(环发〔2003〕206 号)。

三、实验室生物安全通用要求

中华人民共和国国家标准《实验室生物安全通用要求》(GB 19489—2004)于 2004 年 5 月 28 日颁布,于该年 10 月施行。

该标准规定了实验室生物安全管理和实验室建设原则,内容包括:危害程度和生物安全分级,实验室设施和设备的配置要求,个人防护和实验室安全行为,动物实验室的生物安全等,对实验室的管理(如操作规程、水电、消防等)也作了特别要求。

本标准不仅适用于医学实验室,而且适用于进行各个级别的生物因子操作的各类实验室。

四、生物安全实验室建筑技术规范

建设部 2004 年 8 月 3 日发布公告,《生物安全实验室建筑技术规范》(GB 50346—2004)自 2004 年 9 月 1 日起开始实施。该规范的实施改变了长期以来我国在生物安全实验室建设、建筑技术方面缺乏统一标准的局面。

该规范内容包括生物安全实验室建筑平面、装修和结构的技术要求,实验室的基本技术指标要求,空气调节和空气净化、给水排水、气体供应、配电、自动控制和消防设施配置以及施工、验收和检测的原则、方法等各个方面。它适用于微生物学、生物医学、动物实验、基因重组以及生物制品等使用的新建、改建、扩建的生物安全实验室的设计、施工和验收,并明确生物安全实验室的建设应以生物安全为核心,确保实验人员的安全和实验室周围环境的安全,同时根据实验需要保护实验对象不被污染,在建筑上应以实用、经济为原则。

五、兽医实验室生物安全管理规范

为加强兽医实验室生物安全工作,防止动物病原微生物扩散,确保动物疫病的控制和扑灭工作以及畜牧业生产安全,农业部根据《中华人民共和国动物防疫法》和《动物防疫条件审核管理办法》的有关规定,参照国际有关对实验室生物安全的要求,制定了《兽医实验室生物安全管理规范》,并于 2003 年 10 月 15 日颁布施行。

六、传染性非典型肺炎病毒研究实验室暂行管理办法

传染性非典型肺炎是一种严重的传染性疾病。为确保生物安全,防止实验人员感

染和污染环境，科技部组织制定了《传染性非典型肺炎病毒研究实验室暂行管理办法》，于2003年5月12日颁布施行。

该办法对从事传染性非典型肺炎病毒研究的实验室实行分级管理。实验室分为：传染性非典型肺炎病毒实验室、传染性非典型肺炎病毒感染小动物实验室、传染性非典型肺炎病毒感染大动物实验室。

该办法明确规定了实验室的组织管理、规章制度和健康医疗监督等管理要求。

七、生物安全柜行业标准

目前，国内有关生物安全柜的行业标准有两部，分别是国家食品药品监督局(SFDA)制定的YY0569—2005(2005年7月18日颁布，2006年6月1日实施)以及建设部颁布的JG170—2005(2005年3月25日颁布，2005年6月1日实施)。

SFDA的标准以NSF49标准为基础，并收纳了EN12469中生物挑战试验中KI-Discus测试。在安全柜性能要求上，YY0569—2005标准提出了对安全柜下沉气流和进气流风速显示及声光警报系统等性能的要求。

建设部的标准在NSF49和EN12469的基础上增加了一些特色测试要求，比如安全柜洁净度的测试要求，建设部的标准在某些项目上甚至高于NSF49，比如对安全柜噪音的要求。

八、国际标准规范

世界卫生组织一直非常重视实验室生物安全问题，1983年出版了《实验室生物安全手册》，2003年4月第二版(修订版)发布。美国NIH/CDC联合出版的《微生物学及生物医学实验室生物安全准则》现已推出第四版。

第九章　医学动物实验操作技术

动物实验是用实验动物作为人的替身进行各种生命科学实验的过程。通过科学的动物实验探索临床医学、基础医学、预防医学和军事医学等未知和已知的难题，最终为生命科学的发展、人类的生存和健康服务。动物实验操作技术是实施动物实验的重要手段，在不同的研究领域有不同的目的和应用，但一些基本操作技术是共同的。因此，基本的动物实验技术训练已成为从事动物实验科技人员的一项必备的基本功。

第一节　动物实验前的准备

一、动物实验室的选择

1. 根据实验目的选择合适的实验室及饲养室。
2. 动物实验室要与实验动物同等级别。
3. 饲养室应符合实验动物的生活习性及国家实验动物设施各项标准。

二、实验动物的购买

1. 应购买有生产许可证的单位生产繁育的实验动物并应索取实验动物的质量合格证明。
2. 根据实验时间的长短，同时购入适量的饲料和垫料。
3. 如果从外地购买动物，应考虑运输中的各种因素对实验动物的影响，并应查看运输检疫证明。
4. 购买的动物需要经过 3～7d 的适应观察。

三、实验动物编号与标记

在进行动物试验前要进行动物标记或特征编号，以便识别。良好的标记方法应保证号码清楚、简便易认和耐久使用。应选择对动物无毒性，操作简单且长时间能够识别的方法。

1. 染色法。

使用化学药品在动物明显体位被毛上进行涂染识别的方法。一般用于短期实验。常用的染液有 3%～5%的苦味酸溶液（黄色）、2%的硝酸银溶液（咖啡色）、0.5%的中性品红溶液(红色)。标记时,用棉签或卷着纱布的玻璃棒蘸取上述溶液,在动物体的相应部位逆毛方向涂上有色斑点。编号的原则是“先左后右,先上后下”。左前腿部记为1号,左侧腰部记为2号,左后腿部记为3号,头部记为4号,腰背部记为5号,尾部记为6号,右前腿部记为7号,右侧腰部记为8号,右后腿部记为9号,不涂色的为10号。用单一颜色可标记1～10号。如果动物数量超过10只,可用两种颜色共同标记,即一种颜色代表十位,另一种颜色代表个位,这样可标记到99号。

2. 打耳号法。

用动物专用耳号器在动物耳朵的血管稀少的部位打上耳号。打耳号后涂抹墨汁,使耳号明显。

3. 穿耳孔法。

使用动物专用耳孔器在动物耳朵的不同部位打一小孔或打成缺口来表示一定号码的方法。打孔原则,左耳代表十位,右耳代表个位。这种方法可标记100只左右的动物。打孔法应注意防止孔口愈合,多使用消毒滑石粉涂抹在打孔局部。

4. 标牌法。

标牌法一般有两种,一种是用金属制作的标牌固定在实验动物的颈部、耳朵或脚上;另一种是将分组编号写在卡片上,挂在动物饲养笼外。此种方法简单,易识别,数量不限。

第二节　实验动物的抓取与固定

抓取与固定动物的目的是为了便于观察、给药、手术、数据采集等,使动物保持安静状态,体位相对固定,充分暴露操作部位,顺利地进行各项实验。正确抓取动物,可避免动物咬伤人,避免造成动物的伤亡和应激反应,保障动物实验的顺利进行。

一、小鼠的抓取与固定

小鼠性情比较温顺,一般不会主动咬人。打开盒盖,右手捏住鼠尾提起,放在表面较粗糙的平面或盒盖上,轻轻地向后拉,当其向前爬行时,用左手拇指和食指捏住小鼠颈部两耳间的皮肤,捏住的皮肤要适量,太多太紧小鼠会窒息,太少太松小鼠能回头咬伤实验者。捏住后翻转左手,掌心向上,将鼠体置于左手掌心中,右手拉住小鼠尾部,用左手无名指或小指压紧尾根,使小鼠身体成一条直线。此方法适用于肌注、腹腔内注射、灌胃等。需取尾血或进行尾静脉注射时,将小鼠固定在特定的固定器中。在进行外科手术或解剖时,须使用固定板。

二、大鼠的抓取与固定

大鼠具有非常尖锐的上下门齿,在抓取时要小心,可遵循“快”、“轻”、“准”三字原则,即做到出手要快,下手要轻柔,抓取部位要准。为防止被抓咬伤,可戴帆布手套。1月龄以内大鼠抓取同小鼠一样。周龄较大的大鼠尾部皮肤因为容易被剥脱,可用左手从背部中央到胸部提起来抓住。用左手抓的时候把食指放在颈背部，拇指及其余三指放在肋部，食指和中指夹住左前肢，分开两前肢举起来，右手按住后肢固定。对受试动物给药时，用左手的拇指和食指抓住颈背部皮肤，其余三指抓住背部皮肤，并将鼠尾夹在小指和无名指中间固定。或用拇指和食指扣住大鼠颈部，使其头部不能随意转动，其余三指将大鼠固定于手掌心，即可进行一般的操作。

如需进行尾静脉取血时，可将大鼠置于固定器内，使鼠尾留在外面进行操作。若要解剖或进行外科手术时，将大鼠固定于固定板。固定器有市售，也可自制。

三、豚鼠的抓取与固定

豚鼠性情非常温顺、胆小易惊，一般不会伤人。抓取幼小豚鼠时，用两手捧起来，性成熟豚鼠则用左手抓起来，用右手固定。在抓的时候，左手的食指和中指放在颈背部的两侧，拇指和无名指放在肋部，分别用手指夹住左右前肢。反转左手，用右手的拇指和食指夹住左右后肢，使鼠体伸直成一条直线。其他方法可参照大鼠的抓取和固定。

四、兔的抓取和固定

兔性情温顺，胆小怕惊，一般不会咬人，但脚爪锐利。抓取方法是，先轻轻打开箱门，当兔在笼内安静下来时，用右手抓住颈部的被毛和皮肤，轻轻把动物提起，把兔拉至笼门口，头朝外，然后，迅速用左手托起兔的臀部，给兔以舒适安全感，这时兔的身体重量大部分落在抓取者的左手掌心上，这样兔就比较安静。不能抓兔的两耳将其提起来，因兔会挣扎，易造成落地摔伤或兔耳根神经的损伤，也不要拖拉兔的四肢，以免实验者被其抓伤或造成怀孕母兔的流产。经口给药时，坐在椅子上用一只手抓住兔颈背皮肤，另一只手抓住两后肢夹在大腿之间，大腿夹住兔的下半身，用空着的手抓住两前肢将兔固定。抓住颈背部的手，同时提着两只耳朵，不让其头部活动，即可操作。

兔作静脉注射、采血或做热原试验时，可用兔固定器固定。

五、犬的抓取与固定

犬性情凶悍，通常要强制固定，尤其是杂种犬，但比格犬性情温和可不必强制固定。捕捉时，先用特制的长柄犬头钳夹住犬颈部，将其按压在地，由助手将其四肢固定好。有链绳的，拉紧犬颈部的链绳，调节好皮带使犬头固定，其松紧度以皮带圈与颈部间隙只能通过并列两指为宜，然后用约 1m 长的长棉带打一空结圈，由犬背面或侧面将绳圈套在其口部，迅速拉紧结，将结打在颌上，最后绕到下颌打第二个结，再将棉带引至头后在颈背侧部打第三个结，把带子固定好。麻醉后的犬可用粗棉带捆住四肢，固定于实验台两侧的挂钩上，头部用犬头固定器固定，进行捆绑过程中，一定要动作轻巧、迅速，捆绑松紧要合适，麻醉后（尤其用乙醚麻醉）应及时解去嘴上的带子，将舌头拉出来，避免由于鼻腔被分泌的黏液阻塞而造成窒息。

六、猴的抓取与固定

在笼内捕捉猕猴时，以右手持短柄网罩，左臂紧靠门侧，以防笼门敞开时猴逃出笼外。右手将网罩塞入箱内，由上而下罩捕。猴被罩倒后，应立即将网罩翻转取出笼外，罩猴在地，由罩外抓住猴的颈部，轻掀网罩，再提取猴的手臂反背握住，此时猴即无法脱逃。在室内或大笼内捕捉时，则需两人合作，用长柄网罩，最好一次罩住，由于猴特别灵巧，受惊后很难捕捉。

七、小型猪的抓取与固定

体型较小的猪采用抱住胸或双手捉起两后肢的方法固定。

第三节　实验动物的麻醉

麻醉(anesthesia)就是用物理的或化学的方法，使动物全身或局部暂时失去感觉，以利实验顺利进行。在进行动物实验时，安全麻醉一是善待动物；二是为保障实验人员的安全，并使动物在实验时服从操作，提高动物实验的效率，确保实验顺利进行。安全麻醉对实验创伤的愈合或对动物健康的恢复能起积极作用。由于动物种属间的差异以及麻醉药的作用特点、剂量、给药途径和动物品种等均在一定程度上影响麻醉药在机体内的吸收、代谢过程。因此，在开展动物实验过程中必须考虑麻醉方法和麻醉药的选择和应用。

一、实验动物的麻醉方法

实验动物的麻醉往往是用注射麻醉和气体吸入麻醉。注射麻醉在我国动物麻醉中最为普遍。其优点是不需要麻醉机，只需要用注射器进行腹腔、肌肉或静脉注射。其缺点是剂量不易掌握，剂量过大会造成动物麻醉过度而死亡，剂量过小则动物不能或较慢进入麻醉状态。麻醉剂注射必须经肝脏代谢完后，动物才苏醒，麻醉时间长，不能调节。气体吸入麻醉的优点是：动物进入麻醉状态快，苏醒快，容易控制麻醉深度，安全性好，动物的发病率和死亡率低，动物手术的成功率高。它的缺点是需要添置麻醉机。在发达国家，动物实验应用气体吸入麻醉非常普遍，各种实验动物如啮齿动物、犬、猴等都用气体吸入麻醉。

（一）气体吸入麻醉

1. 乙醚吸入麻醉法。

用一个密闭的诱导箱，麻醉时用几个棉球，蘸取乙醚，迅速转入诱导箱内，让其挥发，然后把待麻醉动物投入，约隔 4～6min 即可麻醉，麻醉后应立即取出，并准备一个蘸有乙醚的棉球小口罩，在动物麻醉变浅时套在鼻上使其补吸麻药。

乙醚是无色而有特殊气味的透明液体，挥发性很强，为易燃品，它是最常用的吸入麻醉药，使用于除鸡外的各种动物。乙醚作为麻醉药的特点是：安全度大，深浅度易于掌控，麻醉后恢复较快。其副作用是对呼吸道和黏膜刺激性强，胃肠道反应率较高。由于对局部刺激作用大，可引起上呼吸道黏膜液体分泌增多，再通过神经反射可影响呼吸、血压和心跳活动，并且容易引起窒息，故在麻醉过程必须时刻注意观察在诱导箱内动物的呼吸情况和麻醉深度，由于乙醚燃点很低，遇火极易燃烧，所以在使用时，一定要远离火源。实验者在使用乙醚时，最好戴上口罩，防止乙醚吸入过多，影响自身健康，最好在通风环境良好的条件下进行。

2. 异氟烷吸入麻醉。

异氟烷是一种无色、不易燃、无爆炸性的、有刺激性的、强挥发性的液体。可在常温下保存。不能太阳光直接照射或受热。异氟烷气体对动物产生中枢麻醉作用,包括意识消失、肌肉松弛、痛觉消失。适用于各种动物的麻醉,其优点是能够迅速地控制麻醉的深度,但是此麻醉剂会产生心肺功能的抑制作用,因此在麻醉过程中,操作人员需要监控动物。

异氟烷吸入麻醉是通过麻醉机进行的,麻醉机用于实施全身麻醉、供氧及进行辅助或控制呼吸。要求提供的氧及吸入麻醉药浓度应精确、稳定和容易控制。麻醉机包括供气装置、流体流量计、气体蒸发器、通气系统、监测装置、麻醉残气清除系统和各种附件与接头等。

3. 麻醉过程。

(1) 供气装置的准备。

连接各个附件和接头,并检查气密性,打开调节阀,调节阀仪表上压力在500~2100PSI时为正常压力,如果压力低于500PSI时,氧气瓶压力不够需更换,调节阀输出的是恒定压力50PSI,在气体流量计上有一个控制装置,可以转动调节气流。

(2) 气体蒸发器的准备。

当氧气管线接通后,把调节阀打开,再把流量计调到1L/min。在蒸发器关闭的情况下,氧气通过蒸发器的侧支直接流出蒸发器。打开蒸发器,调到所需的刻度,氧气流入蒸发器,蒸发器上所指的刻度为输给动物的混合气体中麻醉剂的浓度。

(3) 诱导麻醉。

诱导麻醉箱常用于啮齿动物、兔等动物的诱导麻醉。打开麻醉箱,在麻醉箱中放置若干张纸巾,将动物轻轻放于麻醉箱中,关上麻醉箱并扣紧开关,打开蒸发器,并调整至所需麻醉浓度,一般为3%~4%。

(4) 维持麻醉。

动物在麻醉箱内麻醉后,打开六元支管的气体分配系统的其中一个所需通道的阀门,使该通道的呼吸面罩充满气体麻醉剂,再将动物转到手术台上用呼吸面罩继续麻醉,维持麻醉所需异氟烷浓度一般为1.5%~2.5%,呼吸面罩根据动物的种类和体重的大小,可选用不同的动物面罩。

(5) 废气处理。

废气管理在气体吸入麻醉中也是重要的环节。它关系到操作人员的健康和安全。在非再呼吸系统的麻醉中,氧气和麻醉剂的混合气体以每分钟1~2L的量输给动物,动物不能完全吸收麻醉剂,动物呼出的CO_2和多余的氧气、麻醉剂形成的废气以近似于每分钟1~2L的量排出。这种废气必须排到室外。使用活性炭吸收器吸收,活性炭可很好地吸收麻醉剂,但是有一定的饱和度。一罐活性炭重约300g,能吸收50g的麻醉剂。如果活性炭罐的重量超过350g,此罐活性炭就该淘汰。另外,废气在穿过活性炭时被吸收,活性炭罐上有孔,使用时不能把孔堵上。再要注意的是气流不能过大造成活性炭穿孔。

(6) 麻醉过程中的保温。

在诱导麻醉箱麻醉后,将动物放在加热台上维持体温。动物在麻醉过程中由于代谢下降,产热量减少,体温会下降。体温过低,会影响动物术后恢复。啮齿动物由于体表与体重的比值较大,动物的散热量更大,体温下降更快。小鼠麻醉后 6min 就出现体温下降。因此,动物在麻醉过程中的保温非常重要。

（二）腹腔和静脉给药麻醉法

非挥发性和中药麻醉剂均可用作腹腔和静脉注射麻醉,操作简便,是实验室最常采用的方法之一。腹腔给药麻醉多用于大、小鼠和豚鼠,较大的动物如兔、狗等则多用静脉给药进行麻醉。由于各麻醉剂的作用长短以及毒性的差别,所以在腹腔和静脉麻醉时,定控制药物的浓度和注射量(见表 9－1)。

1. 静脉注射必须缓慢,同时观察肌肉紧张性、角膜反射和对皮肤夹捏的反应,当这些活动明显减弱或消失时,立即停止注射。配制的药液浓度要适中,不可过高,以免麻醉过急;但也不能过低,以减少注入溶液的体积。

2. 麻醉时需注意保温。麻醉期间,动物的体温调节机能往往受到抑制,出现体温下降,可影响实验的准确性。此时常需采取保温措施。保温的方法有,实验桌内装灯、电褥、台灯照射等。无论用哪种方法加温都应根据动物的肛门体温而定。

表 9－1　常用麻醉剂的用法及剂量

麻醉剂	动物	给药方法	剂量(mg/kg)	常用浓度%	维持时间
戊巴比妥钠	猫、犬、兔	静脉	30	3	2～4h 中途加 1/5 量,可维持 1h 以上,麻醉力强,易抑制呼吸
		腹腔	40～50	3	
	大鼠、小鼠、豚鼠	腹腔	40～50	2	
苯巴比妥钠	犬	腹腔	80～100	3	2～4h
		静脉	70～120	3	
	兔	腹腔	150～200	3	
	犬	静脉	225	10	
巴比妥钠	兔	腹腔	200	6	
	大鼠、小鼠、豚鼠	皮下	200	6	
	犬	静脉	20～25	2	
硫喷妥钠	兔	静脉	7～10	2	15～30min,麻醉力强,宜缓慢注射
	大鼠	腹腔	40	1	
	小鼠	腹腔	15～20	1	
氯醛糖	兔	静脉	80～100	2	3～4h,诱导期不明显
	大鼠	腹腔	50	2	
氨基甲酸乙酯	犬、兔	腹腔、静脉	750～1000	20～25	
	大鼠、小鼠	腹腔	1500～2000	5～10	
乌拉坦	兔	静脉	750～1000	30	2～4h,毒性小,主要适用小动物的麻醉
	大鼠、小鼠	皮下或肌内	800～1000	20	

二、动物实验麻醉剂的选择

以安全性、有效性作为选择麻醉药物的中心原则，尽量选择安全范围大而且麻醉效果好的药物。在用药前要检查药物的生产日期和使用期限，即使未超出使用期限，如发现药物溶液有沉淀浑浊现象，也应弃用。对于新引进的药物，要先根据说明书推荐的使用方法和剂量，以不同的实验动物测试其麻醉效果，可行后，再应用于正式的动物实验。选择时应考虑以下因素：

1. 不同实验动物对同一麻醉药物的敏感性存在差异。实验中应选用对实验动物较为敏感的、相对安全的麻醉药物。

2. 同一实验动物对不同麻醉药物的敏感性存在差异。如相对于其他实验动物，小鼠和大鼠对速眠新的敏感性较低，但对其他麻醉药物如盐酸氯胺酮、戊巴比妥钠等，其敏感程度与其他动物相比基本相同。

3. 动物的生理状态不同，对同一种麻醉药物的敏感性存在差异。如氯胺酮，可通过胎盘传播给胎儿，因此不宜用于对怀孕动物的麻醉；乙醚易引起呼吸道分泌物增多，不宜用于哮喘等呼吸疾病的动物模型的麻醉。

4. 所进行的动物实验不同，选择的麻醉剂存在差异。如动物实验需要动物保持较长时间麻醉状态，麻醉程度较深，可选择戊巴比妥钠；如实验时间较短，可选择盐酸氯胺酮及速眠新。而更多情况下，使用不同药物的复合麻醉，可更好地达到不同动物实验所需的麻醉效果。

5. 麻醉途径不同，选择麻醉药物也存在差异。如戊巴比妥钠通过静脉注射，速眠新通过肌肉注射，而乙醚作为吸入性麻醉剂，必须在密闭容器中，通过吸入方式麻醉。实验者应根据实验动物的特点和动物实验的需求，选择合理的麻醉途径后，再根据麻醉途径选择相应的麻醉药物。

6. 麻醉持续时间不同，选择的麻醉剂也存在差异。如做慢性实验的动物用吸入麻醉，急性动物实验对犬和大鼠常用戊巴比妥钠麻醉，对兔常用氨基甲酸乙酯，对大鼠和小鼠常用硫喷妥钠或氨基甲酸乙酯麻醉。

7. 复合麻醉剂选择。复合麻醉可以减少每种药物的剂量和不良反应，避免单纯使用一种麻醉药物时麻醉过深或长时间大量使用对机体可能带来的不利因素。在保护实验动物的同时，更好地达到实验预期的目的。根据不同实验动物的生理特点，对不同药物的敏感性以及不同的麻醉途径等，进行选择性联合麻醉，如以戊巴比妥钠、盐酸氯胺酮、速眠新、安定等相互配伍为例，经比较发现，肌松型的速眠新、地西泮（安定）和镇痛性麻醉剂氯胺酮相配合，可以避免动物的中枢抑制，从而大大减少动物因麻醉过深、呼吸抑制导致的死亡。

三、使用麻醉剂的注意事项

给动物施行麻醉术时，一定要注意方法的可靠性，根据不同的动物选择合适的方法，在麻醉过程中应注意以下事项：

1. 动物麻醉前宜禁食，一般为8～12h。

2. 配制的药物浓度适中,便于计算给药。如3%或6%戊巴比妥钠做犬的静脉麻醉给药,每千克体重为1ml或0.5ml。配制的药液浓度不可过高,以免麻醉过急;但也不能过低,以减少注入溶液的体积。

3. 麻醉剂的用量,除参照一般标准外,还应考虑个体对药物的耐受性不同,而且体重与所需剂量的关系也并不是绝对成正比的。一般说,衰弱和过胖的动物,其单位体重所需剂量较小,在使用麻醉剂过程中,随时检查动物的反应情况,尤其是采用静脉注射,绝不可将按体重计算出的用量匆忙进行注射。

4. 麻醉期休温容易下降,要采取保温措施。麻醉期间,动物的体温调节机能往往受到抑制,出现体温下降,可影响实验的准确性。此时常需采取保温措施。保温的方法有,实验桌内装灯、电褥、台灯照射等。无论用哪种方法加温都应根据动物的肛门体温而定。

5. 注意控制静脉注射速度,静脉注射2/3剂量后,必须缓慢推注,同时观察肌肉紧张性、睫毛反射和皮肤针刺的反应。当这些活动明显减弱或消失时,立即停止注射。做慢性实验时,在寒冷冬季,麻醉剂在注射前应加热至动物体温水平。

6. 控制麻醉深度。麻醉深度的控制是顺利完成实验获得正确实验结果的保证,如果麻醉过深,动物处于深度抑制,甚至濒死状态,动物各种正常反应受到抑制,那是不会得出可靠的实验结果的。麻醉过浅,在动物身上进行手术和实验,将会引起强烈的疼痛刺激,使动物全身,特别是呼吸、循环功能发生改变,消化功能也会发生改变。例如,疼痛刺激会反射性长时间终止胰腺的分泌,所以麻醉深度必须适宜,因为麻醉深度的改变,会使实验结果产生前后不一致的变化,给实验结果带来难以分析的误差。

第四节　给药方法

在动物实验中,为了观察药物对机体功能、代谢及形态引起的变化,常需将药物注入动物体内。给药的途径和方法是多种多样的,可根据实验目的、实验动物种类和药物剂型等情况确定。

一、腹腔注射

将动物固定,腹部用酒精棉球擦拭消毒,然后在左或右侧腹部将针头刺入皮下,沿皮下向前推进约0.5cm,再使针头与皮肤呈45°方向穿过腹肌刺入腹腔,此时有落空感,回抽无肠液、尿液后,缓缓推入药液。此法多适用于大、小鼠。注射量为0.5～1.0ml。为避免伤及内脏,可使动物处于头低位,使内脏移向上腹。

兔、犬等动物腹腔注射时,可由助手固定动物,使其腹部朝上,实验者即可进行操作。注射位置,兔下腹部近腹白线左右两侧1cm处,犬脐后腹白线两侧1～2cm处进行腹腔注射。

二、经口给药

（一）口服法

把药物混入饲料或溶于饮水中让动物自由摄取。此法优点是简单方便，缺点是剂量不能保证准确，且动物个体间服药量差异较大。在给予大动物片剂、丸剂、胶囊剂时，可将药物用镊子或手指送到舌根部，迅速关闭口腔，将头部稍稍抬高，使其自然吞咽。

（二）灌胃法

用灌胃器将药灌到动物胃内，灌胃法剂量准确。灌胃器由注射器和特殊的灌胃针构成。小鼠的灌胃针长4～5cm，直径为1mm，大鼠的灌胃针长6～8cm，直径约1.2mm。灌胃针的尖端焊有一小圆金属球，金属球为中空的。焊金属球的目的是防止针头刺入气管或避免损伤消化道。针头金属球端弯曲成20°左右的角度，以适应口腔、食管的生理弯曲度走向。

灌胃器沿一侧嘴角通过食管进入胃内，然后将药液注入。注入时如很通畅，表示灌胃针头已进入胃内；如不通畅，动物有呕吐动作或强烈挣扎，表示灌胃针头未插入胃内必须拔出后重新操作，决不可进针不顺就用力往里捅，否则会注入肺内或造成食管穿孔。

1. 小鼠经口灌胃给药方法。

用右手将小鼠尾巴提起，置于鼠笼或粗糙的平面上，当小鼠向前挣扎时，用左手的拇指和食指捏住小鼠两耳后颈背皮肤，翻转小鼠置于掌心，拉直后肢，以小指压住小鼠尾巴即可。在固定小鼠过程中，不要用力过大，勿握其颈部，以免窒息死亡。以灌胃器轻轻压其头部，使口腔与食管成一条直线，再将灌胃针沿上腭壁轻轻进入食管，可感到轻微的阻力，此时可略改变一下灌胃针方向，以刺激引起吞咽动作，小鼠可自行吞服。当灌胃针进入约3cm左右时即达胃内。如果灌胃针插入位置不正确，小鼠会强烈挣扎，必须拔出重插，否则可能将药物灌入气管，造成小鼠死亡。注完药液后轻轻抽出灌胃针。小鼠一次最大灌胃量为0.4ml/10g。

2. 大鼠经口灌胃给药方法。

大鼠灌胃的关键是左手把大鼠头部固定好，使其头不能随意摆动。其他操作方法与小鼠基本相同。灌胃针进入深度为5cm左右。大鼠一次灌胃最大容量为2ml/100g。

3. 豚鼠经口灌胃给药方法。

把豚鼠放在实验台上，用一块干纱布罩住其头，将豚鼠固定在左手掌下，用拇指和食指挤压其口角部让口张开。然后，右手持抽好药物的灌胃器(可用大鼠灌胃器)，沿豚鼠上腭壁插入食管。如果灌胃器插入顺畅，位置正确，豚鼠会自动吞咽。否则，豚鼠会乱动，此时应立即拔出灌胃器，重新插入，灌胃器进入深度约5cm左右。豚鼠一次灌胃最大容量为2ml/100g。

4. 兔经口灌胃给药方法。

兔灌胃可以采用自制的灌胃针进行。取12号腰椎穿刺针，首先将针头尖部去掉，然后用细锉刀锉平、锉光，再用砂纸磨光滑，有条件时可在针尖处点焊成球形。加工成有20°弧度的灌胃针，针体长约9cm，并连接10ml或20ml注射器，即兔灌胃器。把实验兔放在实验台上，用左手掌从头部握住兔头颈部，将其固定，用拇指和食指使劲压迫其口角部使口张开。然后,右手持抽好药液的灌胃器,用有弧度灌胃针从右口角处慢慢插入。如插入位置正确就会看见兔自动吞咽,动物挣扎说明插入不对,应立即拔出灌胃器,重新插入。灌胃针进入深度为15～18cm。也可借助于开口器、灌胃管进行。开口器可用木料制成长方形,中间钻一小孔,孔的直径为5～10mm。先将动物固定,再将开口器固定于上下门齿之间,然后将灌胃管(最好使用10号导尿管代替)从开口器中间的小孔插入动物口中,沿咽后壁而进入食管。可将灌胃管外开口放入盛水的烧杯中,如不出气泡,表示确已进入胃内而非气管,即可灌入。药物注完后,慢慢拔出灌胃管。兔一次最大灌胃量每只80～100ml。

5. 犬经口灌胃给药方法。

给犬灌胃时,灌胃管可用12号十二指肠管或导尿管代替;也可用内径0.3cm、长30cm的软胶皮管。左手抓住犬嘴,右手中指由右嘴角插入,摸到最后一对臼齿后的天然空隙,胃管由此空隙顺食管方向不断插入约20cm,可达胃内。如用开口器、灌胃管,其操作方法基本与兔相同。犬一次灌胃能耐受的最大容积为200～250ml。

三、静脉注射

(一) 大鼠、小鼠尾静脉注射

将鼠装入尾静脉注射器内,先用湿纱布擦净尾巴,再以75%酒精棉球消毒,等酒精干后,左手食指和拇指捏住尾巴远心端,以适当角度(15°～30°)对准尾巴远端的血管进针,当针头面基本进入血管后使其平伸,然后轻轻推动注射器,如阻力大,切不可硬推药,否则皮下药液溢积引起肿胀,反使血管不清,再次注射就困难了,如果推动阻力很小,并能看到药液顺血管移动,则可注完全部药量。尾静脉注射时,可选尾末端1/4～1/3皮薄处刺入。一次不成功时,可向尾静脉近心端依次重复注射。注射速度一般为0.05～0.01ml/s,注射完毕后把尾部向注射侧弯曲以止血,或拔出针头后随即以左手拇指按注射部位,以防止药液及血流出,或快速回针后,用干棉球压迫止血1～2min。一般注射量为0.05～0.25ml/10g。

静脉注射时一定要注意局部的环境温度,一般局部环境温度要在30℃左右,静脉注射时较易注射,环境温度低将增加尾静脉注射时的困难。小鼠尾静脉较易注射,大鼠尾部因表皮角质较厚且硬,宜先用温水或酒精使角质软化后再擦干,在表皮角质层间隙进针进行静脉注射。针头多为4号半。

(二) 兔耳缘静脉注射

兔耳部血管分布清晰,耳中央为动脉,外缘为静脉(内缘静脉深,不易固定,故不用)。外缘静脉表浅易固定,常用。先拔去注射部位的毛,用手指弹动或轻揉兔耳,使静脉充盈,左手食指和中指夹住静脉,拇指绷紧静脉的远端,无名指及小指垫在下面,右手持连6号针头的注射器尽量从静脉的远端刺入,移动拇指于针头上以固定针头,放开食指和中指,将药液注入,然后拔出针头,用手压迫针眼片刻止血。

(三) 豚鼠耳缘静脉、外侧跖静脉注射

用固定器将豚鼠固定好。固定者用拇指和食指夹住其耳翼并压住豚鼠的头部,右

手按住豚鼠腰部。操作者拔去注射部位的毛，用75%酒精棉球涂擦耳部边缘静脉，并用手指轻弹或搓揉豚鼠耳，使静脉充血。然后用左手食指和中指夹住静脉近心端，拇指和小指夹住耳边缘部分，以左手无名指、小指垫在耳下。待静脉充分暴露后，右手持注射器(带有4号半针头)尽量从静脉末端顺血管平行方向刺入，保证针头斜面全部进入血管即可。刺入静脉见有血后，放松对耳根处血管的压迫，固定针头缓缓注入药物。注射后用棉球压迫针眼数分钟，以防流血。每只一次注射量不超过2ml。

因豚鼠耳缘静脉较细，注射时有一定难度，也可采用外侧跖静脉注射法。固定豚鼠，将后肢膝关节拉直，压迫静脉。剪去豚鼠足背的毛，75%酒精棉球消毒后，可见粗大的外侧跖静脉，用4号半针头沿向心方向刺入血管注射。

（四）犬前肢桡侧皮静脉、后肢外侧小隐静脉注射

犬的静脉注射给药一般有桡侧皮静脉、小隐静脉和颈静脉注射给药法。

1. 桡侧皮静脉给药是最常用的方法。将犬放在操作台上，助手用右手将犬的前肢固定并伸向术者方向，此时用右手将犬的前肢握紧，则桡侧皮静脉清晰可见。将针头顺血管走行方向刺入，轻拉一下注射器内筒，如果刺入血管，则有回血。注入药液时，助手的手要稍作放松。

2. 小隐静脉给药。助手左手从内侧握住动物的前肢根部，右手从外侧抓住犬后肢的大腿固定，术者用左手抓住后腿，拉直膝关节，绷紧大腿肌肉，即可显露出小隐静脉。小隐静脉注射的操作规程与桡侧皮静脉给药方法操作相同。

四、局部给药

动物的皮肤在解剖上和机能上均与人的皮肤有较大差别，对药物作用的反应与人的皮肤最接近的是兔、豚鼠及猪，因此常用这些动物做实验，有时也采用大鼠涂皮及小鼠浸尾实验。

（一）兔、豚鼠和大鼠、小鼠的经皮给药

经皮给药时，需要对给药部位皮肤先行脱毛，脱毛部位、面积视不同动物和实验要求而定。脱毛范围约相当于体表面积的10%左右(兔约150cm^2，豚鼠、大鼠约40cm^2)。常用涂药面积：大鼠和豚鼠约4cm×5cm，兔约10cm×15cm，小鼠约2cm×2.5cm；给药部位一般为脊柱两侧的躯干中间部分皮肤，大鼠有时选用腹部皮肤。脱毛时，可先将动物给药部位的毛发剪短，再将脱毛剂(常用8%硫化钠溶液)涂于动物背两侧1～2min后，用纱布蘸清水洗净擦干，或用电剃刀给动物脱毛。在脱毛过程中，应特别注意勿损伤皮肤。观察24h确认皮肤无剪伤及腐蚀性点状样渗血等损伤即可使用，否则暂缓使用。进行破损皮肤研究时，在脱毛部位用砂纸磨或划“井”字并以渗血为度，然后涂敷药物。若药物为膏剂可直接实验；如药物为粉末状，则需用适宜赋形剂(如羊毛脂、凡士林等)溶解混匀，将药物均匀涂敷于动物背部脱毛区，并用无刺激性纱布、胶布或网孔尼龙绷带加以固定，以保证药物与皮肤有良好的接触；如果是液体制剂，则应将药物涂于敷料上，再贴于脱毛或破损皮肤区，并用半封闭的外罩固定敷料。给药24h后，用温水或无刺激溶剂除去残留的药物，观察并记录相应指标。为了鉴定药物或毒物经皮肤的吸收作用、局部作用、致敏作用和光感作用等，均需采用经皮肤给药方法。

（二）兔结膜囊给药

用药前先观察并记录兔角膜、虹膜及结膜情况，已有病变或炎症者，剔除不用。实验时，轻轻拉开眼睑，将0.1ml或0.18ml药物滴入或涂入一侧眼结膜囊内，然后轻合眼睑约10s，一般不需冲洗眼睛。另一侧用作对照。采用裂隙灯观察结膜、角膜和虹膜等反应，也可选用放大镜、生物显微镜等检查分泌物。

（三）豚鼠、大鼠的滴鼻给药

动物取仰卧位固定，鼻孔向上，通过装置或用移液枪或滴管直接将适量药物滴入动物鼻腔内。滴鼻药液体积一般不超过0.2ml/kg。为确保药液完全进入鼻腔，滴鼻后动物仰卧固定1min。药液进入鼻腔至少接触4h。若药液漏出，则在4h内平均分次给药。观察并记录给药后24h全身状况及局部黏膜的变化。

五、吸入给药

吸入给药又称肺部给药，该方法直接将药物传递到病变部位，并能产生局部或全身的治疗作用。与其他的给药途径相比，吸入给药具有吸收表面积大，吸收部位血流丰富以及避免肝脏首过效应，降低药物在其他组织中的分布，从而降低不良反应等特点，其研究发展迅速。为验证吸入给药制剂的有效性、重现性和安全性，实验动物体内的研究方法主要有气管内滴注法、经口腔或气管给药法及吸入室法三种。

（一）气管内滴注法

动物麻醉，仰卧位固定，手术部位脱毛。沿颈部正中线切开皮肤（兔的切口一般为5～7cm长），分离皮下组织，于正中线分开肌肉，暴露气管，分离出气管，剔尽周围组织，在第3～4气管软骨间行气管切开插管，将适量药物滴注入气管，其特点是能够使药物直接作用于肺部，药物在鼻腔、咽喉及上呼吸道无损失，给药时间短，可以实现定量给药。但气管内滴注时，药物在肺部的分散性较差，实验动物可以耐受的体积较小。它最大的缺点在于需要经过手术才能进行给药，难以实现多剂量、长时间给药。此外，为了使实验顺利进行，还必须使用镇痛药，这样可能会对实验结果产生影响。

（二）经口腔和经气管给药法

动物麻醉，固定于手术台上，用胶条封住鼻孔，将动物与水平面成60°～70°放置，使动物只能经口吸气而且呼吸变缓加深。气雾剂喷嘴处接一塑料管（3cm），将动物舌头拉出，并将塑料管伸至咽喉位置，待动物吸气时掀压阀门，完成给药。经口腔给药时，动物容易配合给药，能比较客观地模拟人体气雾剂吸入给药的过程，但是药物粒子在经口吸入到达肺部的过程中，部分粒子容易被吸附或沉积于咽喉部，导致吸入率降低。

经气管内给药时，先经手术暴露出气管，于甲状软骨下第5～6气管环之间，剪出一小切口，给药时先使动物与水平方向垂直，将气雾剂喷嘴接一塑料管（3cm），往气管内伸入2cm左右，待动物吸气时打开阀门，完成给药，给药后维持30s，再与水平面成30°放置，动物能自主呼吸。动物气管内给药方法国外报道很多，但与药物经口给药方式相比，动物难以主动配合。

（三）吸入室法

将实验动物整个身体或者鼻腔暴露于给药室内，动物处在清醒或麻醉状态，药物的雾化器连接在给药室上。按照给药剂量的需要，将动物放置在吸入室内一定时间，完成给药过程。这种方法是非损伤性的，而且吸入的药物在肺内的分布情况良好，比较适合于研究药物的长期毒性。但是这种给药方式也存在一定的不足，一是药量无法定量给药，在房室内，动物皮毛内及鼻腔和咽喉处均有药物的损失，所以当给药剂量与药效密切相关时，就不能采用这种方法；二是药物的雾化需要相当长的时间，特别是当实验动物较多的时候，这一不足就更加明显。

综上所述，在进行肺部给药研究时，应根据药物的性质、剂型特点、作用靶点等选择合理的体内、体外研究方法进行实验，最终筛选出最佳的方案。

六、经肠给药

（一）兔直肠给药

取灌肠用的橡皮管或用14号导尿管代替。在橡皮管或导尿管头上涂上凡士林，由助手使兔蹲卧于桌上，以左臂及左腋轻轻按住兔头及前肢，以左手拉住兔尾，露出肛门，并用右手轻握后肢。实验者将橡皮管插入兔肛门内，深度7～9cm，只要将橡皮管对准肛门，待肛门括约肌放松时，缓慢送入。橡皮管插好后，将注射器与橡皮管套紧，即可灌注药液。药液灌入后，再以注射器吸取一定量生理盐水缓缓灌入，以便将存留在橡皮管内的药液全部冲洗入直肠内。药液灌完，将导管保留肛内3min。灌药前后，须保持管口向上，并且高于肛门的水平，以免药液漏出。

（二）麻醉后小肠或十二指肠灌注给药

常用于犬、兔等动物。称重、麻醉后固定。常规手术方法备皮，沿腹部皮肤正中线切口，暴露十二指肠，插入硅胶管，荷包缝合法缝合十二指肠切口，从插管灌注药液。给药容积量可按1ml/kg/次，间隔5min。根据实验目的观察、记录动物呼吸、心血管或药代动力学参数等指标的变化。

第五节 血液采集方法

一、一般采血的方法

实验中，经常要采集实验动物的血液进行常规质量检测、细胞学实验或进行生物化学分析，故必须掌握正确的采集血液的技术。采血方法的选择，主要决定于实验目的和所需血量以及动物种类。常用的一般采血方法有以下几种：

（一）剪尾采血

先将动物固定，将鼠尾浸在45℃左右温水中几分钟或用酒精棉球涂擦鼠尾，使尾部血管充盈，剪去尾尖1～2mm(小鼠)或3～5mm(大鼠)，使血液顺血管壁自由流入试管或用血红蛋白吸管吸取。采血结束时，伤口消毒并压迫止血。需血量较少时常用此法。

(二) 眼眶后静脉丛取血

操作者左手固定小鼠或大鼠，食指和拇指轻轻压迫颈部两侧，使眶后动静脉充血，另一只手持毛细采血管，以45°从内眼睑刺入，并向下旋转，感觉刺入血管后，再向外边退边吸，使血液顺血管自由流入小管中，当得到所需血量后，放松加于颈部的压力，并拔出采血器。若技术熟练，此方法在短期内可重复采血。

(三) 切割尾静脉

可以采用交替切割尾静脉方法采血，该法是用一锋利的刀片在尾巴上切破一段静脉，使血由切口流出，每次可取0.3～0.5ml血，三根尾静脉可以交替切割并从尾尖部开始，切开后用棉球压迫止血，约经3d后伤口结痂长好。

(四) 足背正中静脉

将小鼠足背毛剪掉，用酒精棉球擦拭消毒并使血管扩张，用针头将正中静脉刺血溢出，可用毛细管收集血液。

(五) 心脏取血

动物麻醉后，背卧固定，剪去心前区被毛，常规消毒皮肤，在左侧3～4肋间，用左手食指触摸到心脏跳动，右手取注射器(4～5号针头)，选择心跳最强处进针，当针刺入心腔时，血液由于心脏跳动的力量而自动进入注射器。

(六) 颈动脉或颈静脉取血法

将动物用乙醚麻醉后，背卧固定并剪去颈部被毛，做颈动脉颈静脉分离术，使其暴露清楚后，用注射器沿颈动脉或颈静脉平行方向刺入，抽取所需血量，也可直接插入一塑料导管直接放血，采用此种采血方法，体重20g小鼠可采血1ml左右(体重300g大鼠可取血8～10ml)。

(七) 股动脉或静脉取血法

动物麻醉后，背卧固定，切开左或右腹股沟的皮肤，做股动脉或股静脉暴露手术，然后用注射器或插管取血，连续多次股动脉取血时，则取血部位要选择尽量靠远心端。本法采血量大致同颈动脉或颈静脉采血量。

(八) 犬采血方法

一般分为部分采血和全采血，可根据需要量加以选择。

采血量还与动物的大小和实验者的熟练程度有关。动物的调教和训练，可使各种实验操作易于进行，并可获得更高质量的数据。训练好的犬一个人即可单独采血。犬常用采血方法有桡侧皮静脉采血和颈动脉采血，在安全性实验和动物处死时可采用股动脉和颈动脉放血法。

1. 桡侧皮静脉采血

将动物固定在手术台上，注意不要过于牢固，以防损伤采血部位血管以外的组织。助手把犬的前肢大腿抓紧固定，用拇指压迫膝关节，并使皮静脉怒张，术者则把犬的前肢小腿从外向内握住可以看到前肢中央纵行的皮静脉，如果事先将此部位的毛刮掉，则更容易看到血管。消毒后，把针刺入血管，左手把小腿和注射针管一起握住，用右手抓针管即可采血。采够血量，拔出针头，由助手压上一块无菌纱布压迫止血。为防止溶血，一定要把针头从针管上取下来再打入容器。

2. 颈动脉采血

切开颈部皮肤，露出颈动脉，剥离一段颈动脉，用止血钳夹住向心端，在相距 5cm 的头位，把颈动脉切开一个小口，向心脏方向插入一根导管，用线结扎固定后，松开心脏端止血钳，即可放出血液。注意勿使血液向四周喷溅。

二、大鼠、小鼠的采血方法

大鼠、小鼠最大安全采血量：大鼠、小鼠循环血量占体重的 6%～8%或 50～70ml/kg。小鼠采血占全血量的 10%不会对机体造成严重的不良影响，3～4 周后可以重新采集一次。如果需要很短时间反复采血，比如每天 1 次，每次的采血量不应超过全血的 1%。大鼠红细胞每 45～68d 更新一代，一次失血 30%，不会导致失血性休克，1～2 周内可以恢复。

（一）剪尾采血

需血量很少时常用本法，如红、白细胞计数、血红蛋白测定、制作血涂片等可用此法。动物麻醉后，将尾尖剪去约 5mm，从尾部向尾尖部按摩，血即从断端流出。也可用刀割破尾动脉或尾静脉，让血液自行流出。如不麻醉，采血量较小。采血结束后，消毒、止血。用此法每只鼠可采血 10 余次。小鼠可每次采血约 0.1ml，大鼠约 0.4ml。

（二）眼眶后静脉丛采血

用一根特制的长 7～10cm 的玻璃取血管，其一端内径为 1～1.5mm，另一端逐渐扩张约 1cm 即可，将取血管浸入 1%肝素溶液，干燥后使用。采血时，左手拇指及食指抓住鼠两耳之间的皮肤使鼠固定，并轻轻压迫颈部两侧，阻碍静脉回流，使眼球充分外突，提示眼眶后静脉丛充血。右手持取血管，将其尖端插入内眼角与眼球之间，轻轻向眼底方向刺入，当感到有阻力时即停止刺入，旋转取血管以切开静脉丛，血液即流入取血管中。采血结束后，拔出取血管，放松左手，出血即停止。用本法在短期内可重复采血。小鼠一次可采血 0.2～0.3ml，大鼠一次可采血 0.5～1.0ml。

（三）大鼠心脏穿刺采血

10%水合氯醛，按 300mg/kg 行腹腔注射麻醉。仰卧位置于操作台，身体保持自然状态，胸廓不得扭曲。于剑突处脱毛后，碘酒、酒精棉球消毒穿刺点周围皮肤。操作者右手持 5.0ml 注射器，针头紧贴剑突下，以 30°斜行向上进针刺入皮下，边进针边缓缓回抽针管，针尖穿过横膈膜继续斜行刺入 2.5～3.0cm，约相当于 5ml 注射器的针头长度。一旦感到针管有轻微搏动，表明针尖已进入心脏内，血液借心脏跳动的力量涌入注射器内，有时还能见到针管内血液随心脏搏动的节律而波动。根据实验要求采集适量血液。采血完成后拔出针头，左手轻轻按压心脏搏动处，大鼠放回笼内，保持侧卧体位。

（四）颈（股）静脉或颈（股）动脉采血

将鼠麻醉，剪去一侧颈部外侧被毛，作颈静脉或颈动脉分离手术，用注射器即可抽出所需血量。大鼠多采用股静脉或股动脉采血,方法是:大鼠经麻醉后,剪开腹股沟处皮肤,即可看到股静脉,把此静脉剪断或用注射器采血即可,股动脉较深需剥离出,再采血。

三、豚鼠的采血方法

(一)耳缘切口采血

先将豚鼠耳消毒,用刀片沿血管方向割破耳缘,切口长约0.5cm,在切口边缘涂上20%的枸橼酸钠溶液,防止血凝,则血可自切口处流出。此法采血每次可采0.5ml。

(二)脚背中足静脉采血

固定豚鼠,将其右或左后肢膝关节伸直,脚背消毒,找出足静脉,左手拇指和食指拉住豚鼠的趾端,右手将注射针刺入静脉,抽血后立即用纱布或棉球压迫止血。反复取血可两后肢交替使用。

(三)心脏采血

用手指触摸,选择心跳最明显的部位,把注射针刺入心脏,血液即流入针管。心脏采血时所用的针头应细长些,以免发生采血后穿刺孔出血。

四、兔的采血方法

(一)耳缘静脉采血

将兔固定,拔去耳缘静脉局部的被毛,消毒,用手指轻弹兔耳,使静脉扩张。用针头刺耳缘静脉末端,或用刀片沿血管方向割破一小切口,血液即流出。本法为兔最常用的采血方法,可多次重复使用。

(二)耳中央动脉采血

在兔耳中央有一条较粗的、颜色鲜红的中央动脉。用左手固定兔耳,右手持注射器,在中央动脉的末端,沿着与动脉平行的向心方向刺入动脉,即可见血液进入针管,用左手拇指和食指固定针头。由于兔耳中央动脉容易痉挛,故抽血前必须让兔耳充分充血,抽血时动作要缓慢,防止血管贴住针头引起痉挛。采血所用针头不要太细,一般用6～9号针头,针刺部位从中央动脉末端开始,不要在近耳根部采血。

(三)颈静脉采血

方法同小鼠、大鼠的颈静脉采血。

(四)心脏采血

使兔仰卧,穿刺部位在第3肋间胸骨左缘3mm处,针头刺入心脏后,持针手可感觉到兔心脏有节律的跳动。此时如还抽不到血,可以前后进退调节针头的位置,注意切不可使针头在胸腔内左右摆动,以防弄伤兔的心、肺。

五、犬的采血方法

(一)后肢外侧小隐静脉采血

后肢外侧小隐静脉位于后肢胫部下1/3的外侧浅表皮下,由前侧方向后行走。采血时，将动物固定，局部剪毛、消毒，采血者左手紧握剪毛区上部或扎紧止血带，使下部静脉充血，右手用连有6号或7号针头的注射器刺入静脉，左手放松，以适当速度抽血即可。

（二）前肢背侧皮下头静脉采血

前肢背侧皮下头静脉位于前脚爪的上方背侧的正前位。采血方法同上。

（三）颈静脉采血

前两种方法需技术熟练，且不适于连续采血。大量或连续采血时，可采用颈静脉采血，方法同小鼠、大鼠的颈静脉采血方法。

（四）股动脉采血

本法为采取动脉血最常用的方法，操作简便。稍加训练后的犬，在清醒状态下，卧位固定于解剖台上，伸展后肢向外伸直，暴露腹股沟三角动脉搏动的部位，剪毛、消毒，左手中指、食指探摸股动脉跳动部位，并固定好血管，右手取连有5.5号针头的注射器，针头由动脉跳动处直接刺入血管，若刺入动脉一般可见鲜红血液流入注射器，有时还需微微转动一下针头或上下移动一下针头，方见鲜红血液流入。有时可能刺入静脉，必须重抽。抽血毕，迅速拔出针头，用干药棉压迫止血2～3min。

第六节　尿液、粪便及其他体液的采集方法

一、尿液的采集

实验动物的尿液常用代谢笼采集，也可通过其他装置来采集。

（一）用代谢笼采集尿液

代谢笼是一种特别设计的为采集实验动物各种排泄物的密封式饲养笼，除可收集实验动物自然排出的尿液外，还可收集粪便和动物呼出的CO_2。独特的分离装置可保证粪便和尿液的分离收集，尿液不会被污染，也不会进入粪便收集管。一般简单的代谢笼主要用来收集尿液。在代谢笼内饲养的实验动物，也可通过其特殊装置收集尿液。

（二）导尿法收集尿液

施行导尿术，较适宜于犬、猴等大动物。一般不需要麻醉，导尿时将实验动物仰卧固定，用甘油润滑导尿管。对雄性动物，操作员用一只手握住阴茎，另一只手将阴茎包皮向下推，暴露龟头，使尿道口张开，将导尿管缓慢插入，导尿管推进到尿道膜部时有抵抗感，此时注意动作轻柔，继续向膀胱推进导尿管，即有尿液流出。雌性动物尿道外口在阴道前庭，导尿时于阴道前庭腹侧将导尿管插入尿道外口，其后操作同雄性动物导尿术。用导尿法导尿可采集到没有污染的尿液。如果严格执行无菌操作，可收集到无菌尿液。

（三）输尿管插管采集尿液

一般用于要求精确时间计量单位内实验动物排尿量的实验。剖腹后，将膀胱牵拉至腹腔外，暴露膀胱底两侧的输尿管。在两侧输尿管近膀胱处用线分别结扎，于输尿管结扎处上方剪一小口，向肾脏方向分别插入充满生理盐水的插管，用线结扎固定插管，即可见尿液从插管滴出，可以收集。采尿过程中要用38℃温生理盐水纱布遮盖切口及膀胱。

（四）压迫膀胱采集尿液

实验人员用手在实验动物下腹部加压，手法既轻柔又有力。当增加的压力使实验动物膀胱括约肌松弛时，尿液会自动流出，即行收集。

（五）穿刺膀胱采集尿液

实验动物麻醉固定后，剪去下腹部耻骨联合之上及腹正中线两侧的被毛，消毒后用注射针头接注射器穿刺。取钝角进针，针头穿过皮肤后稍微改变角度，以避免穿刺后漏尿，然后刺向膀胱方向，边缓慢进针边回抽，直到抽到尿液为止。

（六）剖腹采集尿液

按上述穿刺膀胱采集尿液法做术前准备，其皮肤准备范围应更大。剖腹暴露膀胱，直视下穿刺膀胱抽取尿液。也可于穿刺前用无齿镊夹住部分膀胱壁，从镊子下方的膀胱壁进针抽尿。

（七）提鼠采集尿液

鼠类被人抓住尾巴提起即出现排尿反射，以小鼠的这种反射最明显。可以利用这一反射收集尿液。当鼠类被提起尾巴排尿后，尿滴挂在尿道口附近的被毛上，不会马上流走，操作人员应迅速用吸管或玻璃管收集尿滴。

二、胸水和腹水的采集

（一）胸水的采集

主要采用胸腔穿刺法收集实验动物的胸水，也可处死实验动物剖开胸腔采集胸水。

1. 穿刺点定位。

于实验动物腋后线第11～12肋间隙穿刺，穿刺针紧贴肋骨上缘，否则容易损伤肋间神经。也可在胸壁近胸骨左侧缘第4～5肋间隙穿刺。

2. 穿刺方法。

实验动物取立位或半卧位固定，局部皮肤去毛、消毒、麻醉，穿刺针头与注射器之间接三通连接装置，实验人员以左手拇指、食指绷紧局部皮肤，右手握穿刺针紧靠肋骨下缘处垂直进针，穿刺肋间肌时产生一定阻力，当阻力消失有落空感时，说明已刺入胸膜腔，用左手固定穿刺针，打开三通连接装置，缓慢抽取胸水。

（二）腹水的采集

实验动物被固定于站立位。局部皮肤去毛、消毒、麻醉。用无菌止血钳小心提起皮肤，右手持小针头或穿刺套管针沿下腹部靠腹壁正中线处轻轻垂直刺入，注意不可刺入太深，以免损伤内脏，针头有落空感后，说明穿刺针已进入腹腔。

三、分泌液的采集

(一) 阴道分泌物的采集

适于观察阴道角质化上皮细胞。

1. 滴管冲洗法。

用消毒滴管吸取少量生理盐水仔细、反复冲洗被检雌性动物阴道,将冲洗液吸出滴在载玻片上晾干后染色镜检;也可直接将冲洗液置于低倍显微镜下观察,根据细胞类型变化鉴别实验动物动情周期中的不同时期。

2. 擦拭法。

用生理盐水将消毒棉拭子湿润后,挤干棉拭子上的生理盐水,轻轻插入雌性动物阴道内,沿阴道内壁轻柔擦拭、转动,然后取出并作阴道涂片,进行镜检。对体型较大的实验动物,也可先按摩或刺激其阴部,而后再采集其阴道液。

3. 刮取法。

用光滑的玻璃小勺或牛角制的小刮片慢慢插入阴道内,在阴道壁轻轻刮取一点阴道内含物,进行涂片镜检。

(二) 精液的采集

1. 人工阴道套采精液法。

本法适用于犬、猪、羊等大动物,采用特制的人工阴道套套在实验动物阴茎上采集精液。采精时,一手捏住阴道套,套住雄性动物的阴茎,以完全套住雄性动物的阴茎为佳,插入阴道套后,若实验动物发出低叫声,表明已经射精。此时可取下阴道套,拆下采精瓶,取出精液,迅速做有关检查。

2. 阴道栓采精法。

本法是将阴道栓涂片染色,镜检凝固的精液。阴道栓是雄性大、小鼠的精液和雌性阴道分泌物混合,在雌鼠阴道内凝结而成白色稍透明、圆锥形的栓状物,一般交配后 2～4h 即可在雌鼠阴道口形成,并可在阴道停留 12～24h。

3. 其他采精液法。

将发情的雌性动物和雄性动物放在一起,当雄性动物被刺激发情后,立即将其与雌性动物分开,再用人工法刺激其射精;也可按摩雄性动物的生殖器或用电刺激其发情中枢或性敏感区,使其射精,用采精瓶采集射出的精液。

(三) 乳汁的采集

用按摩挤奶收集乳汁的方法适合犬、猪、羊等大动物乳汁的采集。选用哺乳期的实验动物,在早上采集乳汁量最多,用手指轻轻按摩实验动物乳头,使乳汁自然流出,如乳汁不能自然流出,可张开手掌从乳房基底部朝乳头方向按摩、挤压整个乳房,即可挤出乳汁。

四、骨髓的采集

采集骨髓一般选择胸骨、肋骨、髁骨、胫骨和股骨等造血功能活跃的骨组织。猴、犬、羊等大动物骨髓的采集用活体穿刺取骨髓的方法;大鼠、小鼠等小动物骨头小,难穿刺,只能剖杀后采胸骨、股骨的骨髓。

（一）猴、犬、羊等的骨髓采集法

1. 骨髓穿刺点定位。

(1) 胸骨。穿刺部位在胸骨中线，胸骨体与胸骨柄连接处，或选胸骨上 1/3 部。

(2) 胫骨。穿刺部位在胫骨内侧，胫骨上端的下方 1cm 处。

(3) 肋骨。穿刺部位在第 5～7 肋骨各自的中点上。

(4) 髁骨。穿刺部位在髁前上棘后 2～3cm 的髁嵴。

(5) 股骨。穿刺部位在股骨内侧面，靠下端的凹面处。

2. 骨髓穿刺方法。

(1) 实验动物按要求固定，穿刺部位去毛、消毒、麻醉，要求局部麻醉范围直达骨膜，也可作全麻。

(2) 操作人员戴消毒手套，确定穿刺点，估计从皮肤到骨髓的距离并依此标定骨髓穿刺针长度。左手拇、食指绷紧穿刺点周围皮肤，右手持穿刺针在穿刺点垂直进针，小弧度左右旋转钻入，当有落空感时表示针尖已进入骨髓腔。用左手固定穿刺针，右手抽出针芯，连接注射器缓慢抽吸骨髓组织，当注射器内抽到少许骨髓时立即停止抽吸，取出注射器将骨髓推注到载玻片上，迅速涂片数张，以备染色镜检。

(3) 左手压住穿刺点周围皮肤，迅速拔出穿刺针，用棉球压迫数分钟。如穿刺的是肋骨，除压迫止血外，还需胶布封贴穿刺点，防止发生气胸。犬骨髓的采集，一般采用髂骨穿刺。

（二）大鼠、小鼠的骨髓采集法

用颈椎脱臼法处死动物，剥离出胸骨或股骨，用注射器吸取少量的 Hanks 平衡盐溶液，冲洗出胸骨或股骨中全部骨髓液。如果是取少量的骨髓作检查，可将胸骨或股骨剪断，将其断面的骨髓挤在有稀释液的玻片上，混匀后涂片晾干即可染色检查。

五、消化液的采集

（一）唾液

1. 直接抽取法

在急性实验中，可用吸管直接插入动物口腔或唾液腺导管抽吸唾液，此法非常简单，但从口腔抽吸唾液会有杂质混入。

2. 制造腮腺瘘法

在慢性实验中，收集犬的唾液，要用外科手术方法将腮腺导管开口移向体外，即以腮腺导管为中心，切成一直径为 2～3cm 的圆形黏膜片，将此黏膜片与周围组织分开，穿过皮肤切口引到颊外，将带有导管开口的黏膜片与周围的皮肤缝合，腮腺分泌的唾液就流出颊外。这种方法可以收集到较纯净的唾液。

（二）胃液

1. 直接收集胃液法。

急性实验时，先将动物麻醉，将灌胃管经口插入胃内，在灌胃管的出口连一注射器，用此注射器可收集到胃液,此法适用于犬等大型动物。如果是大鼠,需手术剖腹,从幽门端向胃内插入一塑料管,再由口腔经食道将一塑料管插入前胃,用 pH 7.5、温度 35℃左右的生理盐水,以 12ml/h 的流速灌胃,收集流出液,进行分析。

2. 制备胃瘘法。

在慢性实验中,收集胃液多用胃瘘法,如全胃瘘法、巴氏小胃瘘法、海氏小胃瘘法等。制备小胃是将动物的胃分离出一小部分,缝合起来形成小胃。主胃与小胃互不相通,主胃进行正常消化,从小胃可收集到纯净的胃液。应用该法,可以待动物恢复健康后,在动物清醒状态下反复采集胃液。

(三) 胰液和胆汁

因胰液的基础分泌量少或无,故在动物实验中,主要是通过手术对胰总管和胆总管插管而获得胰液或胆汁。

1. 犬的胰液采集。

按 1ml/kg 体重静脉注射 3%戊巴比妥钠麻醉动物,并仰卧固定。先进行气管插管,并于腹中线在腹壁作 10cm 切口,暴露腹腔。从十二指肠末端找出胰尾,沿胰尾向上将附着于十二指肠的胰液组织用盐水纱布轻轻剥离,在尾部向上 2~3cm 处,胰总管从胰腺开口于十二指肠降部,在紧靠肠壁处切开胰管,结扎固定并与导管相连,即可见无色的胰液流入导管。

2. 大鼠的胰液采集。

大鼠麻醉并固定。自上腹部剑突部位向下作 3cm 左右腹正中切口,暴露腹腔。十二指肠上离幽门 2cm 处稍带黄色透明的、与十二指肠垂直的细管即为胆总管。大鼠所有的胰管均开口于胆总管。先结扎胆总管靠十二指肠管侧,在胆总管壁前剪一小斜口,插入胰液收集管,可见黄色胆汁和胰液混合液流出,结扎并固定。然后顺着胆总管向上可找到肝总管,在近肝门处结扎。此时,在胰液收集管内可见有白色胰液流出。若在近肝门处结扎并另行插管,可收集到胆汁。有时也可通过制备胰瘘和胆囊瘘来获得胰液和胆汁。

六、脑脊液的采集

(一) 犬、兔脑脊液的采集通常采取脊髓穿刺法

穿刺部位在两髂连线中点稍下方第 7 腰椎间隙。动物轻度麻醉后,侧卧位固定,使头部及尾部向腰部尽量弯曲,剪去第 7 腰椎周围的被毛。消毒后操作者在动物背部用左手拇指、食指固定穿刺部位的皮肤,右手持腰穿刺针垂直刺入,当有落空感及动物的后肢跳动时,表明针已达椎管内(蛛网膜下腔),抽去针芯,即见脑脊液流出。如果无脑脊液流出,可能是没有刺破蛛网膜。轻轻调节进针方向及角度,如果脑脊液流得太快,插入针芯稍加阻塞,以免导致颅内压突然下降而形成脑疝。

(二) 大鼠脑脊液的采集可采用枕骨大孔直接穿刺法

在大鼠麻醉后,头部固定于定向仪上。头颈部剪毛、消毒,用手术刀沿纵轴切一纵向切口(约 2cm),用剪刀钝性分离颈部背侧肌肉。为避免出血,最深层附着在骨上的肌肉

用手术刀背刮开，暴露出枕骨大孔。由枕骨大孔进针直接抽取脑脊液。抽取完毕，缝好外层肌肉、皮肤。刀口处可撒些磺胺药粉，防止感染。采完脑脊液后，应注入等量的消毒生理盐水，以保持原来脑脊髓腔的压力。

第七节　安乐死方法

实验动物的处死方法很多，应根据动物实验的目的、实验动物品种（品系）以及需要采集标本的部位等因素，选择不同的处死方法。无论采用哪一种方法，都应遵循安乐死的原则。

一、安乐死的概念

安乐死（euthanasia）源自希腊文，由安逸（eu）和死（thanatos）两个词素构成，安乐死的原始定义是"安详无痛的死亡"，它是一种非自然的，由外力所造成的死亡，而与其原因及动机都没有关系。

实验动物的安乐死是指在不影响动物实验结果的前提下，使实验动物短时间内无痛苦地死亡。不会由刺激产生的肉体疼痛及由于刺激引起精神上的痛苦、恐怖、不安及抑郁。在必须杀死动物的时候，应尽可能地采取减少动物苦痛的方法。动物在供科学研究利用后如陷入不可恢复状态时，研究者应尽可能快地采取无痛苦的方法处死动物。应尽可能地使用能使动物意识丧失不感苦痛的，同时动物的心功能、肺功能是非可逆性停止的化学及物理方法处死动物，这些方法应被社会所承认。

二、动物处死与安乐死的不同

很多国家的法律规定，在实验中止和终止时由于实验计划或在实验中动物生病、负伤不能救助而陷于苦痛时，实验不再使用或决定动物退役，再继续饲养会极大地增加经济负担时，或在意外发生大火、地震等紧急状态时，可以处死动物。处死动物的决定由管理者在充分考虑生命的尊严性而又无其他解决办法时决定。

动物处死的方法很多，但常用的断头处死法、空气栓塞处死法、棒击法等，常会给动物带来巨大的痛苦，在安乐死时不采用。处死实验动物时应注意，要确认实验动物已经死亡，通过对呼吸、心跳、瞳孔、神经反射等指征的观察，对死亡作出综合判断，还要将尸体进行无害化处理。

三、采用安乐死必须符合以下标准

1. 死亡时尽可能减少惊恐、疼痛。
2. 使其在最短时间内失去意识，迅速死亡。
3. 方法可靠且可重复。
4. 对操作人员安全。

5. 采用的方法要与研究的要求和目的一致。

6. 对观察者和操作者的情绪影响最小。

7. 对环境污染的影响最小。

8. 需要的机械设备简单、价廉、易操作。

9. 处死动物的地点应远离动物房并与其隔开。

四、安乐死的方法

（一）颈椎脱臼处死法

此法是将实验动物的颈椎脱臼，断离脊髓致死，为大鼠、小鼠最常用的处死方法，但是当动物的体重大于200g时，通常使用此法不能一次使动物的脊髓断离，需要多次操作，会给动物带来痛苦，故不采用此方法。

操作时实验人员用右手抓住鼠尾根部并将其提起，放在鼠笼盖或其他粗糙面上，用左手拇指、食指用力向下按压鼠头及颈部，右手抓住鼠尾根部用力拉向后上方，造成颈椎脱臼，脊髓与脑干断离，实验动物立即死亡。

（二）放血处死法

此法适用于各种实验动物。具体做法是使用大剂量的麻醉药物将实验动物麻醉，当动物意识丧失后，在股三角做横切口，将股动脉、股静脉全部暴露并切断，让血液流出；或剪破、刺穿动物的心脏放血，导致急性大出血、休克、死亡。

（三）过量麻醉处死法

此法多用于处死豚鼠和兔。快速过量注射非挥发性麻醉药（投药量为深麻醉时的25～30倍），动物常采用静脉或腹腔内给药，或让动物吸入过量的乙醚，使实验动物中枢神经过度抑制，导致死亡。

（四）CO_2 处死法

让实验动物吸入大量的 CO_2 等气体而中毒死亡。由于 CO_2 的比重是空气的1.5倍，不燃，无气味，对操作者很安全，动物吸入后没进入兴奋期即死亡，处死动物效果确切。

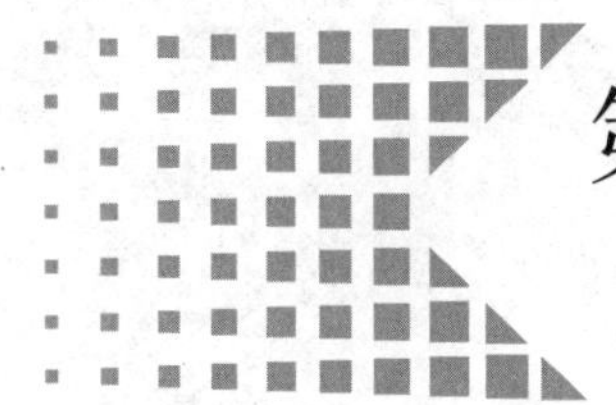

第十章　医学动物实验申请与相关要求

根据国家《实验动物管理条例》、卫生部《医学实验动物管理实施细则》、《卫生部实验动物管理委员会合格证管理办法》和《实验动物管理委员会工作条例》等精神，浙江省卫生厅制定了《浙江省医学实验动物管理办法》，1992年成立了浙江省医学实验动物管理委员会，设立浙江省医学实验动物管理委员会办公室（简称医动管办），挂靠浙江医科大学（现浙江大学医学院实验动物中心），并成立浙江省医学实验动物技术专家组。浙江省医学实验动物管理委员会委员，由浙江医学高等院校、研究院所、医疗卫生单位的主管领导组成，负责全省医学卫生系统实验动物的管理工作，加强项目申请及验收等过程中对实验动物使用的检查核实。浙江省医学实验动物技术专家组负责向行政主管部门提供决策建议及技术咨询，对全省医学卫生系统动物实验人员进行业务培训，在提供专业技术、学术交流及实验动物质量检查等方面发挥应有的作用。医动管办主要负责组织专家对全省的医学实验动物工作提供技术咨询，负责全省动物实验技术人员、医务人员和医学研究人员的实验动物业务培训，并颁发动物实验技术人员资格认可证。医学实验动物的发展对浙江省的经济发展起重要作用。

第一节　医疗卫生单位动物实验申请、审批程序

医疗卫生单位使用实验动物必须取得实验动物使用许可证。实验动物使用许可证适用于使用实验动物及相关产品进行科学研究、科学实验、安全性评价、质量检测及利用实验动物生产药品、生物制品等的组织和个人。浙江省实验动物许可证由省科技厅发放和管理。医疗卫生单位上报申请使用实验动物许可证前须经省卫生厅核准，核证工作具体由省医学实验动物管委会办公室承办。

一、使用单位的要求

凡浙江省内从事动物实验和利用实验动物生产药品、生物制品的单位、组织和个人必须向省科技厅申请实验动物使用许可证。申请实验动物使用许可证的组织和个人，必须具备下列条件：

1. 使用的实验动物及相关产品必须来自有实验动物生产许可证的单位，质量合格。

2. 实验动物饲育环境及设施符合国家标准。
3. 使用的实验动物饲料符合国家标准。
4. 有经过专业培训的实验动物饲养和动物实验人员。
5. 具有健全有效的管理制度。
6. 法律、法规规定的其他条件。

二、申领程序

1. 申请单位向省动管办提出申请，根据动物实验设施要求，领取《实验动物使用许可证申请书》，并按填报说明逐项如实填报。

申请单位向省动管办领取许可证申请书，应事先委托浙江省实验动物质量监督检测站或国家认定的实验动物质量监督检测机构对实验设施进行环境检测，并取得检测报告。

2. 申请单位填报的实验动物使用许可证申请书(含附件)，除部属驻浙单位外，应按各自的管辖关系，先分别送单位驻在地省辖市科技局或省行业主管部门审核，然后将审核签署意见后的申请书(含附件)一式五份，报送省动管办。

3. 省动管办收到申请书后，按《浙江省实验动物许可证管理实施细则》的有关规定对申请单位的申请书进行初审，并确定是否受理，对不予受理的单位，做出口头或书面回复。

4. 省动管办组织有关专家对受理单位的申请材料及实际情况按《许可证验收规则》进行审查和现场验收，并出具验收报告，汇总后报省科技厅审批。

5. 省科技厅根据专家验收报告，对验收合格单位签署发放许可证，并在浙江省实验动物信息网予以公告。网址 http://zjxkz.lascn.net/

三、申请书填写要求

申请单位填写申请书，应严格按申请书的填报说明填写，并提交相关附件材料：

1. 由浙江省实验动物质量监督检测站或国家认定的实验动物质量监督检测机构出具的环境设施检测报告。
2. 本单位实验动物组织机构简况。
3. 本单位实验动物设施平面图。
4. 本单位实验动物从业人员名单、职务、职称及上岗证(资格证书)复印件。
5. 本单位实验动物管理制度和标准操作规程。
6. 具备特殊动物实验设施单位的相关设施(如感染性实验、放射性实验等)情况。

四、申请材料审查和现场验收

省动管办组织专家对申请单位的申请材料进行审查，同时进行现场验收。

1. 申请单位需介绍实验动物设施建设和运行管理情况。首次申请需介绍实验动物管理的组织机构，设施建设及用途，建设过程(包括建设方案的设计、平面图功能布局和设施的工艺要求，以及可行性论证情况)、人员培训情况等内容。换证单位应介绍五年来实验动物设施管理运行、改建、饲养、实验等方面内容。

2. 核查申请材料原件。申请单位须提供所有的申请材料的原件，专家根据申请单位申报的材料目录，逐一核实材料。

3. 现场检查。专家组根据申请单位申请内容，到实验动物设施进行实地检查。检查内容包括：设施整体布局、送排风系统、空调系统、各种记录（动物来源记录、检疫隔离记录、饲养记录、实验记录、淘汰记录、动物尸体处理记录、房间温湿度记录、房间消毒记录、笼器具清洗消毒记录、实验仪器使用记录、人员培训记录等）

4. 提问和考核。专家组对在申请材料的核查和现场验收中发现的问题进行提问，并对从事实验动物饲养管理及相关人员进行现场考核。

5. 专家评定。各专家组成员根据验收规则和实地检查情况，各自进行评估，提出意见。

6. 形成意见。根据各专家的评估意见，进行汇总和讨论，形成一致验收意见。

7. 宣读验收意见。

8. 被验收单位表态。

五、使用许可证的管理和发放情况

根据国家《实验动物许可证管理办法（试行）》第十三条，具有实验动物使用许可证的单位在接受外单位委托的动物实验时，双方应签署协议书，许可证复印件必须与协议书一并使用，方可作为实验结论合法性的有效文件。第十七条，未取得实验动物生产许可证的单位不得从事实验动物生产、经营活动。未取得实验动物使用许可证的研究单位，或者使用的实验动物及相关产品来自未取得生产许可证的单位或质量不合格的单位，所进行的动物实验结果不予承认。

《浙江省实验动物许可证管理实施细则》第十七条，严禁未取得实验动物生产许可证（含整改期）的组织和个人从事实验动物生产、经营活动。未取得实验动物使用许可证的单位或使用的实验动物及相关产品来自未取得生产许可证的单位或质量不合格的，其申报的相关科研课题不予立项，成果不予鉴定，其所进行的动物实验结果不予承认，所出具的安全性评价和检测结果一律无效，以动物或动物组织为生产基质的药品、生物制品不得使用。

浙江省自 2002 年起开始实行实验动物许可证制度，到 2008 年 12 月止，浙江省取得“实验动物许可证”的有 48 家单位，其中生产许可证有 21 份。主要生产的实验动物有大鼠、小鼠、兔、长爪沙鼠、豚鼠、Baegle 犬、猕猴。取得实验动物使用许可证有 83 份，主要的动物实验设施有大鼠、小鼠、兔、长爪沙鼠、豚鼠、Baegle 犬、猕猴、猫、小型猪等。见网址 http://zjxkz.lascn.net/。（附录 2：浙江省取得实验动物许可证的单位）

第二节　医学科研课题对实验动物和动物实验的有关要求

医学实验动物是医学研究不可缺少的材料，医学动物实验是医学研究的重要途径和手段，实验动物质量和动物实验条件直接影响科研实验结果的重现性和可靠性。随着医学的发展、社会的进步，动物福利和生物安全问题越来越受到关注，在医学课题研究中如何规范使用实验动物和进行动物实验是医学科研人员的共性问题。

一、医学科研课题的申请、项目申报的要求

使用合格的实验动物和动物实验设施是医学科研课题申报和医学重点学科、重点实验室等项目申报的基本条件。使用实验动物应根据不同的实验目的选用相应的合格实验动物，并应具备相应的动物实验条件。医学课题的申请和医学重点学科、重点实验室等项目的申报，涉及实验动物的课题、项目均须提供实验动物使用许可证的相关证明文件。

1. 提供所购实验动物的信息。

使用实验动物应当根据不同的实验目的，选用相应的合格实验动物。医学课题的申请中涉及使用实验动物，必须在课题申请书中提供所使用实验动物的信息，填写实验动物的品种、品系及亚系的确切名称，微生物等级，体重、年龄、性别等规格，来源（生产供应单位）。

2. 提供动物实验条件许可文件。

医学科研进行动物实验必须在持有实验动物使用许可证的设施中进行，医学课题的申请中涉及使用实验动物，须提供实验动物使用许可证的相关证明文件，提供有实验动物使用许可证的单位开具的动物实验许可证（见式样 1）和动物实验委托饲养协议书。

医学重点学科、重点实验室等项目的申报须提供实验动物使用许可证复印件（盖章并注明申报项目），同时与实验动物使用许可证单位签订相应的实验动物设施使用协议书，使用许可证复印件必须与协议书一并使用，方可作为实验结论合法性的有效文件。

3. 取得医学科研人员动物实验培训合格证。

使用实验动物的医学科研人员必须了解实验动物的知识和要求，正确掌握动物实验的相关技术，要善待实验动物，倡导“减少、替代、优化”的“3R”原则，科学、合理、仁道地使用实验动物。

在医学课题的申请中涉及使用实验动物的科研人员，未取得浙江省从业人员上岗证的，必须在省卫生厅认定的培训基地培训，并取得医学科研人员动物实验培训合格证。

二、医学科研课题实施过程中的要求

1. 使用实验动物进行研究的医学科研课题，应制订科学、合理、可行的实施方案。该方案经本单位的实验动物管理委员会（或实验动物道德委员会、实验动物伦理委员会等）批准后方可组织实施。

2. 医学科研动物实验应在持有实验动物使用许可证的动物实验设施中进行，提前预约，填写动物实验预约申请表（见式样 3）。

3. 医学科研课题使用的实验动物应来源于持有实验动物生产许可证的单位，其实验动物质量合格证必须标明：

（1）实验动物生产许可证号。

（2）品种、品系和确切名称。

(3) 遗传背景或来源。

(4) 微生物及寄生虫检测状况。

(5) 饲育单位负责人签名。

4. 医学科研动物实验过程中，应注意观察动物的行为活动情况，并做好详细的实验记录，包括动物实验操作时间和动物实验室温度、湿度等环境参数。

5. 医学科研动物实验结束后，动物尸体和废弃物应进行无害化处理。

6. 动物实验结束后，要及时开具动物实验条件证明书(见式样2)。

三、医学课题结题与验收和成果登记及报奖的要求

使用合格实验动物和动物实验设施条件是医学课题结题与验收、成果登记及报奖的基本条件。在未取得实验动物使用许可证的研究单位，或者使用的实验动物及相关产品来自未取得生产许可证的单位或质量不合格的，所进行的动物实验结果不予承认。在医学课题结题与验收、发表论文、成果登记和报奖中须具备实验动物质量合格证书，动物实验设施许可证复印件(加盖单位图章并注明项目名称)、动物实验协议书、动物实验条件证明书，经实验动物管理委员会(或实验动物道德委员会、实验动物伦理委员会等)批准的课题实施方案。

式样1

动物实验设施使用许可证(副联)　　编号：

单位：____________，课题负责人：________，

课程名称：______________________________，

申报部门：________，使用动物品种品系：________，

需使用实验室名称：__________。

设施单位(盖章)：

年　月　日

动物实验设施使用许可证(正联)　　编号：

同意______________单位，______负责的

______________________________课题，

使用________，在我单位__________实验室中进行，

我单位______实验室符合国家动物实验设施______标准，

动物实验设施许可证：__________。

签发单位(盖章)：

签发负责人：

年　月　日

式样2

动物实验条件证明书(副联)　　编号：

单位：______________，课题负责人：______，

课题名称：______________________________

实验人员：____，动物品种品系：____，数量：______，

实验室名称：___，使用时间：__年__月__日至__年__月__日。

设施单位(盖章)：

年　月　日

动物实验条件证明书(正联)　　编号：

______________________单位，__________负责的

______________________________课题，

于____年____月____日至____年____月____日期间，使用

__等级__品种品系__只，在我单位__________实验室中

进行，我单位____实验室符合国家动物实验设施________

标准，动物实验设施许可证：________。

设施单位(盖章)：

单位负责人：

年　月　日

式样 3

动物实验预约申请表

1. 课题名称：________来源(编号)：________
课题负责人：________联系电话：________所在部门：________

实验人员		单位/部门	职称/职务	联系电话	资格认可证
负责人					
参加人员					

2. 实验动物 □ 课题组采购 □ 课题组联系委托中心办理 □ 委托中心联系与办理

品种或品系	级　别	体重或规格	数量		实验动物生产单位	单价	确认签字
			雄	雌			

3. 实验动物预约饲养时间：________年　月　日至________年　月　日
4. 饲料：□ 普通饲料 □ 无菌饲料 □ 药物或特殊加工饲料
5. 携带物品
生物制品：□无 □有 (请注明：□ 病毒 □ 细胞 □ 血液 □ 其他)
有害物品：□无 □有 (请注明：□ 传染性病毒 □ 放射性物质 □ 致癌性物质 □ 其他物质)
麻醉物品：□无 □有 (请注明：□ 戊巴比妥钠 □ 水合氯醛 □ 异氟烷 □ 乌来糖 □ 其他)
6. 实验内容和方法
涉及动物福利问题 □无 □有
涉及生物安全问题 □无 □有
7. 委托事项
本人委托________作为本课题的实验负责人，在本课题的实验过程中，申请更改预约表内容和预约表外的其他服务，本人均予以认可。
课题负责人(签名)：________ 日期：________
8. 费用支付
根据预约表，课题需购动物的费用：______元。课题需增加的动物及饲养和其他服务费用。按实计算，实验结束后两周内付清剩余费用。支付动物费后，实验开始执行，逾期支付，动物实验周期相应顺延。
9. 承诺
本人，即以上所述课题的负责人和甲方代表，谨此声明本项目所包含的动物、实验方法、所用材料及试剂对人体和其他动物没有危害。所有参与实验的人员在实验过程中愿意遵守浙江中医药大学动物实验研究中心的管理制度和操作规程。愿意根据上述付费方式，向浙江中医药大学动物实验研究中心支付所需的费用。
课题负责人(签名)________ 日期______年______月______日

第三节　学术刊物对实验动物和动物实验的要求

为了保证实验结果的准确性和可重复性，以及符合一定的社会伦理原则，严谨的科学刊物在接受和发表涉及实验动物的文章时，都要求动物的来源、饲养和操作等遵循相应的法律、法规或条例，并由所在大学或研究院(所)的类似于伦理委员会这样的组织出具证明，或者至少在“材料与方法”部分中有负责任的、明确的文字表述，这样的组织同样负责涉及人体实验或用人体组织或器官作材料的实验的审批和监管。

一、国际刊物

著名学术刊物一般由发达国家的学术团体主办，这些发达国家的法律比较健全，涉及实验动物的规章制度较多，为了避免科学或伦理的冲突，保证刊物的权威性，绝大多数刊物都对实验动物的应用作了严格的要求。以下介绍几种著名学术刊物。

（一）*Science*（《科学》）

在《科学》的作者须知中有这么一段话："Informed consent was obtained for studies on humans after the nature and possible consequences of the studies were explained . Care of experimental animals was in accordance with institutional guideline."涉及动物实验时提的要求比较笼统，要符合学院的规章，当然，这些规章包含了相应的法律、法规、条例等。

（二）*Cell*（《细胞》）

《细胞》的投稿规定："For manuscripts reporting studies involving human subjects . Statements identifying the committee approving the studies and confirming that informed consent wes obtained from all subjects must appear in the Experimental Procedures section. ALL experiments on live vertebrates or higher invertebrates must be performed in accordance with relevant institutional and national guidelines and regulations. In the manuscript，a statement identifying the committee approving the experiments and confirming that all experiments conform to the relevant regulatory standards must be included in the Experimental Procedures section. The editors reserve the right to seek comments from reviewers or additional information from authors on any cases in which concerns arise."当实验动物是脊椎动物或更高级的动物时，在实验操作部分中要有明确的实验方案得到专门委员会认可的陈述。

（三）*Nature*（《自然》）

《自然》杂志对作者的要求："For primary research manuscripts in the Nature journals（Articles，Letters，Brief Communications，Technical Reports）reporting experiments on live vertebrates and/or higher invertebrates，the corresponding author must confirm that all experiments were performed in accordance with relevant guidelines and regulations. The manuscript must include in the Supplementary Information(methods) section(or，if brief，within of the print/online article at an appropriate place)，a statement identifying the institutional and/or licensing committee approving the experiments，including any relevant details. For experiments involving human subjects，autors must identify the committee approving the experiments，and include with their submission a statement confirming that informed consent was obtained from all subjects."与《细胞》杂志的要求基本一致。

（四）*Biology of Reproduction*（《生殖生物学》）

《生殖生物学》的投稿须知更详细："For reports of experiments on animals，it should be sated and documented that investigations were conducted in accordance with the Guide for the Care and Use of Agricultural Animals in Agricultural Research and Teaching，published by the Consortium for Developing a Guide for the Care and Use of Agricultural Animals in Agricultural Research and Teaching，Frist Edition，1988；the National Research Council(NRC) publication Guide for Care and Use of Laboraroty Animals (copyright 1996, National Academy of Science); or the International Guiding Principles for Biomedical Research Involving Animals as promulgated by the Society for the Study of Reprodution."其中提及了美国三个部门对受试动物管理和爱护等方面的规章。

(五) *Endocrinology*(《内分泌学》)

美国内分泌学会主办的《内分泌学》及该学会下的其他杂志要求动物的应用要符合联邦、州和地方的法律或研究院(所)的规定,还特别建议要遵循《NIH 关于实验动物的使用和管理》。

"The Society requires that all studies involving the use of animals published in its journals be conducted in accordance with mandated standards of humane care. The appropriateness of the experimental procedures, as well as the species and required number of animals used, must be considered in the design of any study. All research animals must be required and used in compliance with federal, state, and local laws and insititutional regulations. In particular, the society recommends that animals be maintained in accordance with the NIH Guide for the Care and Use of Laboratory Animals[1996(7th ed.) Washington, DC: National Academy Press, aka National Research Council Guide.]"

二、国内刊物

早在 1988 年《实验动物管理条例》中就对实验动物来源、饲养、操作以及环境条件作出了明确规定,并受到越来越多杂志的重视,如《生理学报》的投稿须知要求"人体实验或用人体组织或器官作材料,应被有关研究单位的专门委员会批准,同时符合 1975 年出版、1983 年修订的《赫尔辛基宣言》和有关国际伦理标准。被试者应知情并同意。医院和被试者的名称可以省略。动物实验也应符合国家《实验动物管理条例》和有关动物保护与使用的国际法律和法规"。《癌症》杂志对研究材料的定义为"指研究实验中有关的病例和(或)药物、试剂、动物以及主要仪器等。要求说明临床病例的来源,药物、试剂的厂家及批号,实验动物的来源及合格证号,主要实验仪器的来源及规格"。《生殖与避孕》杂志对实验动物的要求更为详细,须提供:① 品种、品系;② 来源,应购自拥有实验动物生产许可证的单位,写明动物的批号;③ 体重;④ 等级;⑤ 饲养环境和实验环境;⑥ 性别;⑦ 饲养方式的描述(如饲料类型、营养水平、照明方式、温度、湿度要求);⑧ 动物数量;⑨ 动物的健康状况,有关生殖的研究,还必须描述性成熟状况;⑩ 对动物的实验处理方式,包括处死方法。对照组和双盲法与非动物实验要求相同。另进行动物实验的实验室应该具有进行动物实验的许可证。

附录1

浙江省主要的医学实验动物设施单位简介

1. 浙江省实验动物中心。浙江省实验动物中心是浙江省实验动物科技公共服务平台的牵头单位，下设浙江省实验动物与安全性研究重点实验室、浙江省实验动物质量监督检测站、浙江省实验动物繁育供应基地、浙江省实验动物饲料生产供应基地，集实验动物生产供应、科学研究、技术服务为一体的综合实体。中心现有人员26人，具有高级技术职称6名、中级技术职称6名、留学回国人员2名。

中心建筑4000平方米，现有清洁动物、SPF动物繁育室1400平方米，年产实验动物20～30万只，是浙江省目前唯一批量繁育供应清洁级、SPF级实验动物的基地。饲料生产供应基地主要生产大鼠、小鼠、兔、豚鼠的维持生长繁殖饲料，并承担特殊饲料加工，包括低钙饲料、高脂饲料、低蛋白饲料、高蛋白饲料、无菌饲料以及中药药物添加饲料，是浙江省首家大规模的具有实验动物饲料生产资质的饲料单位。

浙江省实验动物与安全性研究重点实验室按GLP规范，建立评价体系，加强对新材料安全评价的研究，充分发挥实验室仪器设施及高质量动物、模型动物的优势，向社会开放。

浙江省实验动物质量监督检测站主要接受、执行浙江省科技厅、浙江省卫生厅等下达的检测任务，承接有关单位委托的科研项目、技术咨询服务，负责全省实验动物引进、出口的检疫工作，出具社会公证性数据，协助省实验动物管理办公室做好全省实验动物的标准化、规范化、科学化管理工作。本站通过浙江省技术监督局计量认证评审，国家实验动物质量检测中心技术审查组技术审查。开展实验动物质量检测与监控，包括细菌、病毒、寄生虫、病理、营养、环境等检测工作。

地址：杭州市天目山路182号4号楼(310013)

电话：0571—88840418，88215498

2. 浙江大学实验动物中心。浙江大学实验动物中心是浙江大学重要的教学科研公共服务平台，也是浙江省实验动物科技公共服务平台的核心成员单位。中心现有人员42名，其中正高级技术职称4名、副高级技术职称1名、中级技术职称6名、初级技术职称10名。浙江省卫生厅医学实验动物管理委员会办公室挂靠本中心。

中心有新建实验动物大楼面积达7500平方米，共分4层，一楼为开放设施，饲养兔、豚鼠、犬及小型猪等，设有大动物外科手术室；二楼为转基因实验室和屏障设施，为小型啮齿类动物实验区；三楼为GLP实验室，有小型啮齿类动物实验设施700平方米和开放式动物实验室800平方米，并设遗传及微生物质量检测与控制室；四楼为屏障设施和动物模型实验室，设有小型啮齿类动物实验区和繁育区，生产和照料清洁级和SPF级大鼠、小鼠，同时设有小型动物进出口隔离检疫室；大楼还配置办公室、会议室、示教室、环境实时监控室等。

中心可提供普通级兔、豚鼠、犬及小型猪等大动物和小型啮齿类动物的动物实验饲养服务，同时可生产供应清洁级大鼠、小鼠和普通级豚鼠；还能提供各种动物实验的检测服务，如动物病理学、药理学和血液生化等指标检测，以及各种人类疾病动物模型的制作及实验动物国际转运的检疫等服务。目前已申请到国家海关的电子密钥，已成功地从欧美国家引进了 15 个品系 60 只小鼠，并能提供转基因小鼠新品系制作服务和药物安全性评价服务。

地址：杭州市浙江大学紫金港校区浙江大学实验动物中心(310058)

电话：0571—88208069

3. 浙江中医药大学动物实验研究中心。浙江中医药大学动物实验研究中心为浙江省动物实验研究基地、浙江省医学实验动物学重点学科建设单位、浙江省中医药实验动物重点实验室，浙江省中医药实验动物重点实验室，是浙江省新药创制科技服务平台药效学平台承担单位，也是浙江省实验动物公共服务平台的主要成员单位。现有标准化的动物实验饲养设施 3500 平方米，其中免疫缺陷转基因动物实验室、比较医学实验室 1000 平方米，具备了药效学研究和评价的动物实验专用的血液、生化、病理以及动物实验操作的专业化仪器设备价值 1500 多万元。中心现有技术人员 29 人，实验室管理制度和动物实验操作技术规程 250 份。主要承担治疗心血管疾病、糖尿病、免疫性疾病和肿瘤等药物的临床前药效学筛选评价工作。中心以动物实验管理的规范化和动物实验的操作技术为研究的技术优势，专业化的动物实验仪器设备为研究的条件优势。充分发挥实验动物科学在生物医学领域中的功能，努力提高实验室研究结果与临床的符合率。

地址：杭州市滨江区滨文路 548 号(310053)

电话：0571—86613662，86613590

4. 温州医学院实验动物中心。温州医学院实验动物中心是学校教学和科研的动物实验技术平台，也是浙江省实验动物公共服务平台的核心单位，同时承担地市级动物实验基地的建设项目。下设医学实验动物教研室、实验动物生产室、动物实验管理办公室、动物质量检测室等。中心现有人员 18 人，其中高、中、初级技术人员 11 人。中心新建实验动物大楼 13000 平方米，其中已使用的屏障生产设施 700 平方米、动物实验设施 800 平方米和普通级设施 1500 平方米。中心主要承担或协助普通级、SPF 动物实验饲养管理服务。中心可提供 SD 大鼠、兔、豚鼠，ICR、KM、BALB/c、C57BL/6 等小鼠、BALB/c-nu 裸鼠、Beagle 犬等实验动物和饲料。自 2000 年以来中心承担或协助完成各种动物实验课题共 570 项，引进 B×SB 小鼠(红斑狼疮小鼠)、C_{57} BL/6-A2A，即腺苷 A2A 受体基因敲除小鼠，糖蛋白激素受体 LGR4 全基因敲除小鼠；ALK3，KO&α-MHC-Cre9C57 小鼠，Rd 12 小鼠，PAX－8、A2AB2、FBA2A、Ednrb-Laczp1、Btgs/＋：Sox10/＋、Mitf-mi-Vga9/vga9、Dct-lacz/＋，这些基因敲除小鼠填补省内及国内对于基因敲除小鼠研究的空白，极大地促进了本院科研水平的提高。

地址：温州市茶山高教园区

电话：0577—88833743

附录 2

实验动物相关的资源数据及信息检索

一、国家实验动物信息资源网站

1. 国家实验动物种子中心

国家实验动物种子中心主要开展实验动物种质资源的收集、整合研究,建立种质资源生物学特性数据库,以实现种质资源的共享。

(1) 国家啮齿类实验动物种子中心(北京)

名称:国家啮齿类实验动物种子中心(北京)

网址:http://www.nicpbp.org.cn

维护机构:中国药品生物制品检定所实验动物中心

简介:1998 年由国家科委批准建立,设在中国药品生物制品检定所实验动物中心。目前保存有 SPF 级大鼠、小鼠、豚鼠、家兔等 20 多个品种、品系的实验动物。该网站内容较简单,更新较慢。

(2) 国家啮齿类实验动物种子中心(上海)

名称:国家啮齿类实验动物种子中心(上海)

网址:http://www.slaccas.com

维护机构:中国科学院上海实验动物中心

简介:该网站包括中国科学院上海实验动物中心(SLACCAS),国家啮齿类实验动物种子中心上海分中心(NLARSH),上海斯莱克实验动物有限责任公司(SLAC)三部分信息。网站中产品与服务栏目包括产品目录、产品价格、产品代理、饲料、灭菌垫料、无菌工作服、动物实验、资源保存、血液分析、种子供应、实验动物和基础资料等信息。目前有 SPF 级实验动物品系 65 种。

(3) 国家遗传工程小鼠资源库

名称:国家遗传工程小鼠资源库

网址:http://www.nicemice.org

维护机构:南京大学模式动物研究所

简介:现有小鼠品系 264 种,在养小鼠达到 3 万余只。这些小鼠品系中包括糖尿病、肥胖症、白内障、肢体残疾、发育缺陷和心血管系统障碍等多种人类疾病的动物模型。项目组科学家还在研究中发现了一些致病基因。

2. 中国自然科学数据库—实验动物基础资源数据库

名称:实验动物基础资源数据库

网址：http://211.147.240.53/census

维护机构：中国药品生物制品检定所

简介：是中国自然科学资源数据库E—平台的重要组成部分，已收录有大量的国家实验动物种质资源数据，包括有：大鼠、小鼠、兔、猴和犬等共8种动物85个品种、品系的常用实验动物种质资源，共8423条科学数据和76幅图像资料。数据库包括资源数据和描述规范两个方面内容：① 实验动物资源数据内容包括：小鼠、大鼠、豚鼠、金黄地鼠、猴(非人灵长类)、犬、家兔、鸡、鱼、果蝇、猫、鸭、猪；② 资源描述规范：基本信息、遗传数据、生理数据、生化数据、解剖数据。检索方式：实验动物资源分类、亚种或品系、省市、单位、地址、主要用途。

二、国外实验动物信息资源网站

1. Jackson Laboratory

名称：美国杰克逊研究所网站

网址：http://www.jax.org

维护机构：美国杰克逊研究所

简介：世界最著名的小鼠研究中心，为世界各国实验室提供特殊品系的小鼠。主要工作是通过对生物模型基因的鉴定和功能分析研究人类疾病。杰克逊实验室网站提供大量小鼠资源的数据库，例如JAX小鼠和小鼠基因组信息(MGI)等。

(1) JAX® Mice

名称：美国杰克逊研究所小鼠品系库

网址：http://jaxmice.jax.org

维护机构：美国杰克逊研究所

简介：Jackson Lab拥有世界最丰富的小鼠资源与冷冻胚胎库，每年为世界各地的研究机构提供2700多种品系的JAX® Mice或者JAX® GEMM® mice，总数达200万只。

(2) IMSR(International Mouse Strain Resource)

名称：国际小鼠品系资源库

网址：http://www.findmice.org/index.jsp

维护机构：美国杰克逊研究所

简介：IMSR是国际上对小鼠品种、品系数据的一个集成，包括近交系、突变系、遗传工程小鼠。IMSR的目标是帮助国际科技界寻找并索取小鼠资源。

2. Charles river Laboratory

名称：实验动物资源库

网址：http://www.criver.com

维护机构：美国查理士河公司

简介：查理士河公司是目前世界上最大规模的实验动物供应商，主要从事制药和生物技术研发，为生物医学研究提供动物模型和实验动物相关服务，临床和临床前服务。提供的实验动物种类包括大鼠、小鼠、豚鼠、地鼠、沙鼠、兔、免疫缺陷动物模型、疾病模型、转基因动物模型，以及这些动物的生物学数据和健康报告。

三、国内、外实验动物与比较医学期刊杂志索引

（一）国内期刊索引

1. 中国实验动物学报

中文名称：《中国实验动物学报》

英文名称：*Acta Laboratorium Animalis Scientia Sinica*

出版周期：双月刊

主办单位：中国实验动物学会

地址：北京朝阳潘家园南里5号　邮编：100021

刊物简介：1993年创刊，刊载有关实验动物和动物实验的理论专著、科研成果论文、科学实验新方法、新材料、实验动物新资源开发、新的动物品系的培育和应用，以及与实验动物有关的其他学科的科学论述。

2. 中国比较医学杂志

中文名称：《中国比较医学杂志》

英文名称：*Chinese Journal of Comparative Medicine*

出版周期：月刊

主办单位：中国实验动物学会

地址：北京朝阳潘家园南里5号　邮编：100021

刊物简介：1991年创刊，由中国实验动物学会主办的国家级学术期刊。主要刊载有关实验动物和动物实验的理论专著、科研成果论文、科学实验新方法、新材料、实验动物新资源开发、新的动物品系的培育和应用，以及与实验动物有关的其他学科的科学论述。

3. 实验动物与比较医学

中文名称：《实验动物与比较医学》

英文名称：*Laboratory Animal and Comparative Medicine*

出版周期：双月刊

主办单位：上海市实验动物学会，上海实验动物研究中心

地址：上海市斜土路2140号　邮编：200032

刊物简介：1981年创刊，国内实验动物科技领域第一本专业性学术刊物，兼顾普及与提高，刊登实验动物和动物实验两大领域的研究论文和文献综述、国内外动态等基础文章。

4. 实验动物科学

中文名称：《实验动物科学》

英文名称：*Laboratory Animal Science*

出版周期：双月刊

主办单位：北京实验动物学会、北京实验动物研究中心、北京实验动物管理委员会

地址：北京安定门外大羊坊甲6号　邮编：100012

刊物简介：1984年创刊，1994年改名为《实验动物科学与管理》，由北京实验动物学会、北京实验动物管理委员会、北京市实验动物研究中心共同主办。2007年改为《实

验动物科学》,双月刊。

(二) 国外期刊索引

1. LAB ANIM-UK

中文名称:《实验动物》

英文名称:*Laboratory Animals*

出版周期:双月刊

SCI影响因子:0.905(2007年)

主办单位:欧洲实验动物学会联合会(Federation of European Laboratory Animal Science Associations,FELASA)和英国实验动物学会(Laboratory Animal Science Association,LASA)

网址:http://www. lal org. uk

刊物简介:该杂志为国际性杂志,发表生物医学研究中所有与动物有关的文章,包括:动物模型,实验动物微生物学,病例报告,技术革新,替代法,动物实验影响因素,动物模型的血液学、生物化学或病理学数据。

2. ILAR Journal

中文名称:《实验动物研究杂志》

英文名称:*ILAR Journal*

出版周期:双月刊

SCI影响因子:2.319(2007年)

主办单位:美国NIH实验动物研究所(Institute for Laboratory Animal Research National Institutes for Health)

网址:http://dels. nas. edu

刊物简介:该杂志发表实验动物使用、管理和生物学研究材料应用方面文章。

3. Comparative Med(CM)

中文名称:《比较医学》

英文名称:*Comparative Medicine*

出版周期:双月刊

SCI影响因子:1.153(2007年)

主办单位:美国实验动物学会(American Association for Laboratory Animal Science AALAS)

网址:http://www. aalas. org

刊物简介:该杂志是比较和实验医学方面的国际杂志,发表比较医学和实验动物科学方面的文章。主要发表:动物模型、动物生物学、实验动物医学、实验动物病理学、动物行为学、动物生物技术、动物福利以及相关主题文章。

4. J Comp Pathol

中文名称:《比较病理学杂志》

英文名称:*Journal of Comparative Pathology*

出版周期:4期/半年

SCI 影响因子：1.494(2007 年)

网址：http://www.sciencedirect.com

刊物简介：比较病理学杂志是一个英文语言的国际杂志，发表家畜及其他脊椎动物病理学比较方面的文章，包括组织病理学、超微结构、微生物学、免疫学、毒理学、寄生虫、功能、分子和临床病理等栏目。

5. EXP ANIM TOKYO

中文名称：《试验动物》

英文名称：*Experimental Animals*

出版周期：季刊

SCI 影响因子：0.551(2007 年)

主办单位：日本实验动物学会(Japanese Association for Laboratory Animal Science, JALAS)

网址：http://www.brown.edu

刊物简介：日本实验动物学会主办的刊物。

6. Lab Anim.(NY)

中文名称：《实验动物》

英文名称：*Lab Animal*

出版周期：月刊

SCI 影响因子：0.615(2007 年)

网址：http://www.labanimal.com

刊物简介：Lab Animal 出版实验动物科学各方面的文章，包括动物管理和饲养、疾病诊断和治疗、设施规划和管理、人员培训和教育及相关规章制度等。

附录3

实验动物管理条例

第一章　总　则

第一条　为了加强实验动物的管理工作，保证实验动物质量，适应科学研究、经济建设和社会发展的需要，制定本条例。

第二条　本条例所称实验动物，是指经人工饲育，对其携带的微生物实行控制，遗传背景明确或者来源清楚的，用于科学研究、教学、生产、检定以及其他科学实验的动物。

第三条　本条例适用于从事实验动物的研究、保种、饲育、供应、应用、管理和监督的单位和个人。

第四条　实验动物的管理，应当遵循统一规划、合理分工，有利于促进实验动物科学研究和应用的原则。

第五条　国家科学技术委员会主管全国实验动物工作。省、自治区、直辖市科学技术委员会主管本地区的实验动物工作。国务院各有关部门负责管理本部门的实验动物工作。

第六条　国家实行实验动物的质量监督和质量合格认证制度。具体办法由国家科学技术委员会另行制定。

第七条　实验动物遗传学、微生物学、营养学和饲育环境等方面的国家标准由国家技术监督局制定。

第二章　实验动物的饲育管理

第八条　从事实验动物饲育工作的单位，必须根据遗传学、微生物学、营养学和饲育环境方面的标准，定期对实验动物进行质量监测。各项作业过程和监测数据应有完整、准确的记录，并建立统计报告制度。

第九条　实验动物的饲育室、实验室应设在不同区域，并进行严格隔离。实验动物饲育室、实验室要有科学的管理制度和操作规程。

第十条　实验动物的保种、饲育应采用国内或国外认可的品种、品系，并持有效的合格证书。

第十一条　实验动物必须按照不同来源，不同品种、品系和不同的实验目的，分开饲养。

第十二条　实验动物分为四级：一级，普通动物；二级，清洁动物；三级，无特定病原体动物；四级，无菌动物。对不同等级的实验动物，应当按照相应的微生物控制标准进行管理。

第十三条 实验动物必须饲喂质量合格的全价饲料。霉烂、变质、虫蛀、污染的饲料，不得用于饲喂实验动物。直接用作饲料的蔬菜、水果等，要经过清洗消毒，并保持新鲜。

第十四条 一级实验动物的饮水，应当符合城市生活饮水的卫生标准。二、三、四级实验动物饮水，应当符合城市生活饮水的卫生标准并经灭菌处理。

第十五条 实验动物的垫料应当按照不同等级实验动物的需要，进行相应处理，达到清洁、干燥、吸水、无毒、无虫、无感染源、无污染。

第三章 实验动物的检疫和传染病控制

第十六条 对引入的实验动物，必须进行隔离检疫。

为补充种源或开发新品种而捕捉的野生动物，必须在当地进行隔离检疫，并取得动物检疫部门出具的证明。野生动物运抵实验动物处所，需经再次检疫，方可进入实验动物饲育室。

第十七条 对必须进行预防接种的实验动物，应当根据实验要求或者按照《家畜家禽防疫条例》的有关规定，进行预防接种，但用作生物制品原料的实验动物除外。

第十八条 实验动物患病死亡的，应当及时查明原因，妥善处理，并记录在案。

实验动物患有传染性疾病的，必须立即视情况分别予以销毁或者隔离治疗。对可能被传染的实验动物，进行紧急预防接种，对饲育室内外可能被污染的区域采取严格消毒措施，并报告上级实验动物管理部门和当地动物检疫、卫生防疫单位，采取紧急预防措施，防止疫病蔓延。

第四章 实验动物的应用

第十九条 应用实验动物应当根据不同的实验目的，选用相应的合格实验动物。申报科研课题和鉴定科研成果，应当把应用合格实验动物作为基本条件。应用不合格实验动物取得的检定或者安全评价结果无效，所生产的制品不得使用。

第二十条 供应用的实验动物应当具备下列完整的资料：

（一）品种、品系及亚系的确切名称；

（二）遗传背景或其来源；

（三）微生物检测状况；

（四）合格证书；

（五）饲育单位负责人签名。

无上述资料的实验动物不得应用。

第二十一条 实验动物的运输工作应当有专人负责。实验动物的装运工具应当安全、可靠。不得将不同品种、品系或者不同等级的实验动物混合装运。

第五章 从事实验动物的进口与出口管理

第二十二条 从国外进口作为原种的实验动物，应附有饲育单位负责人签发的品系和亚系名称以及遗传和微生物状况等资料。

无上述资料的实验动物不得进口和应用。

第二十三条 实验动物工作单位从国外进口实验动物原种，必须向国家科学技术委员会指定的保种、育种和监控单位登记。

第二十四条 出口实验动物，必须报国家科学技术委员会审批。经批准后，方可办理出口手续。

出口应用国家重点保护的野生动物物种开发的实验动物，必须按照国家的有关规定，取得出口许可证后，方可办理出口手续。

第二十五条 进口、出口实验动物的检疫工作，按照《中华人民共和国进出口动植物检疫条例》的规定办理。

第六章 从事实验动物工作的人员

第二十六条 实验动物工作单位应当根据需要，配备科技人员和经过专业培训的饲育人员。各类人员都要遵守实验动物饲育管理的各项制度，熟悉、掌握操作规程。

第二十七条 地方各级实验动物工作的主管部门，对从事实验动物工作的各类人员，应当逐步实行资格认可制度。

第二十八条 实验动物工作单位对直接接触实验动物的工作人员，必须定期组织体格检查。对患有传染性疾病，不宜承担所做工作的人员，应当及时调换工作。

第二十九条 从事实验动物工作的人员对实验动物必须爱护，不得戏弄或虐待。

第七章 奖励与处罚

第三十条 对长期从事实验动物饲育管理，取得显著成绩的单位或者个人，由管理实验动物工作的部门给予表彰或奖励。

第三十一条 对违反本条例规定的单位，由管理实验动物工作的部门视情节轻重，分别给予警告、限期改进、责令关闭的行政处罚。

第三十二条 对违反本条例规定的有关工作人员，由其所在单位视情节轻重，根据国家有关规定，给予行政处分。

第八章 附 则

第三十三条 省、自治区、直辖市人民政府和国务院有关部门，可以根据本条例，结合具体情况，制定实施办法。军队系统的实验动物管理工作参照本条例执行。

第三十四条 本条例由国家科学技术委员会负责解释。

第三十五条 本条例自发布之日起施行。

附录 4

浙江省病原微生物实验室生物安全事件应急处置工作预案

（试行）

为加强我省病原微生物实验室生物安全管理工作，确保各项实验活动的顺利进行，维护社会稳定，保障公众健康，积极预防及有效应对病原微生物实验室生物安全事件，特制定本工作预案。

一、总则

（一）指导思想

在省委、省政府的领导下，以维护本省社会稳定和公众健康为目标，形成反应快速、运转高效的病原微生物实验室生物安全事件管理与应急处置机制，提高预防和应对病原微生物实验室生物安全事件的能力。

（二）目的和依据

1. 工作目的。

有效预防、快速应对和及时控制病原微生物实验室生物安全事件，最大限度地减少其危害和损失，保障公众健康，维护社会稳定。

2. 制定依据。

《中华人民共和国传染病防治法》、《中华人民共和国国境卫生检疫法》、《中华人民共和国突发事件应对法》、《突发公共卫生事件应急条例》、《国内交通卫生检疫条例》、《病原微生物实验室生物安全管理条例》等法律法规和《国家突发公共卫生事件应急预案》、《人间传染的病原微生物名录》（以下简称《名录》）、《浙江省突发公共事件应急预案》、卫生部有关病原微生物实验室生物安全的通知等相关文件精神。

（三）指导原则

1. 统一领导、分级负责。

在省卫生厅的统一领导下，根据病原微生物实验室生物安全事件的范围、性质和危害程度实行分级负责，各有关部门和单位按照本预案的分工和要求，在各自的职责范围内做好病原微生物实验室生物安全相关工作。

2. 预防为主、常备不懈。

在日常工作中落实好预防病原微生物实验室生物安全事件发生的各项措施，做好物资储备和预案演练，提高防范意识，及时消灭安全隐患，力争早发现、早报告、早控制。

3. 依法管理、科学规范。

遵循相关法律、法规，信守有关国际条约，尊重国际惯例，依法处置和应对各类病原微生物实验室生物安全事件。

（四）适用范围

本预案适用于浙江省范围内病原微生物实验室生物安全事件的应急处置工作。

二、组织机构与职责

（一）浙江省卫生厅：成立浙江省病原微生物实验室生物安全管理领导小组，领导小组由分管厅长任组长，科教、应急、医政、中医、疾控、监督、规财等处室参加。领导小组办公室设在科技教育处，负责全省病原微生物实验室生物安全管理日常工作，负责协调各有关单位和部门汇总全省病原微生物实验室设立、分布及从事高致病性病原微生物实验活动情况的信息；指导、检查、督导各市县病原微生物实验室生物安全管理与相关生物安全事件防范工作；负责组织相关人员进行病原微生物实验室生物安全事件应急知识和处理技术的培训及应急演练；对全省病原微生物实验室工作人员的培训和考核情况进行监督检查；在病原微生物实验室生物安全事件发生时根据情况及时组织现场处置和向上级部门报告，并组织相关处置工作。

（二）各市县卫生行政部门：按照属地管理的原则，全面负责本辖区内病原微生物实验室生物安全与相关生物安全事件防范工作。组建辖区范围内的病原微生物实验室生物安全管理领导小组，建立专业处置队伍，组织人员培训和应急演练；协助、配合上级部门应对事件调查、处置；负责搜集、上报相关信息；检查、督导辖区内病原微生物实验室设立单位组建生物安全委员会。

（三）各病原微生物实验室设立单位：根据国家有关法律法规和卫生部、浙江省卫生厅的有关规定，建立生物安全委员会和生物安全应急小分队，明确职责；制订和演练本单位病原微生物实验室生物安全事件应急预案；事件发生时及时向所在市县卫生行政部门报告有关信息。

（四）浙江省卫生监督所：加强对本省病原微生物实验室的监督管理，对存在的生物安全隐患及时处理，对不符合要求的病原微生物实验室依法进行处罚。

（五）浙江省疾病预防控制中心：储备必要和足够的实验技术、设备及试剂，组织各类专业技术人员随时应对病原微生物实验室生物安全事件。

（六）浙江大学医学院附属第一医院：负责重大病原微生物实验室生物安全事件感染者和医学观察人员的临床救治业务指导，储备必要和足够的技术设备及应急药品，组织各类医护人员随时应对病原微生物实验室生物安全事件。

（七）各级传染病医院和综合医院传染病科：负责重大病原微生物实验室生物安全事件感染者的收治和医学观察人员的隔离观察。

（八）浙江省临床检验中心：负责临床实验室（一级、二级病原微生物实验室）的规范化管理，对病原微生物实验活动进行技术指导。

三、病原微生物实验室生物安全事件分类

本预案中病原微生物实验室生物安全事件是指病原微生物感染性材料在病原微生物实验室操作、运送、储存等活动中，因工作人员违反操作规程（非蓄意破坏）或因自然灾

害、意外事故、意外丢失等造成人员感染或暴露,或造成感染性材料向病原微生物实验室外扩散的事件。

根据病原微生物实验室生物安全事件的性质、危害程度和涉及范围,将病原微生物实验室生物安全事件分为重大生物安全事件、一般生物安全事件和生物恐怖事件。

(一)重大病原微生物实验室生物安全事件

1. 病原微生物实验室工作人员确诊感染所从事的《名录》规定的第一类病原微生物,或出现有关症状、体征,临床诊断为疑似感染所从事的《名录》规定的第一类病原微生物;

2. 病原微生物实验室工作人员确诊感染所从事的《名录》规定的第二类病原微生物,或出现有关症状、体征,临床诊断为疑似感染所从事的《名录》规定的第二类病原微生物,并造成传播,有可能进一步扩散;

3. 病原微生物实验室保存的《名录》规定的第一类、第二类病原微生物菌(毒)种或样本丢失或泄漏,并有可能进一步扩散,造成人员感染。

(二)一般病原微生物实验室生物安全事件

1. 病原微生物实验室工作人员确诊感染所从事的《名录》规定的第三类病原微生物,或出现有关症状、体征,临床诊断为疑似感染所从事的《名录》规定的第三类病原微生物,并造成传播,有可能进一步扩散;

2. 病原微生物实验室发生《名录》规定的第三类病原微生物菌(毒)种或样本丢失,并有可能进一步扩散,造成人员感染。

(三)生物恐怖事件

本预案中生物恐怖事件指病原微生物实验室设施或菌(毒)种库(或保藏设备)被蓄意破坏;高致病性菌(毒)种或样本及其他感染性材料被盗、被抢;在病原微生物实验室内故意播撒高致病性病原微生物菌(毒)种或样本;病原微生物实验室出现不明原因或人为造成的火灾、断电、爆炸事故;在敏感时间、敏感地点、敏感人群中发生的蓄意投放病原微生物事件及其他可能涉及生物恐怖的事件。

四、信息报告

(一)责任报告单位

各病原微生物实验室设立单位、各市县卫生行政部门等有关单位为病原微生物实验室生物安全事件的责任报告单位。

(二)报告时限和程序

病原微生物实验室设立单位发现发生病原微生物实验室生物安全事件,应在2小时内向所在市县卫生行政部门报告。对重大病原微生物实验室生物安全事件或生物恐怖事件,病原微生物实验室设立单位在向所在市县卫生行政部门报告的同时,可直接上报省卫生厅;必要时,还需同时上报所属市县公安局和国家安全部门。

市县卫生行政部门在接到病原微生物实验室生物安全事件信息报告后,应立即组织有关人员进行现场调查确认,初步判断事件级别。对于重大病原微生物实验室生物安全事件或生物恐怖事件，应在2小时内向本级人民政府和省卫生厅报告。

省卫生厅在接到病原微生物实验室生物安全事件信息报告后，应立即组织实施现场处置，采取救援、洗消防护等相应处置措施；根据情况组织专家现场进行危害评估。如病原微生物实验室生物安全事件已造成突发公共卫生事件，省卫生厅接到报告后，应按《浙江省突发公共卫生事件应急预案》要求，在2小时内上报省委、省政府及卫生部。相关市县卫生行政部门应视情况及时互相通报信息。

（三）报告内容

1. 初次报告。

报告内容包括病原微生物实验室设立单位名称、实验室名称、事件发生地点、发生时间、涉及病原体名称、涉及的地域范围、感染或暴露人数、发病人数、死亡人数、密切接触者人数、发病者主要症状与体征、可能原因、已采取的措施、初步判定的事件级别、事件的发展趋势、下一步应对措施、报告单位、报告人员及通讯方式等。

2. 进程报告。

报告事件的发展与变化、处置进程、势态评估、控制措施等内容。同时，对初次报告内容进行补充和修正。

重大病原微生物实验室生物安全事件或生物恐怖事件至少按日进行进程报告。

3. 结案报告。

事件处置结束后，应进行结案信息报告。在上级部门确认事件终止后2周内，对事件的发生和处理情况进行总结，分析其原因和影响因素，并提出今后对类似事件的防范和处置建议。

五、应急处置程序

（一）重大病原微生物实验室生物安全事件

1. 现场调查与处置。

(1) 病原微生物实验室设立单位应立即启动本单位应急预案，并做好以下工作：

立即关闭事件发生的病原微生物实验室；对周围已经污染或可能污染的环境进行封闭、隔离；组织专业消毒人员消毒现场；核实在相应潜伏期时间段内进出实验室人员及密切接触感染者人员的名单；配合有关部门做好感染者救治及现场调查和处置工作；提供病原微生物实验室布局、设施、设备、实验人员等情况。

(2) 市县卫生行政部门应采取以下措施。

核实事件信息；初步认定事件等级；组织现场救援；立即上报本级人民政府和省卫生厅，协助上级部门控制事件发展。

(3) 省卫生厅应采取以下措施。

立即组织应急人员组成现场处置组，进行现场采样和流行病学调查；调查丢失或泄漏病原微生物菌（毒）种或样本种类、规格、数量、包装等信息；追踪丢失病原微生物菌（毒）种或样本去向。

对感染人员及疑似感染人员进行医学观察，必要时给予预防性用药；对在相应潜伏期时间段内进出实验室人员及密切接触感染者的人员进行医学观察。

根据事件涉及病原微生物类别组成相应专家组，由专家组对事件发生原因以及存在的生物安全隐患进行分析；认定事件等级；提出指导和评估意见；制定防控和医疗救治方案。

当事件已造成突发公共卫生事件时，按《浙江省突发公共卫生事件应急预案》进行应急响应。

2. 事件结束。

受污染区域得到有效消毒；病原微生物实验室生物安全事件造成的感染者已妥善治疗、安置；在最长的潜伏期内未出现新的病人；明确丢失病原微生物菌(毒)种或样本得到控制。

经专家组评估确认后应急处置工作结束。

3. 信息发布。

事件信息由省卫生厅统一负责对外发布。

（二）一般病原微生物实验室生物安全事件

1. 现场调查与处置。

(1) 病原微生物实验室设立单位应立即启动本单位应急预案，并做好以下工作。

对被感染人员进行医学观察；立即关闭事件发生病原微生物实验室；对周围环境进行封闭、隔离；组织专业消毒人员消毒现场；对在事件发生时间段内进出实验室人员进行医学观察，必要时进行隔离；有相关疫苗的进行预防接种；配合市县卫生行政部门做好感染者救治及现场调查和处置工作。

(2) 市县卫生行政部门应采取以下措施。

组织有关人员组成现场处置组进行现场采样、流行病学调查；调查丢失或泄漏病原微生物菌(毒)种或样本种类、规格、数量、包装等信息；追踪丢失病原微生物菌(毒)种或样本去向。

做好感染人员治疗服务工作，对在事件发生时间段内进出实验室人员及感染者密切接触人员进行医学观察和追踪。

根据事件涉及病原微生物类别组织相应专家组，由专家组对事件发生原因以及存在的生物安全隐患进行分析，提出指导和评估意见，制定改进措施以及必要的培训计划。将事件发生及处理情况书面报送上级部门。

2. 事件结束。

被感染人员得到有效治疗；受污染区域得到有效消毒；在最长的潜伏期内未出现感染者。

经专家组评估确认后应急处置工作结束。

（三）生物恐怖事件

病原微生物实验室发生生物恐怖事件后，病原微生物实验室设立单位应立即向所在市县卫生行政部门、公安局和国家安全局报告，并启动本单位应急预案。

各有关单位接到在敏感时间、敏感地点、敏感人群中发生生物恐怖事件的报告后，应立即向所在市县卫生行政部门、公安局、国家安全局和省卫生厅报告，由公安机关的反恐怖机构负责全权处理，各级卫生行政部门配合。

生物恐怖事件应急处置参照本预案重大病原微生物实验室生物安全事件应急处置程序执行。

六、保障措施

（一）建立应急队伍

病原微生物实验室设立单位应建立病原微生物实验室生物安全应急小分队，责任到人、措施到位，保持通讯畅通，对小分队成员及相关人员进行生物安全培训，使其熟悉病原微生物实验室生物安全事件报告程序和处置方法。病原微生物实验室设立单位要确定病原微生物实验室生物安全管理负责人，涉及高致病性病原微生物的关键岗位须安排备班。

病原微生物实验室生物安全应急小分队由病原微生物实验室的负责人及技术骨干人员组成，主要职责是负责本单位实验室生物安全事件的应急处置；参与实验室生物安全事件原因分析；参与实验室生物安全事件污染范围的划定；迅速有效地处理生物安全事件、及时报送有关生物安全事件的信息。

（二）储备相关物资和装备

各相关单位要根据实战需要，储备必要的现场防护、洗消、排污和抢险救援器材物资；做好医护人员、床位、救治设备和应急药品、疫苗的准备；配齐必要的采样、取证、检验、鉴定和监测设备。

各病原微生物实验室应储备足够的与风险水平相匹配的手套、防护装、实验用鞋、口罩、帽子、面罩等个体防护用品，配备生物安全柜、高压蒸汽灭菌锅、一次性接种环、螺口瓶、微生物样本及废弃物运送容器、运输工具等安全设备。

（三）各单位制订应急预案

各有关单位要制定切实可行的病原微生物实验室生物安全事件应急预案，并通过培训或演练使相关人员掌握应急处置技术手段，提高应急处置能力。

（四）相关人员技能培训

各病原微生物实验室或实验室设立单位须对相关工作人员进行病原微生物实验室生物安全相关知识与技能专题培训，内容包括：病原微生物实验室生物安全相关的法规、政策、标准；本单位的病原微生物实验室生物安全应急预案规定的应急程序和工作要求；生物安全防护知识和安全保障措施原理；相关人员在应急处置中的作用、职责和操作技能等。

七、附则

（一）重大病原微生物实验室生物安全事件感染者送各地市传染病医院救治；重大病原微生物实验室生物安全事件疑似感染者和密切接触者送各地市传染病医院进行医学观察。

（二）一般病原微生物实验室生物安全事件感染者送各地市传染病医院或综合性医院传染病科救治；一般病原微生物实验室生物安全事件疑似感染者和密切接触者送各

地市传染病医院或综合性医院传染病科进行医学观察。

本省各病原微生物实验室不得从事涉及《名录》规定的第一类病原微生物的实验活动。

（三）名词术语

第一类病原微生物：是指能够引起人类或者动物非常严重疾病的微生物，以及我国尚未发现或者已经宣布消灭的微生物，如：埃博拉病毒、拉沙热病毒、马尔堡病毒、黄热病毒等(详见《名录》)。

第二类病原微生物：是指能够引起人类或者动物严重疾病，比较容易直接或者间接在人与人、动物与人、动物与动物间传播的微生物，如口蹄疫病毒、汉坦病毒、高致病性禽流感病毒、艾滋病毒(Ⅰ型和Ⅱ型)、乙型脑炎病毒、西尼罗病毒、炭疽芽孢杆菌、结核分支杆菌、鼠疫耶尔森菌等(详见《名录》)。

第三类病原微生物：是指能够引起人类或者动物疾病，但一般情况下对人、动物或者环境不构成严重危害，传播风险有限，实验室感染后很少引起严重疾病，并且具备有效治疗和预防措施的微生物，如急性出血性结膜炎病毒、腺病毒、肠道病毒、甲型肝炎病毒、乙型肝炎病毒、麻疹病毒、金黄色葡萄球菌、伤寒沙门菌等(详见《名录》)。

主题词：生物安全　应急处置　预案　通知

抄送：卫生部应急办、科教司，省政府办公厅，省政府应急办，省公安厅，省科技厅，省药品食品监督管理局，省教育厅，省农业厅，省环保局，省林业厅，省质量技术监督局，浙江出入境检验检疫局，宁波出入境检验检疫局，浙江大学，浙江工业大学，浙江中医药大学，温州医学院，杭州师范大学。

浙江省卫生厅办公室　　2008年8月11日印发

图书在版编目（CIP）数据

实用医学实验动物学 / 蒋健敏，陈民利主编；浙江省医学实验动物管理委员会办公室编． — 杭州 ：浙江人民出版社，2009.4（2024.3重印）

ISBN 978-7-213-04029-0

Ⅰ．实…　Ⅱ．①蒋…②陈…③浙…　Ⅲ．医学-实验动物-技术培训-教材 Ⅳ．R-332

中国版本图书馆CIP数据核字(2009)第043464号

实用医学实验动物学

蒋健敏　陈民利　主编

浙江省医学实验动物管理委员会办公室　编

出版发行	浙江人民出版社（杭州市体育场路347号　邮编　310006） 市场部电话:(0571)85061682　85176516
责任编辑	申屠增群
责任校对	杨　帆
封面设计	罗信文
电脑制版	杭州大漠照排印刷有限公司
印　　刷	浙江新华数码印务有限公司
开　　本	787毫米×1092毫米　　1/16
印　　张	14
字　　数	300千字
插　　页	2
版　　次	2009年4月第1版
印　　次	2024年3月第11次印刷
书　　号	ISBN 978-7-213-04029-0
定　　价	28.00元